《伤寒杂病论》临床案例应用

主编　王洪海　杨海燕

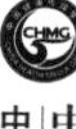

中国健康传媒集团
中国医药科技出版社

内 容 提 要

本书主要收集古代经典医籍《伤寒论》《金匮要略》中的经典方，通过对现代临床运用频次较高的经方应用案例的搜集与整理，旨在进一步加强对张仲景《伤寒杂病论》经典著作的学习和掌握，使伤寒与杂病理论得以升华和巩固，充分理解并掌握《伤寒论》六经辨证与《金匮要略》杂病辨证理论在临床中的应用，对指导临床，启迪后学，有一定的学术价值。本书可供广大中医院校师生、临床工作者及中医爱好者参考阅读。

图书在版编目（CIP）数据

《伤寒杂病论》临床案例应用 / 王洪海，杨海燕主编 . — 北京：中国医药科技出版社，2021.9

ISBN 978-7-5214-2677-9

Ⅰ . ①伤…　Ⅱ . ①王… ②杨…　Ⅲ . ①《伤寒杂病论》—研究　Ⅳ . ① R222.19

中国版本图书馆 CIP 数据核字（2021）第 160781 号

美术编辑　陈君杞
版式设计　也　在

出版　**中国健康传媒集团** | 中国医药科技出版社
地址　北京市海淀区文慧园北路甲 22 号
邮编　100082
电话　发行：010-62227427　邮购：010-62236938
网址　www.cmstp.com
规格　710 × 1000 mm $^{1}/_{16}$
印张　17 $^{3}/_{4}$
字数　321 千字
版次　2021 年 9 月第 1 版
印次　2021 年 9 月第 1 次印刷
印刷　三河市万龙印装有限公司
经销　全国各地新华书店
书号　ISBN 978-7-5214-2677-9
定价　55.00 元

获取新书信息、投稿、为图书纠错，请扫码联系我们。

编委会

主　编　王洪海　杨海燕

副主编　李新玲　李晓晖

编　委　张　磊　郭振乾

　　　　　张岱康　杨鸿宇

前言

经方因疗效卓越，效如桴鼓而倍受推崇。清代医家陆九芝曾经说过：学医从《伤寒论》入手，始则难，既而易。由经方而旁及后世的其他，是中医学习和入门的正道，这也是许多中医临床者深有体会的道理。学好经方，运用经方临证处理病人，组方配伍遵循“知犯何逆，随证治之”的精确辨证思维，出具的方药追求简约而力量专宏的特点，应是医者尽力追求的目标。

本书收集的经方以古代经典医籍《伤寒论》《金匮要略》中的经典方为主，通过对现代临床运用频次较高的经方应用案例的搜集与整理，旨在进一步加强对张仲景《伤寒杂病论》经典著作的学习和掌握，使伤寒与杂病理论得以升华和巩固，充分理解并掌握《伤寒论》六经辨证与《金匮要略》杂病辨证理论在临床中的应用。

本书结合《伤寒杂病论》所论经方与疾病内容，选取历代医家病案以类方形式进行整理，共分为麻黄汤、桂枝汤、五苓散、葛根汤、栀子豉汤、四逆汤、泻心汤、小半夏汤、理中汤、承气汤等十一类经方及类方，主要阐述经方的临证要点、现代临床应用经验及使用注意等，以冀拓展经方的临床应用，为更好地服务临床奠定基础。

本书为完成山东省研究生教育质量提升计划项目“《伤寒杂病论》经方应用教学案例库建设（项目编号：SDYAL19145）”而编写出版。

由于时间及编者能力所限，书中可能存在疏漏之处，敬请各位同行及读者不吝赐教。

编　者

2021 年 6 月

于山东中医药大学

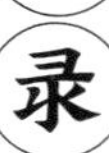

目录

第一章　麻黄汤及其类方

麻黄汤

一、原文

太阳病，头痛发热，身疼腰痛，骨节疼痛，恶风，无汗而喘者，麻黄汤主之。(《伤寒论》第 35 条)

太阳与阳明合病，喘而胸满者，不可下，宜麻黄汤。(《伤寒论》第 36 条)

太阳病，十日以去，脉浮细而嗜卧者，外已解也。设胸满胁痛者，与小柴胡汤；脉但浮者，与麻黄汤。(《伤寒论》第 37 条)

太阳病，脉浮紧，无汗，发热，身疼痛，八九日不解，表证仍在，此当发其汗。服药已微除，其人发烦目瞑，剧者必衄，衄乃解。所以然者，阳气重故也。麻黄汤主之。(《伤寒论》第 46 条)

脉浮者，病在表，可发汗，宜麻黄汤。(《伤寒论》第 51 条)

脉浮而数者，可发汗，宜麻黄汤。(《伤寒论》第 52 条)

伤寒，脉浮紧，不发汗，因致衄者，麻黄汤主之。(《伤寒论》第 55 条)

脉但浮，无余证者，与麻黄汤；若不尿，腹满加哕者，不治。(《伤寒论》第 232 条)

阳明病，脉浮，无汗而喘者，发汗则愈，麻黄汤主之。(《伤寒论》第 235 条)

麻黄三两，去节　桂枝二两，去皮　甘草一两，炙　杏仁七十个，去皮尖

上四味，以水九升，先煮麻黄，减二升，去上沫，内诸药，煮取二升半，去滓，温服八合，覆取微似汗，不须啜粥，余如桂枝法将息。

二、临证要点

本方主治太阳伤寒表实证，病机特点为风寒外束，卫阳被遏，营阴郁滞，肺气失宣。以恶寒，发热，无汗，喘，周身疼痛，脉浮紧为临证要点。

三、临床应用案例举验

案1：急性上呼吸道感染

林某，女，46岁。患者畏冷发热2天，体温39℃。刻下症：全身酸痛，咽喉疼痛，咳嗽轻，痰黄量少。诊断为感冒，证属表寒里热。方用麻黄汤加味：麻黄12g，桂枝10g，杏仁20g，蜜甘草5g，石膏30g，山豆根10g，射干10g，日1剂，连服3日。当日中午患者煎服，服药后诉胸闷、心悸、心烦，测脉搏达120次/分，休息后症状逐渐缓解。

二诊：服药半日后患者诉热退，因考虑胸闷、心悸、心烦是因服用麻黄引发，故去麻黄加紫苏叶10g，2剂。服后诸症缓解，未再出现胸闷、心悸症状。

案2：遗尿

马某，男，12岁。家人诉其患遗尿证逾3年，曾多处求医，或补肾，或健脾，并佐以固精涩尿之品，疗效欠佳。观患者发育尚正常，炎炎夏日却厚衣重裘，亦不觉热，平素极少出汗，有时但觉身痒，纳食、睡眠可，大便偏干，舌质淡润，苔薄白略干，脉沉紧。证属寒束太阳，卫气不布。遂投麻黄汤：麻黄12g，桂枝8g，杏仁10g，炙甘草6g，3剂。日1剂，水煎服。嘱汗出为度，不必尽剂。2天后复诊，言2剂时自觉身大痒，继而遍身汗出而沉睡，当夜未遗尿，起效之速，出乎意料。

案3：嗜睡症

刘某，男，25岁。主诉：嗜睡1年余。现病史：近1年来头晕，时时欲寐，精神委顿，曾在某诊所求医，以头晕治疗，收效不显。刻下症：精神萎靡，昏昏欲睡，舌淡苔薄白，脉浮濡。详细察问后，其因1年前某次感冒后渐出现昏睡症状，平素身体健康。诊断为嗜睡症，证属外邪侵袭，肺卫首当其冲，卫阳被遏，营卫失和，清阳不升，致阳气不能外达，气机不利。治宜宣肺升阳，调和营卫。方用麻黄汤加味：麻黄3g，桂枝12g，杏仁10g，甘草6g，升麻3g，党参20g，山药15g。水煎服，日1剂，早晚2次分服，共3剂。

二诊：药后不再想睡，病已转愈。守方更进3剂，病未复发。

案4：无汗症

马某，男，23岁。主诉：全身皮肤无汗10年余。现病史：10年前患者无明显诱因出现全身皮肤无汗出，若遇劳动或剧烈活动，或遇夏季炎热，则全身燥热难耐，甚需卧冷水之中方可降温。刻下症：无特殊不适，饮食、睡眠、二便可，舌质淡暗，苔薄白，脉浮紧。诊断为自主神经功能紊乱症，证属邪闭肌腠，营卫失宣，津液不能外达。方用麻黄汤加味：麻黄 18g，桂枝 18g，杏仁 10g，荆芥 10g，防风 10g，红花 10g，甘草 4g，羌活 12g，苏叶 15g，川芎 15g，丝瓜络 30g，路路通 30g。水煎服，日 1 剂，早晚 2 次分服，共 7 剂。

二诊：皮肤稍觉湿润，继服 7 剂，汗液增多、皮肤潮湿，服至 35 剂，汗液恢复正常。

案 5：耳聋

刘某，女，52 岁。主诉：耳聋 1 年余。现病史：1 年前晨起锻炼时，天下大雪，旋即感右侧偏头痛，鼻塞，流清涕，咳嗽，身痛。服中成药川芎茶调丸及西药复方对乙酰氨基酚片治疗后，感冒症状基本消失，但右耳突发耳聋，又用西药治疗无效。刻下症：右侧耳聋，头昏胀，恶风，形寒肢冷，无汗，舌淡苔薄白，脉浮紧。诊断为突发性耳聋证属风寒入侵，肺失宣降，耳窍不利。治宜宣肺散寒，通利窍道。方用麻黄汤加味：麻黄 12g，杏仁 12g，石菖蒲 12g，桂枝 15g，防风 15g，细辛 6g，川芎 10g，黄芪 30g，甘草 3g，生姜 6 片，大葱白 5 根。日 1 剂，水煎服，服药后食稀粥 1 碗，卧床盖被发汗。

二诊：服 2 剂后微汗出，头昏胀，行寒肢冷，右耳耳聋减轻，能听到微弱声音。前方再服 3 剂后，耳聋基本消失，前方再服 2 剂巩固疗效，随访 4 个月未复发。

四、现代应用

1. **呼吸系统疾病：**急性上呼吸道感染、支气管哮喘等。

2. **风湿类疾病：**类风湿关节炎、骨关节炎等。

3. **其他疾病：**无汗症、偏头痛、嗜睡症、习惯性遗尿、突发性耳聋、自主神经功能紊乱等。

五、应用经验采撷

喘急胸闷、咳嗽痰多、表证不甚者，去桂枝，加苏子、半夏以化痰止咳平喘；鼻塞流涕重者，加苍耳子、辛夷以宣通鼻窍；夹湿邪而兼见骨节酸痛者，加苍术、薏苡仁以祛风除湿；兼里热之烦躁、口干者，酌加石膏、黄芩以清泻郁热。治疗支气管哮喘可加干姜、苏子和细辛；治疗坐骨神经痛可加乳香、没药和牛膝；治疗过敏性鼻炎可加全蝎和蜈蚣；治疗遗尿症可加桑螵蛸、益智仁和覆盆子。

六、使用注意

本方为辛温发汗之峻剂，故《伤寒论》对“疮家”“淋家”“衄家”“亡血家”，以及外感表虚自汗、血虚而脉兼“尺中迟”、误下而见“身重心悸”等，虽有表寒证，亦皆禁用；且麻黄汤发汗力强，不可过服，否则，汗出过多必伤人正气。正如柯琴指出：“此乃纯阳之剂，过于发散，如单刀直入之将，投之恰当，一战成功。不当则不戢而召祸。故用之发表，可一而不可再。”

麻黄杏仁甘草石膏汤

一、原文

发汗后，不可更行桂枝汤，汗出而喘，无大热者，可与麻黄杏仁甘草石膏汤。(《伤寒论》第 63 条)

下后，不可更行桂枝汤，若汗出而喘，无大热者，可与麻黄杏仁甘草石膏汤。(《伤寒论》第 162 条)

麻黄四两，去节　杏仁五十个，去皮尖　甘草二两，炙　石膏半斤，碎，棉裹

上四味，以水七升，煮麻黄减二升，去上沫，内诸药，煮取二升，去滓。温服一升。

二、临证要点

本方主治喘咳证，病机特点为表邪未解，邪热壅肺。以身热不解，咳逆气急，鼻煽，口渴，有汗或无汗，舌苔薄白或黄，脉滑而数为临证要点。

三、临床应用案例举验

案 1：喘息性支气管炎

张某，女，50 岁。主诉：发热 1 周。患者原有慢性支气管炎史 10 余年，平素体弱，1 周前，受凉后恶寒发热，鼻流稠黄涕，头痛、自汗，舌红苔黄，脉浮数。血常规：白细胞 7.7×10^9/L，中性粒细胞 0.69。此乃体质素弱，卫外不固，受六淫侵犯而发咳喘。治宜补气固表，清热宣肺平喘。方用麻杏石甘汤合玉屏风散加减：炙麻黄 7.5g，杏仁 15g，石膏 40g，炙甘草、黄芪、白术、陈皮、防风各 12g，党参 20g，黄芩 20g，滑石 20g，百部 15g。3 剂，服完诸症轻。

二诊：守上方加莱菔子 20g，又服 5 剂而痊愈。

案 2：咳嗽

巫某，男，24 岁。主诉：咳嗽伴咽喉痛 10 天余。患者自述 10 天前自觉上火后出现咽喉痛，服用 1 剂苦寒药（具体不详）后咽喉痛减轻，但开始出现咳嗽，口服抗生素无效。现症：咳嗽阵发，偏深较促，咳声重闷、不畅，伴有少量白黏痰，咳甚时头两侧紧痛，无咽痒咽痛，咽稍红，口干饮水偏多，口黏，纳食正常，二便平，因咳嗽而影响睡眠。舌偏胖暗嫩有齿痕，苔粗黄略厚腻，脉寸浮、弦偏细。平素喜吃荤食。此属素体湿热偏盛，湿热蕴伏于肺经，经苦寒药压抑后形成寒、风、郁、湿、热的病机，病位在太阴。方用麻杏石甘汤合杏仁汤加减：炙麻黄 8g，苦杏仁 10g，黄芩 10g，连翘 10g，白蔻仁（后下）6g，法半夏 6g，炙甘草 6g，滑石（包煎）15g，茯苓 15g，生石膏（先煎）15g。

二诊：患者服上方 4 天后复诊，诉 1 剂后咳嗽即大减，现咳嗽已除。

案 3：慢性支气管炎合肺气肿、肺源性心脏病

王某，男，40 岁。主诉：咳嗽，咳痰，气短 1 月余。患者自述发病以来服用多种西药均未见明显疗效，遂求中西医结合治疗。症见：咳嗽，吐黄色痰，气短明显，舌质红，苔薄黄，脉滑数。西医诊断：慢性支气管炎，肺气肿，肺源性心脏病。中医辨证：肺热壅盛。治法：宣肺清热。《金匮要略》云："诸有水者，腰以下肿，当利小便；腰以上肿，当发其汗。"遂用麻杏石甘汤加减以"高原导水"：麻黄 10g，杏仁 10g，生石膏 30g，甘草 6g，紫苏叶 10g，白前 10g，前胡 10g，半夏 10g，陈皮 6g，茯苓 10g，桔梗20g，枳壳10g，蒲公英15g，败酱草15g，7剂，水煎服，每日1剂。

二诊：服上方后，患者气短、咳嗽明显减轻，原方加黄芩20g、鱼腥草20g，再服10余剂，各症状基本消失。

案4：小儿遗尿

患儿，男，8岁。主诉：夜间遗尿已4年余，每夜必遗尿1~2次，经常咳嗽，口渴，舌苔黄而微白，脉数，右脉偏大，大便正常，小便微黄。方用麻黄杏仁石膏甘草汤：麻黄6g，杏仁6g，生石膏（先煎）18g，甘草3g。水煎服，2剂。

二诊：3天后复诊，诉服前方后，昨夜未遗尿，胃纳减少，余症同前。原方加山药18g、谷芽18g。水煎服，2剂。

三诊：诉服前方后，近3天已无遗尿，咳嗽与口渴减轻，食量增加，二便正常，舌苔薄白，脉略数。右脉已无大象，原方再进2剂以清肺之余热。以后随访，患儿自服前方以后遗尿症已痊愈，未见复发，唯咳嗽每遇感冒时，尚轻微发作。

案5：荨麻疹

李某，男，5岁。主诉：皮疹半年，加重3天。患儿皮肤反复出现红色斑丘疹半年余，皮疹时发时止，瘙痒难耐，曾多方求治，效果不佳，近3天来皮疹加重。查体：全身散在红色斑片状丘疹，或呈风团样，或有抓痕，舌质红，苔薄黄，脉浮数。西医诊断：荨麻疹。中医诊断：瘾疹，证属风热拂郁，外发肌表。治法：疏风宣肺清热，凉血去湿止痒。方用麻杏石甘汤合四物汤加减：麻黄6g，杏仁10g，石膏25g，荆芥穗5g，连翘、生地、赤芍、当归、刺猬皮、露蜂房、蝉蜕、白蒺藜各10g。7剂，水煎服，每日1剂。

二诊：服上药后，皮疹基本消失，仍感皮肤夜间瘙痒，四肢皮疹偶发，舌质红，苔薄白，脉细数，效不更方，继服上方15剂后告愈。

四、现代应用

1. 呼吸系统疾病：急慢性支气管炎、支气管肺炎、鼻炎、咽炎、急喉风等。

2. 其他疾病：小儿遗尿、荨麻疹等。

五、应用经验采撷

因肺中热甚，津液大伤，汗少或无汗者，加重石膏用量，或加炙桑皮、芦根、知母；若表邪偏重，无汗而见恶寒者，当酌加解表之品，如荆芥、薄荷、淡豆豉、牛蒡子之类，在用清泄肺热为主的同时，开其皮毛，使肺热得泄而愈；若痰黏稠、胸闷者，加瓜蒌、贝母、黄芩以清热化痰，宽胸利膈。

裴正学教授治疗小儿遗尿用麻杏石甘汤为主方，合用芡实、金樱子、益智仁、桑螵蛸、乌药等补肾、固涩药，使肺热清，则气宣降、水道固，而遗尿自愈。

六、使用注意

在配伍剂量上，石膏应2倍于麻黄，借石膏甘寒之性，制麻黄之辛温，致发散之力受限，又充分发挥其宣肺平喘的功效，从而使辛温之剂变为辛凉重剂。风寒咳喘，痰热壅盛者，不宜使用。

麻黄杏仁薏苡甘草汤

一、原文

病者一身尽疼，发热，日晡所剧者，名风湿。此病伤于汗出当风，或久伤取冷所致也。可与麻黄杏仁薏苡甘草汤。（《金匮要略·痉湿暍病脉证第二》第21条）

麻黄半两，去节，汤泡　甘草一两，炙　薏苡仁半两　杏仁十个，去皮尖，炒

上锉麻豆大，每服四钱匕，水盏半，煮八分，去滓，温服。有微汗，避风。

二、临证要点

本方主治风湿热证，病机特点为风湿在表，湿郁化热。以周身疼痛，发热，日晡尤甚为临证要点。

三、临床应用案例举验

案 1：慢性支气管炎

孙某，男，50 岁，主诉：咳嗽 30 余天。患者述 30 天前感冒后见咳嗽迁延不愈。刻下症：咽痛痒，痰少而黏，纳差，舌质淡红，苔薄白，脉细缓。辨证为风寒未解，寒湿困脾。治宜解表散寒，健脾化湿。予以麻黄杏仁薏苡甘草汤加味：麻黄 10g，杏仁 10g，生薏苡仁 30g，前胡 10g，桔梗 10g，浙贝母 10g，荆芥 6g，蝉蜕 10g，陈皮 10g，白前 10g，甘草 6g。患者服 5 剂即愈。

案 2：痹证

王某，男性，19 岁。主诉：发热、腕肘膝关节红肿热痛，活动受限 3 天。刻下症：体温 38.4℃，头重疼痛，周身酸楚困倦，微汗溲黄，舌淡、苔微黄而腻，脉浮滑数。实验室检查：白细胞 $11.0\times10^9/L$，中性粒细胞 0.80，血沉 50mm/h，抗“O”>500IU/mL。心电图示窦性心动过速（102 次 / 分）。西医诊为急性风湿热。中医辨证属风湿热痹，为风湿郁于肌肉关节，日久化热之候。治拟宣湿清热活络。方用麻杏薏甘汤加味：炙麻黄 10g，苦杏仁 15g，生薏苡仁 45g，生石膏 30g，忍冬藤 30g，苍术 10g，牛膝 10g，防己 10g，炒黄柏 10g，丝瓜络 10g，生甘草 6g。7 剂，水煎服，每日 1 剂。

二诊：身热已退，体温 36.9℃，关节肿痛显缓，活动自如，汗止食增，精神有振，舌苔白腻，脉滑。原方去石膏，加桑枝、桂枝各 10g，羌活 10g，独活 10g。20 剂，水煎服，每日 1 剂。

三诊：诸症消失，白细胞 $7.8\times10^9/L$，中性粒细胞 0.72，血沉 18mm/h，抗“O”正常。

案 3：多发性扁平疣

毛某，女，18 岁。患者患扁平疣 1 年余，曾在多家医院就诊，予肌内注射聚肌胞和外涂干扰素等，久治无效。刻下症：患者右侧面颊密布芝麻大至绿豆大扁平丘疹，皮色稍暗，舌质淡、苔白腻，脉弦滑。诊断为扁瘊，证属肝经郁热挟风湿之邪上攻于面部。治宜散风祛湿，疏肝清热，活血散结。方用麻黄杏仁薏苡甘草汤加味：生麻黄 10g，杏仁 10g，木贼 10g，香附 10g，薏苡仁 25g，炙甘草 6g，炮山甲 6g。10 剂，每日 1 剂，水煎，分 2 次温服。

二诊：药后无变化，守方继服 10 剂，服法同前。

三诊：药后右侧面部丘疹增大鼓起，伴瘙痒。此药已中的，守方再进 10 剂，服法同前。并嘱患者按时服药。1 周后随访，患者右侧面部皮损全消。3 年后随访未见复发。

四、现代应用

1. **皮肤病：**多发性扁平疣等。

2. **呼吸系统疾病：**气管炎、小儿哮喘等。

3. **其他疾病：**偏头痛、嗜睡症、风湿性关节炎等。

五、应用经验采撷

治疗多发性扁平疣，常在本方基础上加香附疏肝解郁、行气活血，木贼疏散风热。治疗风寒咳嗽者加前胡、白前、荆芥、桔梗、蝉蜕等；风湿咳嗽者多加大薏苡仁用量并配伍健脾化湿之品；外风内热之咳嗽者，多与泻白散合用。治疗风湿性关节炎，病发以上肢关节为主者，可加桑枝、羌活、威灵仙、姜黄等；病发以下肢关节为主者，可加木瓜、独活、牛膝、防己、五加皮等；病发在腰背颈项部位者，可加杜仲、秦艽、续断、桑寄生等。

六、使用注意

首先，要将本方主治的日晡发热与阳明病之日晡潮热明确区分。其次，本方药味少，药量轻，其意在于将风湿邪气从表而解。第三，服药后要注意避风。

大青龙汤

一、原文

太阳中风，脉浮紧，发热恶寒，身疼痛，不汗出而烦躁者，大青龙汤主之。若脉微弱，汗出恶风者，不可服之。服之则厥逆，筋惕肉瞤，此为逆也。（《伤寒论》第 38 条）

伤寒，脉浮缓，身不疼但重，乍有轻时，无少阴证者，大青龙汤发之。（《伤寒论》第39条）

病溢饮者，当发其汗，大青龙汤主之，小青龙汤亦主之。（《金匮要略·痰饮咳嗽病脉证并治第十二》第23条）

麻黄六两，去节　桂枝二两，去皮　甘草二两，炙　杏仁四十枚，去皮尖　生姜三两，切　大枣十二枚，擘　石膏如鸡子大，碎

上七味，以水九升，先煮麻黄，减二升，去上沫，内诸药，煮取三升，去滓，温服一升，取微似汗，汗多者，温粉粉之。一服汗出停后服。若复服汗多亡阳，遂虚，恶风烦躁，不得眠也。

二、临证要点

本方主治表实内热证，病机特点为风寒束表，里有郁热。以发热恶寒，无汗烦躁为临证要点。

三、临床应用案例举验

案1：上呼吸道感染

韩某，男，28岁。主诉：发热4小时，上午6时体温39.5C，虽值暑但被单裹身后恶寒，肌肤干燥，少汗烦躁，不得眠，周身疼痛，胸口不适，头项强痛不敢转侧，喜热饮而色赤，口淡苔白，脉浮数有力。证属风寒束表，内有郁热。予以大青龙汤加减：麻黄10g，桂枝6g，杏仁9g，甘草6g，生石膏30g，生姜6g，大枣12枚。水煎服，当日上午10时服，头汗，下午2时服之，1小时后，汗出病减，夜能安寐，次晨各症消失。

案2：鼻出血

刘某，男，3岁。主诉：鼻衄1月余。近1个多月来，患儿反复发作鼻衄，经治疗未见好转。刻诊：鼻衄，鼻塞，流清涕，口气重，夜间后背盗汗多，眼周色青黑，二便可，舌淡红、苔薄白，脉细。证属太阳阳明太阴合病。予以大青龙汤加味：生麻黄10g，桂枝10g，杏仁10g，炙甘草6g，桔梗10g，生薏苡仁18g，败酱草15g，苍术15g，生石膏45g，生姜15g，大枣4枚，2剂。

二诊：药后鼻衄止，鼻已通气，仍有盗汗，纳可，能食但不增重，大便每天2次，舌淡红、苔白腻，脉细数。予以桂枝甘草龙骨牡蛎加茯苓苍

术汤3剂，服完盗汗止。

案3：嗜睡症

张某，女，36岁。主诉：嗜睡近10年。患者无明确诱因近10年来睡眠逐渐增多，现每日睡眠13小时左右，白日亦哈欠连天，自觉疲倦，头目不清，前额拘紧，时偏头疼，腹胀嗳气，双下肢肿胀，平素无汗出，急躁易怒，纳可，二便调，月经量少。刻诊：患者肥胖，肤白，皮肤干涩，舌边尖红、苔薄白，脉沉缓。辨证：腠理闭塞、水湿郁滞，阳气不宣。予以大青龙汤加减：生麻黄12g，桂枝15g，炒杏仁10g，细辛6g，生石膏30g，生黄芪30g，大腹皮30g，泽泻15g，炮附子10g，生姜3片，大枣3枚，炙甘草3g，3剂。

二诊：患者自诉药后头及前胸微有汗出，睡眠时间减少，疲倦、头目不清、前额拘紧等症均有好转，现仍腹胀、急躁，舌边尖红、苔薄白，脉沉缓。上方去泽泻、大腹皮，加云苓30g、炒枳壳30g，4剂。

三诊：患者服药后周身微汗，嗜睡消失，每日正常睡眠7~8小时，白日亦精神爽慧，下肢已无肿胀，以理气除胀之法调理善后。

案4：月经失调

赵某，女，20岁。主诉：月经不至3个月。患者3个月前感受外邪，当时没有及时服药，10天后感觉身体困重，头晕且痛，无汗恶风，肌肤内如有虫子爬行一样。刻诊：身重肢乏，恶寒发热，头晕，心中微烦，脉浮缓。辨证：寒邪束表，卫阳被遏，营阴郁滞，经血闭阻。治法：发汗解表，清热除烦，通经活血。予以大青龙汤加味：麻黄10g，桂枝10g，杏仁10g，生姜10g，当归10g，丝瓜络10g，生石膏20g，鸡血藤20g，炙甘草6g，桃仁9g，紫石15g，大枣6枚，4剂。

二诊：服药4剂后，月经来潮，血色淡红，无血块，量少，腹不痛，3天尽，精神较好，身重头晕明显减轻。月经虽已来潮但血色淡，量少，察其舌质淡、苔白，乃属经寒血少之故，遂予《傅青主女科》温经摄血汤加味4剂以善后。

案5：无汗症

郭某，男，63岁。患者发热恶寒2天，自服感冒通等药未效，遂来就诊。症见：形体壮实，面色微红，发热恶寒，无汗，头痛，周身骨节疼痛，鼻塞声重，呼吸气粗，舌红、苔薄白，脉浮紧。证属风寒束表，兼有内热。予以荆防败毒散合栀子豉汤化裁。服药3剂后，诸症未减，又增心烦躁急。

此太阳伤寒表实兼内热烦躁证也，予以大青龙汤：生麻黄10g，桂枝、炙甘草、苦杏仁各6g，大枣6枚，生姜3片，生石膏（先煎）20g。3剂，每天1剂，水煎2次，分2次温服，得汗停服。患者仅服药3次，即全身得汗，热退喘平而愈。

案6：原发性皮肤淀粉样变

吕某，女，42岁。主诉：全身瘙痒6年余。30多年前患者患湿疹后于右小腿处遗留褐色色素沉着，6年前此皮损处开始出现瘙痒，病理活检确诊为皮肤淀粉样变，经西医治疗无效。近3年来皮损扩散布及全身多处，伴瘙痒，遇热加重，脾气暴躁，从不汗出，口渴，白带多而清稀，大便5~6次/日，不成形，量少次数多，伴肛门重坠感。齿痕舌，舌红，白腻苔，脉浮缓。证属风寒束表，阳郁烦躁。拟大青龙汤加减：麻黄30g，桂枝15g，大枣15g，杏仁15g，石膏60g，黄芩15g，当归15g，生白术20g，蜜甘草5g，生白芍15g，川芎15g，决明子30g，虎杖15g，生地30g，4剂。

二诊：患者诉仍有瘙痒。原方基础上加葛根60g、茯苓15g、陈皮15g、半夏10g，服用6剂后再诊，全身瘙痒基本缓解，皮肤颜色恢复正常。

四、现代应用

1. **呼吸系统疾病：**流行性感冒、外感高热、暑热、哮喘、肺炎等。

2. **其他疾病：**鼻出血、流行性脑脊髓膜炎、急性肾炎、风疹等。

五、应用经验采撷

若兼喘咳，略痰清稀，增加杏仁用量，并配入半夏、苏子、桑白皮等化痰止咳平喘药；若兼浮肿、小便不利，加桑白皮、葶苈子、茯苓、猪苓等泻肺行水、淡渗利湿药。

六、使用注意

本方发汗之力居解表方之冠，故一服得汗者，应停后服，以防过剂；少阴阳虚、中风表虚证，以及有汗而烦，均应禁用。风寒在表而里饮重者，亦不宜使用。

小青龙汤

一、原文

伤寒表不解，心下有水气，干呕，发热而咳，或渴，或利，或噎，或小便不利、少腹满，或喘者，小青龙汤主之。(《伤寒论》第40条)

伤寒，心下有水气，咳而微喘，发热不渴。服汤已渴者，此寒去欲解也。小青龙汤主之。(《伤寒论》第41条)

病溢饮者，当发其汗，大青龙汤主之，小青龙汤亦主之。(《金匮要略·痰饮咳嗽病脉证并治第十二》第23条)

麻黄三两，去节　芍药三两　细辛三两　干姜三两　甘草三两，炙　桂枝三两，去皮　五味子半升　半夏半升，洗

上八味，以水一斗，先煮麻黄，减二升，去上沫，内诸药，煮取三升，去滓。温服一升。若渴，去半夏，加栝楼根三两；若微利，去麻黄，加荛花，如一鸡子，熬令赤色；若噎者，去麻黄，加附子一枚，炮；若小便不利，少服满者，去麻黄，加茯苓四两；若喘，去麻黄，加杏仁半升，去皮尖。

二、临证要点

本方主治外寒里饮证，病机特点为外感风寒内停寒饮。以恶寒发热，无汗，喘咳，痰多而稀，舌苔白滑，脉浮为临证要点。

三、临床应用案例举验

案1：肺炎

患儿，男，2岁1个月。主诉：反复咳嗽10余天。患儿因咳嗽10余天于外院诊断为“肺炎”，因家人拒绝输液或住院，遂求治于中医。刻诊：咳嗽，痰多色黄，鼻塞流涕，偶发低热，舌质稍红，苔白稍腻，脉浮滑数。辨证：外感风寒，饮热内停。给予小青龙汤加味：麻黄2g，桂枝2g，法半夏2g，干姜2g，细辛1g，五味子3g，白芍2g，炙甘草2g，生石膏6g，葶苈子2g，桑白皮2g，滑石3g，大枣2枚为引。4剂。

二诊：患儿咳嗽、咳痰等症减轻，舌质红，苔白，稍有剥苔。原方减滑石，增麦冬3g，继服2剂而愈。

案2：冠心病

患者，男，50岁。主诉：胸前区闷痛伴心悸、气促10个月。患者自述10个月前突感胸痛、胸闷、短气、怵惕、惊悸、无力、畏寒、下肢凉。查心电图示：T波广泛低平、$V_{5\sim6}$倒置。血压：170/105mmHg。脉沉而拘紧，按之有力，舌淡红、苔薄白。西医诊断为冠心病；中医诊断为胸痹病之寒痹心脉证。方宗小青龙汤，嘱停西药。处方：麻黄4g，桂枝9g，细辛4g，干姜4g，半夏9g，白芍10g，五味子4g，茯苓15g，炮附子（先煎）12g，红参12g，炙甘草6g。7剂。

二诊：药后觉适，坚持复诊，共服药110剂，服药4个月后症状消失。心电图正常，血压130/80mmHg。

三诊：诉药后一直无任何不适，劳作如常人。心电图正常，血压稳定于120/80mmHg。

案3：慢性荨麻疹

患者，女，30岁。主诉：皮肤疹痒伴咳嗽、流涕2年余。患者自诉皮肤疹痒反复发作，搔抓后出现成片风团，遍及胸腹、四肢，风团多在1小时内消失，皮肤如常。曾行过敏原检测，无明显过敏物质。自觉手足凉，饮水不多，否认自汗、盗汗等症状。睡眠、饮食、二便尚可。舌淡苔薄白，脉紧细。既往有过敏性鼻炎病史。多家医院诊断为慢性荨麻疹。予以小青龙汤加减：麻黄10g，桂枝15g，白芍20g，细辛3g，干姜10g，五味子10g，清半夏10g，苍耳子10g，辛夷10g，知母10g。5剂。

二诊：患者诉服药1次后流涕明显减少，服药3次后晨起流鼻涕等症状消失，荨麻疹症状明显减少。已停用抗过敏药物3天。余症同前。

案4：肠易激综合征

患者，男，68岁。主诉：反复腹痛、腹胀伴腹泻3年。西医诊断为肠易激综合征1年，多次寻医治疗，效果不佳。近1周来患者反复腹痛、腹胀，便溏，大便每日2~5次，便后腹痛、腹胀缓解，偶有咳嗽，咯白色稀痰，恶心干呕，纳呆，夜眠尚可，小便清长，舌质暗、苔白腻，脉细滑。证属寒饮内停，上犯肺卫。治宜温化寒饮，宣肺止咳。方用小青龙汤加减：麻黄20g，桂枝20g，干姜15g，姜半夏15g，细辛、五味子、白芍各10g，陈皮12g，白术15g，茯苓15g，炙甘草6g。7剂。

二诊：患者咳嗽咳痰、恶心干呕症状基本消失，腹泻、腹痛缓解，大便每日1~3次，仍觉腹胀、纳呆，上方去麻黄，加山楂20g、莱菔子20g、砂仁10g，增强健脾和胃化湿之力。再服10剂，水煎服。药后诸症好转。

案5：关节腔积液

陈某，女，48岁。主诉：右膝关节术后反复肿胀疼痛1年余。患者右膝关节因半月板损伤于某三甲医院行手术治疗。术后膝关节反复肿胀、疼痛、活动不利1年逾，经多次抗感染、止痛等处理，效果不佳。右膝时有冷感、不红，触之肿胀柔软绵绵，皮温不高，形体丰腴，面浮肿貌，左右膝关节周围相差8cm，纳可，二便如常，舌质淡、苔白滑，脉滑。辨证属痰饮水湿浸渍关节、筋脉不利。投小青龙汤：麻黄6g，细辛5g，生姜15g，桂枝9g，甘草12g，五味子15g，白芍15g，淫羊藿15g，仙茅15g，巴戟天12g，萆薢20g。7剂。嘱将药渣温敷右膝。

二诊：左右膝关节周围相差5cm，肿胀、疼痛明显减轻，舌脉如前。效不更方，继进10剂后左右膝关节周围相差3cm，肿胀、疼痛基本消除，行走自如。

案6：哮喘

一农妇，患哮喘数载，每因寒、因热、因气、因过敏而诱发。此次为风寒外束，卫表郁闭，肺气失宣，痰饮阻肺所致。症见：咳嗽气喘，倚息难卧，咳吐白色泡沫样稀痰，咯痰干呕，恶寒无汗，鼻流清涕，面睑浮肿，精神萎靡，脘满中痞，食不知味，舌淡苔白，脉浮滑。辨证属风寒闭肺，饮阻气逆。治以温肺启闭，降逆蠲饮。方用小青龙汤加味：麻黄6g，桂枝10g，芍药10g，细辛4g，干姜8g，甘草10g，五味子6g，半夏12g，茯苓30g，杏仁12g，葶苈子10g，白芥子8g，苏子15g。每日1剂，水煎分早晚温服。服药3剂后，咳喘明显减轻，身微汗，恶寒解，肺宣咳停，咯痰少许。为巩固效果，继服原方4剂，诸症缓解。

四、现代应用

1. **呼吸系统疾病：**急慢性支气管炎、支气管哮喘、肺源性心脏病、老年性肺气肿、肺炎、百日咳、自发性气胸、急性肺水肿等。

2. **过敏性疾病：**过敏性鼻炎、慢性荨麻疹等。

3. **消化系统疾病：**肠易激综合征等。

4. **其他疾病：**冠心病、关节腔积液、自主神经功能紊乱等。

五、应用经验采撷

喘甚者，加杏仁以降肺平喘；鼻塞清涕者，加辛夷、苍耳子以宣通鼻窍；兼喉中痰鸣者，加杏仁、射干、款冬花以化痰降气平喘；兼水肿者，加茯苓、猪苓以利水消肿；若化热而烦躁者，加生石膏、黄芩以清热除烦。

六、使用注意

本方辛温发散之力较强，阴虚干咳无痰或咳痰黄稠，舌苔黄，口渴，脉数者不宜使用。年老体弱者、肝肾功能不全者及高血压、心脏病患者慎用。

小青龙加石膏汤

一、原文

肺胀，咳而上气，烦躁而喘，脉浮者，心下有水，小青龙加石膏汤主之。(《金匮要略·肺痿肺痈咳嗽上气病脉证治第七》第 14 条)

麻黄　芍药　桂枝　细辛　甘草　干姜各三两　五味子　半夏各半升　石膏二两

上九味，以水一斗，先煮麻黄，去上沫，内诸药，煮取三升。强人服一升，羸者减之，日三服，小儿服四合。

二、临证要点

本方主治外寒内饮兼有郁热证，病机特点为外感风寒，内有痰饮郁热。以恶寒发热，头身疼痛，无汗，喘咳，痰涎清稀而量多，胸痞，或干呕，或痰饮喘咳，不得平卧，或身体疼重，头面四肢浮肿，舌苔白滑，脉浮等小青龙汤证兼见郁热烦躁为临证要点。

三、临床应用案例举验

案 1：哮喘

孙某，男，60 岁。主诉：哮喘病史近 20 年，复发 2 个月。患者 20 年前患哮喘，经用多种抗生素治疗无效。刻下症：咳嗽，咽痒，夜间气喘，不能安卧，喉间痰鸣有声，咯痰量多、色白质黏且夹泡沫，苔薄白，脉弦滑。西医诊断：哮喘；中医诊断：哮病，属外寒内饮兼有郁热证，是因饮邪伏肺，郁而化热，肺失肃降所致。治法：化饮清热，温清并用。方用小青龙加石膏汤加减：炙麻黄5g，桂枝5g，生石膏30g（先煎），射干10g，细辛3g，干姜3g，五味子6g，紫菀10g，佛耳草12g。7剂，水煎服，每日1剂。

二诊：服药1剂后当夜咳嗽即减轻，咯痰亦少，唯稍劳仍气喘。此因久病肺肾亏虚难复，故转以补肺纳肾为主，从本图治而收功。

案2：小儿重症肺炎

胡某，女，12岁。主诉：反复发热伴咳嗽1周。患儿1周前受凉后恶寒发热、剧烈头痛，体温38.5℃，精神不佳，略显烦躁，伴有咳嗽，咳嗽次数与日俱增，咳嗽剧烈时引发呕吐，呼吸急促，偶有气喘，胸胁胀满憋闷，痰多质地白稀，夜休欠安，纳差，二便调。舌质红、苔白中间薄黄，脉浮滑。西医诊断：小儿重症肺炎；中医诊断：肺炎喘嗽，证属风寒表束，痰热内壅。治法：散寒通窍，温肺祛痰，内化饮邪，兼清里热。处方：炙麻黄8g，桂枝6g，甘草4g，干姜6g，细辛4g，生石膏60g（打碎先煎），五味子12g，法半夏12g，苦杏仁12g，白芍12g，赤芍12g，薏苡仁10g，白蔻仁10g，黄芩10g。3剂，水煎服，每日1剂。

二诊：服1剂时，嘱患儿注意保暖，喝少量热稀粥，患儿微微汗出后诸症减轻。连服3剂后仍有少量白痰，食纳欠佳，前方去麻黄、石膏，倍白芍18g，加生姜、厚朴、桔梗、白前、陈皮、莱菔子各10g，续进3剂。

三诊：服上方后诸症消失，食纳佳。给予香砂六君子汤加陈皮、半夏善后。随访2月余，体健如常。

案3：慢性支气管炎

朱某，女，53岁。主诉：慢性支气管炎10余年，加重5天。患者5天前出现咳嗽，喘逆，不能平卧，伴面色苍白，恶寒较甚，微热（体温37.9℃），胸满烦躁，痰多而稀，舌淡、苔白滑，脉浮大。西医诊断：慢性支气管炎急性发作期；中医诊断：喘病，证属寒热错杂，寒饮重于热邪型。治法：温化寒饮，清热缓急。处方：麻黄、桂枝、五味子、姜半夏、杏仁、桔梗、石膏、干姜、细辛各10g，白芍30g，甘草15g。水煎服，日1剂，3剂而诸症平息。

案4：类风湿关节炎

张某，女，44岁。主诉：四肢关节肿胀、僵痛6年，加重伴胸闷咳喘3个月。患者6年前无明显诱因出现双手、腕、肘、膝、踝关节肿痛畸形伴活动困难，3个月前加重并出现咳嗽、胸闷、气喘，吐黄痰，动则甚，口渴喜饮，乏力，畏风怕冷，纳呆，大便干，小便黄，舌淡红、苔黄腻，脉弦滑。西医诊断：类风湿关节炎并间质性肺炎；中医诊断：尪痹、喘证，证属卫虚痰瘀痹阻。治法：清肺化痰，止咳平喘，祛风除湿，通络蠲痹。处方：麻黄、桂枝、法半夏、厚朴、紫苏梗，僵蚕、苦杏仁各12g，桑白皮、炙枇杷叶、白芍各15g，干姜、五味子、甘草各6g，细辛5g，生石膏20g，陈皮9g，大枣5个。3剂，每天1剂，加水1000mL，煎至400mL，分早晚温服。

二诊：诸症稍减轻，守原方加地龙12g，继服20剂。

三诊：诸症明显改善。各关节肿痛消，活动功能可，生活自理，复查各项指标正常。守原方30剂，隔天1剂善后。病情稳定，间断服药巩固。

四、现代应用

1. 呼吸系统疾病：支气管哮喘、肺炎、肺源性心脏病、急慢性支气管炎、急性呼吸道窘迫综合征、慢性阻塞性肺疾病。

2. 其他疾病：类风湿关节炎等。

五、应用经验采撷

表证较轻者，可去桂枝、白芍；喘甚者加杏仁；外感已解而咳喘未除者去桂枝；因外感引发，饮邪郁而化热重者，去细辛、干姜、桂枝，加桑白皮、黄芩、知母，石膏量加重，以清化热痰。

六、使用注意

此方药力猛，临证须视病人体质强弱而酌定剂量，不可贪功冒进大剂。

麻黄加术汤

一、原文

湿家身烦疼，可与麻黄加术汤发其汗为宜，慎不可以火攻之。(《金匮要略·痉湿暍病脉证治第二》第 20 条）

麻黄三两，去节　桂枝二两，去皮　甘草一两，炙　杏仁七十个，去皮尖　白术四两

上五味，以水九升，先煮麻黄，减二升，去上沫，内诸药，煮取二升半，去滓，温服八合，覆取微似汗。

二、临证要点

本方主治外感风寒湿表证，病机特点为寒湿痹着肌表，经络受阻。以外感寒湿，身体烦疼，恶寒发热，无汗，苔白腻，脉浮紧为临证要点。

三、临床应用案例举验

案 1：大叶性肺炎

王某，男，45 岁。主诉：发热恶寒、咳嗽、气喘 3 天。刻下症：患者面色苍白，发热恶寒、无汗，头不痛而重，呼吸急促，咳痰量少色白，口渴喜热饮，舌色暗红，舌体胖大边有齿痕，舌苔白湿润而厚腻满布，两手皆脉弦而数。心率 101 次 / 分，体温 39.8℃。血常规：白细胞 25×10^9/L，中性粒细胞 0.97。X 线提示：左肺上叶阴影，边缘不规则。西医诊断：大叶性肺炎；中医诊断：感冒，证属太阳寒湿。治法：辛温发汗，散寒除湿。予以麻黄加术汤加减：麻黄 4g，桂枝 5g，制苍术 8g，枳壳 7g，陈皮 9g，半夏 6g，茯苓 9g，杏仁 6g，瓜蒌仁 9g，生姜 6g。2 剂，水煎服，每日 1 剂。服药当晚患者遍身微微汗出，体温降至 36.5℃。以上方加减继续服用 5 剂，病情逐渐稳定，但舌苔仍厚腻。二诊时，患者突然出现高热寒战，无汗，烦躁不安，咳嗽痰黄稠，左侧胁肋胀痛，恶心呕吐，体温 40.1℃。两手脉弦滑而数，苔黄厚腻，大便数日未行，腹部按之柔软不痛。辨为太少合病，加用黄芩 6g、柴胡 4g，3 剂，服药后，患者全身微微汗出，至午夜体温下降至 37.2℃。第 4 天，患者呼吸平稳，咳嗽减轻，痰少色微黄，大

便已行，胁肋部疼痛明显减轻，但仍有恶心欲吐、胸胁不舒之感，苔黄微腻，脉弦细而滑。可见太阳病已罢，转入少阳，后以小柴胡汤和二陈汤加减调理，症状和体征逐渐消失。

案 2：膝关节炎

吴某，男，40 岁。主诉：双膝关节疼痛反复发作。刻下症：患者双膝关节疼痛，遇冷加重，舌瘦小，淡红少苔，脉右弦，左沉弦弱。诊断为痹证，证属脾肾阳气不足，寒湿之邪闭阻经络。治宜温肾健脾，散寒除湿通络。处方：白术、薏仁、桂枝、生石膏、生山药各 30g，党参、干姜、女贞子各 20g，附片、甘草、麻黄、莱菔子各 10g，细辛 5g。5 剂，水煎服，每日 1 剂。5 剂后患者双膝关节疼痛明显减轻，继以上方加减 10 剂，患者双膝关节疼痛消失。

案 3：湿疹

王某，女，40 岁。主诉：右侧皮肤瘙痒半年余。刻下症：患者右侧大腿皮肤瘙痒，无皮色变化，双肩凉，舌淡苔白，脉细弱、沉取无。诊断为湿疹，证属脾肾阳虚，湿邪内郁，阳气不达四末肌表。治宜温肾健脾除湿。处方：白术、生山药、薏仁、桂枝、黄芪、石膏各 30g，党参、麦冬、百合、女贞子各 20g，附片（先煎）、细辛（先煎）、麻黄、甘草各 10g。5 剂，水煎服，每日 1 剂。5 剂后诸症减轻，以上方加减再服 10 剂，药尽病愈。

四、现代应用

1. **上呼吸道疾病**：感冒、肺炎等。
2. **自身免疫性疾病**：风湿病、类风湿关节炎等。
3. **皮肤病**：湿疹、痤疮等。

五、应用经验采撷

治疗风湿病时，寒胜痛痹者，加干姜、附子；气败血虚以及痹证日久者，加黄芪、当归、熟地、党参；风胜行痹者，加防风；湿胜着痹者，加防己、茯苓。

麻黄得术，虽发汗不致过汗；术得麻黄，并能行表里之湿。表证当从汗解，而湿邪不宜过汗，故用麻黄汤加术。如用火攻发汗，则大汗淋漓，风去湿存，病必不除。

麻黄细辛附子汤

一、原文

少阴病，始得之，反发热，脉沉者，麻黄细辛附子汤主之。(《伤寒论》第301条)

麻黄二两，去节　细辛二两　附子一枚，炮，去皮，破八片

上三味，以水一斗，先煮麻黄，减二升，去上沫，内诸药，煮取三升，去滓，温服一升，日三服。

二、临证要点

本方主治少阴阳虚，兼外感风寒证。以发热恶寒，无汗，头身痛，神疲乏力，脉沉为临证要点。

三、临床应用案例举验

案1：冠心病

唐某，男，56岁。主诉：胸痛、胸闷、心悸3年。曾因后壁心肌梗死及室性心动过速2次住院治疗。近1个月来，胸痛、胸闷较前加重，晚上常因胸闷憋醒，舌胖边有齿印，脉沉细而迟（50次/分）。证属心肾阳虚，胸阳痹阻。治拟峻温心肾，宣通胸阳。方用麻黄细辛附子汤加味：麻黄5g，附片15g，细辛3g，党参30g，炙甘草、薤白各15g，瓜蒌15g。连服此方30余剂，精神好，胸闷、心悸、胸痛已除，心率70次/分，律齐，恢复正常生活。

案2：病态窦房结综合征

王某，男，63岁。主诉：心悸、胸闷2月余。2个月前出现心悸、胸闷气急，曾在洗澡后晕厥1次，时间约1分钟，休息后自行好转，至当地医院就诊，心电图提示：窦性心动过缓，予以宁心宝胶囊对症治疗2周，上述症状缓解不明显。复查动态心电图提示：平均心率51次，最大心率63次，最小心率40次；大于1.8秒的停搏2个；室上性早搏127个。西医诊断为病态窦房结综合征，建议行心脏起搏器置入术，患者因恐惧拒绝手术，而转求中医治疗。刻下症：时有胸闷、心悸不适，伴头昏，无明显汗出，

稍感畏寒乏力，面色㿠白，腰酸怕冷明显，睡眠尚可，胃纳一般，大便偏稀尚成形，小便调。舌质淡白、苔薄白边有齿痕，脉沉迟无力。中医诊断为心悸，辨证为太少两感，心阳亏虚。处方：麻黄、制附子各5g，细辛、全蝎各3g，鹿角胶9g，地龙、桂枝、淫羊藿、炒土鳖虫各10g。7剂。

二诊：心悸较前缓解，无明显胸闷及头昏，腰部怕冷不明显，胃纳欠佳，夜寐可，舌质淡红、苔薄白水滑，脉沉弦。上方改制附子为10g，加焦麦芽、焦山楂、焦神曲各15g，茯苓30g，炒白术10g。7剂。

三诊：心悸等不适症状已不明显，舌淡红苔薄白，齿痕尚存，脉沉弦较前有力。继续前方治疗，嘱患者适量运动，勿过劳。

案3：房室传导阻滞

李某，男，62岁。主诉：胸闷心悸，疲劳乏力，恶风寒，畏寒肢冷1年余。现症：胸闷心悸，全身乏力，下肢尤甚，怕冷明显，面色苍白，口干喜热饮，偶有心情烦躁，纳眠一般，大便略稀，小便可，舌淡红，苔白，脉沉迟弱。心电图示：Ⅲ度房室传导阻滞；交界性逸搏心律；房室分离，心律42次/分。自述最低心律为32次/分。中医辨证：少阴阳虚。方药：制附子12g，麻黄9g，细辛3g，桂枝30g，白芍15g，西洋参15g，生黄芪45g，麦冬15g，五味子9g，川芎15g，生甘草15g。水煎服，每日1剂，共7剂。

二诊：服药后症状好转，但近几日因劳累有所反复，上方加水蛭6g、生地黄15g。继服14剂。

三诊：胸闷、乏力明显好转，今日出现大便黏滞不易排出症状，查心电图示：Ⅱ度Ⅱ型房室传导阻滞；ST–T段改变；心律53次/分。上方加槟榔15g，继服30剂。

案4：慢性阻塞性肺疾病伴急性加重

李某，男，68岁。主诉：反复咳嗽、咯痰12年余，气喘5年余，再发加重1周。12年前因受凉感冒后反复出现咳嗽、咯少量白泡痰，5年前出现逐渐加重的活动后气喘。1周前因受凉病情再发加重，自服“头孢氨苄胶囊、盐酸氨溴索片”后无明显好转，遂来诊。刻下症：咳嗽，咯中等量白稀夹稠痰，易咯出，咽痒，气喘，中度活动后加重，胸闷气短，口干欲饮热水，畏寒怕冷，四末欠温，纳可，眠差，大便稍干，夜尿多，舌淡暗胖大，苔白稍腻，舌下络脉迂曲，脉弦细尺沉。听诊双下肺可闻及少许湿啰音。西医诊断：慢性阻塞性肺疾病伴急性加重；中医诊断：肺胀，证属肺肾阳虚，寒饮伏肺。治法：益气温阳，散寒化饮。方用麻辛附二陈汤加减：附子 27g，麻黄 10g，细辛 3g，法半夏 15g，陈皮 10g，茯苓 20g，杏仁 10g，干姜 20g，五味子 10g，生艾叶 10g，生龙牡各 20g（先下），紫石英 20g（先下），炙甘草 10g，3 剂。

二诊：患者诉咳喘较前有所减轻，大便干，继以前方加减，去五味子，加肉苁蓉 20g、全瓜蒌 20g、厚朴 10g，服药 5 剂后，咳喘明显减轻，畏寒怕冷症状较前明显改善，大便通畅。后患者常来门诊调理，病情平稳。

案 5：高血压

吴某，男，47 岁。主诉：眩晕 2 年余，曾服天麻片、六味地黄丸等药治疗罔效。现症：精神萎靡，每至傍晚时畏寒肢冷，眩晕尤甚，头痛，失眠，注意力不集中，记忆力减退，大便时溏，夜尿反多，舌淡、苔薄白，脉沉细。诊断为眩晕，证属少阴阳虚兼外寒。治宜内扶少阴之阳，外散肌表头目之寒。方用麻黄细辛附子汤加味：麻黄、白术各 6g，细辛 3g，制附片（先煎）、山茱萸各 10g。3 剂，水煎服。药后肢变暖，精神振，纳食增，血压 150/112mmHg。守原方继进 3 剂，症状消失，血压恢复正常。后以苓桂术甘汤加减调治 1 周而愈。随访半年，血压正常，眩晕尽除。

案 6：糖尿病肾病

胡某，女，67 岁。主诉：糖尿病 20 余年，全身浮肿 2 年，心烦失眠半个月。血生化检查：空腹血糖 7.2mmol/L，糖化血红蛋白 7.0%，甘油三酯 4.5mmol/L，总胆固醇 5.2mmol/L，尿素氮 8.5mmol/L，血肌酐 256μmol/L，尿酸 350μmol/L。刻下症：患者心烦失眠（近 5 天来每天睡眠不足 1 小时），伴乏力纳差、腹部胀满，大便干，双下肢浮肿，面色晦暗虚浮，舌质淡白、苔白厚。先予以栀子厚朴汤、半夏秫米汤合方加减，3 剂。服药 2 剂后，患者来诊诉心烦失眠加重，彻夜不眠，心情极度烦躁，水肿亦加重。综合分析，应属脾肾虚寒，水湿泛滥，虚阳上越，上扰心神所致，改为麻黄附子细辛汤合真武汤加减：生麻黄 10g，熟附片 30g，炒白术 20g，云茯苓 30g，泽泻 30g，辽细辛 10g，干姜 10g，肉苁蓉 15g，大黄 10g（后下），甘草 10g。1 剂。翌日来诊，服药后二便通畅，昨晚睡眠 4 小时，今晨精神好转。上方加车前子 30g，1 剂。第 3 天再诊，腹部柔软，食欲增加，双下肢水肿明显减轻，夜间可安睡 6 个小时，顿觉清爽。守方加减 30 余剂，复查血尿酸正常；尿素氮 6.5mmol/L，血肌酐 120μmmol/L，效果尚属满意。

四、现代应用

1. **呼吸系统疾病：**上呼吸道感染、支气管哮喘、肺炎、肺源性心脏病、急性呼吸窘迫综合征、慢性阻塞性肺疾病、肺气肿等。

2. **循环系统疾病：**心动过缓、缓慢性心律失常、房室传导阻滞、病态窦房结综合征、冠心病、克山病、风心病、心肌炎、高血压、低血压等。

3. **泌尿系统疾病：**肾病综合征、急慢性肾炎、慢性肾衰竭、糖尿病肾病、遗尿、尿潴留等。

4. **神经系统疾病：**血管神经性头痛、偏头痛、三叉神经痛、面神经麻痹等。

5. **皮肤病：**荨麻疹、皮肤瘙痒症、湿疹、疱疹等。

6. **妇科疾病：**子宫腺肌病、痛经、月经不调、多囊卵巢综合征、卵巢囊肿等。

7. **五官科疾病：**过敏性鼻炎、急慢性咽炎、扁桃体炎、喉炎、突发性耳聋等。

8. **其他疾病：**风湿性关节炎、类风湿关节炎、血管闭塞性脉管炎、重症肌无力、肋间神经痛、坐骨神经痛、骨质增生等。

五、应用经验采撷

（1）治疗心动过缓或缓慢性心律失常，气虚为主者，加黄芪、人参、桂枝、甘草；阳虚甚者，合四逆汤；气阴两虚者，合生脉散；气血阴阳俱虚者，合炙甘草汤。

（2）治疗慢性支气管炎，咳甚者，加紫菀、款冬花、杏仁；咳嗽痰多者，加半夏、陈皮、茯苓、川贝母、杏仁；喘促者，合小青龙汤或加桂枝、干姜、半夏、杏仁、苏子、五味子。

（3）治疗肾病水肿，常合五苓散或真武汤。

（4）治疗阳虚头痛，加羌活、白芷、藁本、蔓荆子、川芎。

（5）治疗鼻窦炎症见鼻塞流清涕、喷嚏者，加苍耳子、辛夷花、白芷、葱白。

（6）治疗寒湿痹阻肢体关节而见关节疼痛者，可合当归四逆汤或加木瓜、牛膝、独活。

（7）治疗多囊卵巢综合征，可合桂枝茯苓丸。

麻黄附子甘草汤

（又名麻黄附子汤）

一、原文

少阴病，得之二三日，麻黄附子甘草汤微发汗，以二三日无证，故微发汗也。(《伤寒论》第 302 条)

水之为病，其脉沉小，属少阴。浮者为风；无水、虚胀者为气。水，发其汗即已，脉沉者宜麻黄附子汤，浮者宜杏子汤。(《金匮要略·水气病脉证并治第十四》第 26 条)

麻黄二两　甘草二两，炙　附子一枚，炮，去皮，破八片

上三味，以水七升，先煮麻黄一两沸，去上沫，内诸药，煮取三升，去滓，温服一升，日三服。

二、临证要点

本方主治少阴表虚寒证，病机特点为寒邪直中少阴，表里皆寒。以发热，恶寒，无汗，脉沉为辨证要点。

三、临床应用案例举验

案 1：冠心病

张某，男，68 岁。主诉：心前区闷痛。患者查心电图示：窦性心动过缓及心律不齐，偶发室性期前收缩。因用西药治疗效果不显，请中医会诊。刻下症：患者面色㿠白，精神不振，心前区闷痛，肢冷，心慌，气短，舌质淡红，舌苔薄白，脉沉迟结。中医诊断：胸痹。辨证：心气不足，心阳不振。方药：保元汤加减（人参、黄芪、肉桂、炙甘草）以益心气，温心阳，通胸痹。

二诊：心率 40 次 / 分，遂改用主治少阴虚寒之麻黄附子甘草汤加减：麻黄 10g，制附子 15g，炙甘草 10g，人参 9g，黄芪 21g。1 剂后症状明显

好转，8 剂后心率恢复至 87 次 / 分，心律已规整。

案 2：肾炎

赵某，女，40 岁。主诉：头面上身水肿 2 月余。患者 2 个月前出现头面上身水肿，某医院诊为急性肾小球肾炎，经治疗未见好转。后复请当地中医，辄投越婢汤、五苓散、真武汤等方，肿势无减。刻下症：患者病情日渐加重，头面肿胀甚，五官失相难以辨识，两臂、胸腹、腰背肿胀异常，按之凹陷不起，并见无汗身重重、微恶风寒、小便不利等症，舌质淡，舌体胖大，苔白而润，脉沉细弦。中医辨证：阳虚表闭之重证风水。方药：麻黄 60g，熟附子 45g，甘草 24g。1 剂水煎 2 次，分 5 次热服，每小时服 1 次，嘱其以汗出为度。患者服药 4 剂后，水肿明显消退。

案 3：发热

祝某，男，30 岁。主诉：发热 10 天。患者于 10 天前冒暑步行后出现恶寒发热，身痛咳嗽，头昏目眩，经服中、西药治疗症状未缓解。刻下症：恶寒发热，寒重热轻（体温 38.3℃），午后发热稍甚，咳嗽痰腥黄稠，胸闷，一身尽痛而少汗，腰痛尤甚，小便频数短黄，大便溏而夹有食物残渣。患者精神欠佳，舌质淡润，苔薄白稍腻，右脉沉细而数，左脉沉微。中医辨证：太阳少阳两感。治法：温经解表，宣肺化湿。方药：麻黄 45g，熟附片 6g，炙甘草 9g，桔梗 9g，生桃仁 15g，芦根 30g。水煎服。

二诊：患者诉服上方后，恶寒发热已除，咳痰白不腥。但仍头昏咳嗽，脉沉细两尺尤弱。予以前方加党参、茯苓、杏仁、橘红，2 剂而愈。

四、现代应用

肺源性心脏病，心律失常，冠心病，病态窦房结综合征，肾炎水肿，冷风头痛，感冒发热等。

五、应用经验采撷

表证微热，受寒较轻者，去细辛加甘草；小便不利者，加桂枝、茯苓以温通利尿；水肿甚者，加白茅根、浮萍、防己以消肿利水。

六、使用注意

凡表虚自汗、阴虚盗汗、淋家、疮家、衄家、亡血家、咽喉干燥者及气喘属虚者，皆当忌用。

麻黄连轺赤小豆汤

一、原文

伤寒瘀热在里，身必黄，麻黄连轺赤小豆汤主之。(《伤寒论》第262条)

麻黄二两，去节　连轺二两　杏仁四十个，去皮尖　赤小豆一升　大枣十二枚，擘　生梓白皮一升，切　生姜二两，切　甘草二两，炙

上八味，以潦水一斗，先煮麻黄再沸，去上沫，内诸药，煮取三升，去滓，分温三服，半日服尽。

二、临证要点

本方主治阳明湿热身黄兼表证，病机特点为太阳伤寒卫闭营郁，阳明湿热瘀滞而熏蒸肝胆。以发热恶寒，无汗身痒，身目发黄，舌苔黄腻，脉浮数或濡数为临证要点。

三、临床应用案例举验

案1：湿疹

李某，男，26岁。主诉：反复四肢起红疹，伴瘙痒3年余。3年前，四肢皮肤起红色皮疹，自觉奇痒，搔抓后流水结痂，后逐渐加重，经多方治疗未愈。刻下症：四肢屈侧突发浸润性红斑，界限清楚，表面糜烂有渗液，皮损上附着细薄鳞屑，舌淡苔白腻，脉沉弦。中医诊断：湿疮。治法：清热利湿，祛风止痒。方用麻黄连翘赤小豆汤加减：麻黄6g，连翘10g，徐长卿12g，防风9g，蝉蜕10g，猪苓10g，泽泻10g，地肤子12g，乌梢蛇10g，黄柏10g，甘草3g。6剂，水煎服，每日1剂。

复诊：糜烂面平坦，渗液止，瘙痒减轻，守方加减服药30剂，基本治愈。

案2：小儿上呼吸道感染

患儿，女，6岁。主诉：发热2天。患儿2天前因受凉后出现发热，腋温39℃。刻下症：略恶寒，无汗，鼻塞喷嚏，头晕，精神不佳，食欲差，

渴喜饮，扁桃体不肿，咽壁略红，小便气味重，大便干结偏黑，舌质红尖边甚，苔薄白，脉浮数。西医诊断：上呼吸道感染；中医诊断：感冒。治法：祛风透湿，散寒解表。方用麻黄连翘赤小豆汤加减：生麻黄 4g，连翘 6g，赤小豆 8g，杏仁 6g，藿香（后下）6g，荆芥（后下）6g，白蔻仁（后下）4g，茯苓 8g，金银花 6g，槟榔 3g，枳壳 4g，莱菔子 6g。3 剂，水煎服，每日 1 剂。

2 天后电话回告：服上方 1 剂后，患儿全身汗出而热退至 37.5℃；服第 2 剂后，患儿持续全身微汗出，而体温降至 36.8℃，且食欲差、精神不佳、头晕等症已除。病中即止，嘱停用第 3 剂药。

案 3：IgA 肾病

杜某，男，30 岁。患者确诊 IgA 肾病 6 年，长期蛋白尿（24 小时尿蛋白＜ 1.0g），血尿，偶见晨起眼睑水肿。间断性服用肾炎康复片。近日上呼吸道感染后泡沫尿增多，伴疲劳、眼睑浮肿，查 24 小时尿蛋白 1.53g。刻下症：咳嗽，咯少量黄色痰，咽痛，自觉晨起眼睑水肿，午后缓解。舌红，苔薄白，脉弦滑。中医诊断：风水。治法：宣肺清热，利湿消肿。方用麻黄连翘赤小豆汤合三拗汤加减：炙麻黄 15g，杏仁 12g，生甘草 3g，姜半夏 12g，陈皮 9g，茯苓 15g，紫菀 12g，款冬花 12g，牛蒡子 9g，连翘 9g，赤小豆 18g，生谷芽 15g。7 剂，水煎服，每日 1 剂。此后 1 个月适当调整用药，无不适。尿常规检查示：尿蛋白（－），红细胞 3~5 个 /HP。继以原方出入。此后，患者长期以本方调理，病情稳定，24 小时尿蛋白定量正常。

四、现代应用

1. **皮肤病：**湿疹、银屑病、接触性皮炎、药疹、痤疮、黄褐斑、扁平苔藓、多型红斑、荨麻疹、过敏性紫癜、皮肤瘙痒症、异位性皮炎、水痘、带状疱疹、丹毒等。

2. **呼吸系统疾病：**肺炎、支气管炎、肺源性心脏病、咳嗽、哮喘、胸膜炎等。

3. **泌尿系统疾病：**IgA 肾病、肾小球肾炎、肾病综合征等。

4. **周围血管疾病：**血栓性浅静脉炎、下肢深静脉血栓形成、皮肤变应性结节性血管炎、上腔静脉阻塞综合征、血栓闭塞性脉管炎等。

5. **消化系统疾病：**急性黄疸型肝炎、乙型肝炎等。

6. **其他疾病：**鼻炎、咽炎、中耳炎、口腔溃疡等。

五、应用经验采撷

风湿偏重者，可加葛根、防己；寒重头痛者，可加葛根、桂枝；湿热较重者，可加茵陈、薏苡仁、黄芩；身痒甚者，可加防风、白鲜皮、蝉蜕。

六、使用注意

伤寒无里热证者不宜用。

麻黄升麻汤

一、原文

伤寒六七日，大下后，寸脉沉而迟，手足厥逆，下部脉不至，喉咽不利，唾脓血，泄利不止者，为难治。麻黄升麻汤主之。（《伤寒论》第357条）

麻黄二两半，去节　升麻一两一分　当归一两一分　知母　黄芩　葳蕤各十八铢　石膏碎，绵裹　白术　干姜　芍药　天门冬去心　桂枝　茯苓　甘草炙，各六铢

上十四味，以水一斗，先煮麻黄一两沸，去上沫，内诸药，煮取三升，去滓，分温三服，相去如炊三斗米顷，令尽汗出，愈。

二、临证要点

本方主治厥阴寒热错杂证，病机特点为阳气内郁，肺热脾寒。以咽喉不利，唾脓血，泄利不止，手足厥逆，寸脉沉迟，下部不至为临证要点。

三、临床应用案例举验

案1：上呼吸道感染

康某，女，35岁。主诉：反复咳嗽、咯痰，伴后背酸痛10天。患者10天前因气候骤变出现咳嗽，自服止咳药物无明显疗效，症状逐渐加重，并出现后背部疼痛。现症：咳嗽，痰多色黄，后背尤其是项背部酸痛，两

颧潮红，纳差，口淡，双手双足时觉麻木，寐差多梦，夜尿多且带泡沫，舌红苔白滑，脉沉细。X线胸片未发现明显异常。既往有2型糖尿病病史5年，一直口服盐酸二甲双胍片治疗，血糖控制尚可。中医诊断：咳嗽，证属寒热错杂。治法：清泄里热并解表散寒。药用：生石膏30g，玉竹15g，天冬15g，升麻10g，当归10g，白芍10g，知母10g，黄芩10g，桂枝10g，白术10g，干姜10g，炙麻黄6g，炙甘草6g。5剂，每天1剂，水煎服。服药后咳嗽明显好转，痰少，项背部已无酸痛，夜尿次数减少，手足麻木感明显减轻。

案2：银屑病

徐某，女，30岁。主诉：全身皮疹伴瘙痒1年。全身点、片状散布粟粒至黄豆大小丘疹，疹色鲜红，下肢为重，痒甚。月经每月2次，量大淋漓不止，平素汗少，乏力口干，下肢恶寒，寐浅易醒，舌体胖，苔偏干，脉滑。中医诊为白疕湿热证，又有中下焦寒象。治拟清热化湿主，辅以温中散寒。处方：生麻黄10g，升麻20g，当归30g，赤芍12g，白芍12g，干姜8g，桂枝10g，玉竹15g，苍术10g，白术10g，知母10g，生石膏20g，生鸡内金8g，生山楂8g，黄芩10g，茯苓20g，生甘草6g，天冬15g。7剂，水煎服。服药后疹减明显，恶寒好转，续用此方月余而愈，月经亦恢复正常，后无复发。

案3：自主神经功能紊乱

柳某，女，59岁。主诉：感觉紊乱8年余。患者经常腰以上热，腰以下冷，手热足冷。酷夏仍着毛裤厚袜，严寒不欲穿棉上衣，头眩耳鸣，面烘热多汗，短气心悸，夜寐不安，口干少津，伴口疮糜烂、舌根部麻辣感。脉寸关弦滑，尺脉沉细而弱，舌质嫩红尖赤，中有脱苔。初予知柏地黄汤加肉桂3剂，上焦烦热更甚，余症有增无减，增大便溏泻，2~3次/日，胃中痞满，不思饮食，脉舌同前。辨证为阴虚伴有湿热。治拟清热化湿滋阴。处方：炙麻黄3g，干姜3g，升麻15g，桂枝15g，白芍15g，知母15g，党参15g，茯苓15g，白术15g，玉竹15g，姜半夏10g，黄芩10g，当归10g，甘草7.5g。水煎服，3剂。

复诊：药后泻止胃开，痞满已除，面烘烦热、汗出口干、手热足寒、口腔糜烂、舌根麻辣等症均减，舌上有微薄苔生长，脉弦小数。予以原方去半夏、黄芩，加黄芪15g、百合15g，续服6剂。剥脱苔消失，舌红润，苔白薄，脉转弱滑，诸症痊愈。

案4：小儿支气管肺炎

马某，男，10个月。主诉：咳嗽伴间断发热10天，喘息1周，腹泻5天。患儿初起咳嗽，伴发热、流清涕、少汗，治疗3天，仍发热，咳嗽加重伴喘息，胸片示支气管肺炎，治疗2天后热退，出现腹泻，大便每日4~5次，4天后再次发热，每日2次热峰（39℃），仍咳嗽喘息。双肺呼吸音粗，可闻及较多中细湿啰音，少量喘鸣音，舌尖红，苔黄腻，无汗，大便黄色糊水样，每日4~5次。诊为喘病，证属上焦热象，下焦寒象。治拟清上焦热，兼以温中散寒。处方：麻黄6g，桂枝6g，干姜5g，升麻6g，炙甘草3g，生石膏15g，知母5g，黄芩5g，炒白术6g，茯苓10g，麦冬5g，玉竹5g，白芍5g，当归5g，砂仁3g。1剂，分2日服。

二诊：服药第2日热退，大便每日2次，咳嗽减少，双肺部湿啰音明显减少。舌淡红，腻苔变薄。处方：原方1剂，分2日服，每日2次，开水冲服。

三诊：服药后体温正常，咳嗽减轻，晨起稍喘息，肺部可闻及少量湿啰音，舌淡红，苔白。上方去黄芩、知母，干姜改为3g，加人参5g，服后痊愈。

四、现代应用

1.呼吸系统疾病：慢性支气管炎反复感染、支气管扩张、支气管肺炎等。

2.其他疾病：银屑病、慢性肠炎、自主神经功能紊乱、结核性腹膜炎等。

五、应用经验采撷

（1）寒重阳郁者，重用麻黄、桂枝；热甚毒重者，增升麻、石膏、黄芩；脾阳虚、湿浊盛者，倍茯苓、白术、干姜；气血不足，抵抗力低下者，以当归、白芍、玉竹、天门冬、茯苓、白术为主，如此据证加减，随证治之。

（2）本方用药特点有二：其一，药味多。集宣、散、清、温、补、泻之品于一方，以适应复杂之病情；其二，剂量小而重点突出。其中麻黄用量最大，为二两半，以寓宣散为主之义，余药量小，又利于发散阳郁而防伤阴液之弊。

射干麻黄汤

一、原文

咳而上气，喉中水鸡声，射干麻黄汤主之。(《金匮要略·肺痿肺痈咳嗽上气病脉证治第七》第6条）

射干十三枚，一法三两　麻黄四两　生姜四两　细辛　紫菀　款冬花各三两　五味子半升　大枣七枚　半夏大者，洗，八枚，一法半升

上九味，以水一斗二升，先煮麻黄两沸，去上沫，内诸药，煮取三升，分温三服。

二、临证要点

本方主治寒痰郁肺结喉证，病机特点为寒痰蕴肺，痰气相搏。以咳嗽喘急，喉中痰鸣，痰多清稀，舌苔白滑，脉弦紧为临证要点。

三、临床应用案例举验

案1：慢性阻塞性肺疾病

李某，男，35岁。主诉：反复咳喘10余年，发作近1周。患者自诉近10年来咳喘反复发作，每次劳累、遇寒则易发。1周前因受寒咳喘再次发作，表现为喘息咳逆，呼吸急促，胸部胀满，咳痰清稀夹泡沫，时流清涕，打喷嚏，无恶寒发热，舌淡红，苔薄白，脉浮缓。西医诊断：慢性阻塞性肺疾病。中医诊断：喘证，证属本虚标实。治法：宣肺散寒，化痰平喘。处方：射干10g，炙麻黄6g，紫菀10g，款冬花10g，五味子6g，法半夏10g，化橘红10g，茯苓15g，白芷6g，杏仁15g，厚朴15g，细辛3g，生姜6g，川贝末6g（冲服)。7剂，水煎服，日3次。

二诊：患者喘息咳逆，呼吸急促，胸部胀满明显减轻，时有乏力，畏寒，舌淡红苔薄白，脉缓。处方：六君子汤加黄芪30g、杏仁20g、厚朴20g、紫菀10g、款冬花10g、五味子5g、川贝末6g，7剂，水煎服，日3

次。随证加减调理3个月后，患者咳喘未再发。

案2：慢性支气管炎

罗某，男，58岁。主诉：反复咳喘数年，加重伴畏寒数日。患者素有慢性支气管炎，遇寒加剧。近日途中遇风雨而形寒咳嗽，喘息不已，喉间痰声如拽锯，苔白脉浮。西医诊断：慢性支气管炎。中医诊断：喘证，证属痰饮复受表邪，咳逆上气。治法：平肺降逆，利水逐邪。处方：射干9g，麻黄6g，北细辛3g，紫菀9g，款冬花9g，姜半夏9g，五味子4g，生姜3片，红枣5枚，3剂。药进1剂而形寒除，咳嗽减轻，3剂尽而喘息平，复以原方加减而治愈。

案3：哮喘

马某，男，68岁。主诉：反复气喘60余年，加重10天。患者有哮喘史60余年，遇冷、劳累、发怒、伤食等则发，近2年病情加重，就诊前10天感寒而哮喘发作，服氨茶碱、泼尼松、咳特灵、青霉素等不缓解。现症：呼吸急促，喉中有哮鸣声，胸膈满闷如塞，咳吐白色泡沫痰，面色苍白，神倦乏力，自汗怕风。双肺布满哮鸣音，舌淡红苔白，脉细数。中医诊断：喘证、哮喘，证属宿痰伏肺，感寒而发，痰阻气道，肺气上逆。治法：温肺散寒，化痰平喘，佐以补气之品。方用厚朴麻黄汤合射干麻黄汤加味：麻黄10g，杏仁10g，石膏10g，厚朴10g，半夏10g，干姜10g，细辛10g，射干10g，紫菀10g，五味子10g，款冬花10g，地龙30g，全蝎10g，黄芪10g，肉苁蓉10g，菟丝子10g，小麦30g，生姜3片，大枣6枚。10剂，每天1剂，分2次煎服。

二诊：服上方10剂，已能平卧，喘减痰少，效不更方，继服10剂。

三诊：已能下床走路。

案4：肺炎

王某，男，13岁，主诉：咳嗽气喘近1周。患者诉1周前因着凉见感冒状，服用银柴颗粒、镇咳西药，静脉滴注青霉素、丁胺卡那霉素等无明显效果，遂来就诊。症见：精神萎靡，重病容，咳嗽气喘，呕吐稀痰，呼吸急促，喉中痰鸣，鼻翼煽动，时有抽搐，头痛，无汗，流清涕，舌质淡、苔薄白，脉紧。查体：体温38.6℃，心率100次/分，呼吸24次/分，双肺可闻及干、湿性啰音。根据病因脉症合参，诊断为咳嗽病、肺炎，证属风寒犯肺，宣降失常。治以宣肺散寒，温肺化痰。方用射干麻黄汤加僵蚕、地龙。每日1剂，1剂后微汗出，咳嗽大减，2剂后抽搐已止。二诊时去僵蚕、地龙，以麻黄根易麻黄再服2剂，体温降至37℃，呼吸正常，以六君子汤调理收功。

案5：肺脓肿

梁某，男，22岁。主诉：发热伴咳痰喘急近1个月。患者因高热、寒战、咳嗽、胸痛，体温高于39℃持续10余天于外院就诊，X线胸片诊断为“肺脓肿”，静脉滴注青霉素治疗1周未见明显疗效。症见：面色苍白，消瘦神呆，发热恶寒，咳嗽喘急，喉中痰声辘辘，痰不易咳出，胸痛，纳呆，舌苔白，脉细滑微数。诊断为咳嗽病、肺脓肿，证属外感风寒，内停痰饮。治以散寒化饮，止咳平喘。方用射干麻黄汤加减：麻黄3g，射干9g，细辛3g，紫菀10g，款冬花10g，半夏12g，桔梗12g，杏仁6g，薏苡仁15g，冬瓜仁15g，生姜3片，大枣3枚。服3剂热退，咳吐大量脓血痰，约1000mL，痰脓腥臭，前方去麻黄，又服3剂，患者精神明显好转，咳痰减少，胸痛轻，烦渴，前方加天花粉10g、麦冬15g，共服20余剂，病愈。

四、现代应用

哮喘、支气管炎、肺炎、慢性阻塞性肺疾病、肺脓肿、肺源性心脏病等。

五、应用经验采撷

寒饮阻肺明显者，改生姜为干姜温肺化饮；喘逆不能卧者，加紫苏子、葶苈子、莱菔子降气涤痰；痰多者，加杏仁、白前、桔梗、橘皮；久病阳虚，声低息微者，加补骨脂、狗脊、蛤蚧、紫河车；胸满者，加陈皮、厚朴行气宽胸化痰。

六、使用注意

方中含有麻黄、细辛，使用时当谨慎，不宜长期服用，以免耗伤肺气。肺痰热证者禁用。

厚朴麻黄汤

一、原文

咳而脉浮者，厚朴麻黄汤主之。(《金匮要略·肺痿肺痈咳嗽上气病脉证治第七》第8条)

厚朴五两 麻黄四两 石膏如鸡子大 杏仁半升 半夏半升 干姜二两 细辛二两 小麦一升 五味子半升

上九味，以水一斗二升，先煮小麦熟，去滓，内诸药，煮取三升，温服一升，日三服。

二、临证要点

本方主治咳逆上气病证，病机特点为外有风寒表邪，内有水饮，表邪引动水饮，水饮动而心肺之气痹而不扬。以咳嗽喘促，胸满烦躁，咳痰量多，色白清稀，咽喉不利，苔滑脉浮为临证要点。

三、临床应用案例举验

案1：慢性支气管炎

张某，男，62岁。主诉：咳嗽喉中痰鸣3日余。患者3天前偶感风寒，发热（体温39.1℃），咳嗽，气急，胸满烦躁，口干燥渴，喉中痰声辘辘，咯痰量多，黄白相兼，倚息不能平卧，尿短色黄，舌淡，苔白滑，脉浮滑数。X线检查：两肺纹理增粗，以两肺中下野为著。血常规：白细胞总数$12.7\times10^{9}/L$，中性粒细胞0.76，淋巴细胞0.22。诊断为慢性支气管炎急性发作期寒热错杂证之热邪重于寒饮型。治以清泄温化，降逆缓急。予以厚朴麻黄汤加减：麻黄12g，生石膏50g，黄芩15g，桑白皮20g，厚朴15g，杏仁、姜半夏、五味子各10g，细辛5g，白芍40g，甘草20g。水煎服，日1剂，3剂而热清寒化，喘满得平，继复服2剂，诸症如失。

案2：咳嗽

患者，女，35岁。主诉：咳嗽1周。患者近1周咳白痰，质黏，量多，咳时不分昼夜，伴胸背怕冷、鼻流清涕，胸闷，咳声重，尿频量多，眠差，舌暗红，苔黄厚，分布不均，脉弦。查血常规正常，既往有肺纤维化、溶血性贫血、脾大、高血压、白内障、胆囊息肉病史，目前每天服用甲泼尼龙 7.5mg。辨证为风寒入里化热。治宜宣肺泄热平喘。予以厚朴麻黄汤加减：炙麻黄 9g，厚朴 6g，炒杏仁 9g，细辛 3g，法半夏 9g，五味子 6g，干姜 3g，黄芩 9g，炙桑白皮 10g。水煎服，日 2 次。

二诊：咳嗽明显减轻，背冷减轻，小便次数较前减少，但仍咽中痰稠量多、乏力，舌暗红，苔黄干厚。上方加太子参 12g、地骨皮 10g，以益气清热。

案 3：肺源性心脏病

王某，男，53 岁。主诉：咳嗽喘憋不能平卧。患者患慢性支气管炎、肺气肿 10 年，曾因咳喘住院 3 次，并以“肺源性心脏病”治疗。就诊时症见频频咳嗽、痰多而稠、张口抬肩、喘闷不能平卧、烦躁气促，舌质暗，苔白滑润，脉浮大，重按无力。体征：口唇青紫，颈静脉怒张，桶状胸。听诊：心音弱，两肺可闻及干、湿啰音。辨证为水气凌心证。治宜温阳利水，散结化饮。予以厚朴麻黄汤加味：炙麻黄 10g，厚朴 10g，生石膏 30g，杏仁 10g，姜半夏 10g，干姜 6g，五味子 6g，细辛 5g，浮小麦 30g，百部 10g，全瓜蒌 15g。5 剂，水煎服。服用 5 剂后，咳喘略平稳，烦躁气促减轻。上方加葶苈子 12g，继服 10 剂，已能平卧，脉略有根，两肺啰音减少。

四、现代应用

哮喘性支气管炎、慢性支气管炎、肺炎、阻塞性肺气肿、肺结核、矽肺、心功能不全肺源性心脏病、心脏神经官能症、神经衰弱等。

五、应用经验采撷

表证明显者，加桂枝；喘满甚而倚息不得卧者，加葶苈子；无烦躁者去石膏，无表邪者减麻黄；兼腹胀、不思饮食者，加大腹皮、炒三仙、鸡内金等，以行气助消化。

六、使用注意

本方适用于外有风寒表邪，内有水饮，表邪引动水饮，水饮动而心肺之气痹而不扬所引起的病证，若内无水饮胁迫肺腑，不宜用本方。

越婢汤

一、原文

风水恶风，一身悉肿，脉浮不渴，续自汗出，无大热，越婢汤主之。（《金匮要略·水气病脉证并治第十四》第23条）

麻黄六两　石膏半斤　生姜三两　大枣十五枚　甘草二两

上五味，以水六升，先煮麻黄，去上沫，内诸药，煮取三升，分温三服。恶风者加附子一枚，炮。风水加术四两。

二、临证要点

本方主治风水挟热证，病机特点为水饮内停，外邪郁表，郁久化热。以周身浮肿，脉浮，口渴，汗出，无大热为临证要点。

三、临床应用案例举验

案1：急性肾小球肾炎

患者，男，17岁。主诉：尿少、眼睑肿1周。患者2周前因运动后受风出现鼻塞、咽痛，3天后咳嗽并发热，1周来汗出、恶风且低热不退，咳嗽，口干渴，全身沉重乏力，食欲不振，同时出现排尿少、眼睑肿，舌质红，苔白，脉浮稍数。查体：体温37.4℃，血压115/75mmHg，咽红，眼睑水肿。尿常规示：蛋白（+），红细胞（++），颗粒管型细胞可见。肾功能正常。西医诊断为急性肾小球肾炎。中医诊断为风水，证属风水挟热。拟用越婢汤合麻黄连翘赤小豆汤加味以发汗行水，兼清郁热。处方：麻黄7g，生石膏30g，生姜5片，甘草5g，大枣5枚，附子7g，连翘30g，赤小豆15g，杏仁10g，射干10g。7剂，水煎服，每日1剂。嘱忌盐，忌高蛋白饮食。

二诊：患者诉发热、咳嗽已去，仍有恶风感，清晨眼睑虚浮，尿常规：蛋白（±），红细胞（+），未见管型细胞，舌质红，苔白，脉弦。仍宗原法，处方：麻黄5g，生姜3片，附子5g，桑皮20g，益母草20g，汉防己20g，7剂。

三诊：患者恶风、颜面虚浮已去，尿常规：蛋白（–），红细胞2~3

个 /HP。舌质红，苔白，脉弦。改用防己黄芪汤加减，1 个月后尿常规正常。

案 2：急性肾小球肾炎

李某，男，40 岁，患急性肾小球肾炎，用青霉素静脉滴注和中药煎剂口服治疗无好转。症见：尿少，腰酸，恶寒，纳呆，咳嗽。查体：面色黄白，睑结膜及口唇苍白，面部及下肢水肿，舌苔腻，脉沉无力。化验：尿蛋白（+++），尿红细胞 1~3 个 /HP，白细胞 1~4 个 /HP，颗粒管型细胞 0~1 个 /HP。辨证：肾虚水无所主；脾阳不振而被湿困；风邪犯肺，肺气不宣，水泛不利。治法：祛邪兼固本。方用越婢汤加减：麻黄 15g，生石膏 15g，甘草 6g，浮萍 15g，蒲公英 30g，茯苓 15g，泽泻 12g，生姜皮 6g，冬瓜皮 15g。服 10 剂后，肿消，尿蛋白微量，红细胞 1 个 /HP，管型细胞（–）。后用黄芪防己汤加益母草汤共服 15 剂，痊愈。

案 3：水痘

孙某，男，30 岁。主诉：感染水痘数日。患儿开始是全天发热，2 天后白天无发热，晚上 5 点左右开始先怕冷后发热，体温在 38.5℃左右，全身起丘疹和水泡，以躯干和颜面为主，稍有瘙痒，口渴甚，欲饮水，咽喉肿痛，眉棱骨痛和头痛，两寸脉浮，左边尤甚，其余脉象较弱，舌淡润尖稍红。体力差，胃纳差，睡眠可。诊为肺胃郁热证。处以越婢汤：麻黄 4g，生石膏 25g，炙甘草 10g，生姜 3 片，大枣 3 个。并嘱禁用空调等取暖设备，保持空气流通。用药 1 剂后症状大为好转，未再恶寒发热，咽痛消失，头痛、眉棱骨痛明显减轻，胃口转好，体力增加，皮疹颜色变淡，新发明显减少。停越婢汤，另予苇茎汤合栀子豉汤 3 剂善后，以继续宣发肺热。此后即未再发热，诸症悉愈。

案 4：急性荨麻疹

胡某，女，48 岁。主诉：全身红疹 4 天。患者臀部皮肤突然出现片状红疹，次晨口服抗过敏药，并静脉注射葡萄糖酸钙，但皮疹仍不断增多，漫延至双大腿，经滴注地塞米松 3 天，皮疹仍不减。刻诊：全身躯干及四肢密布细碎红疹，疹色红活；面目微肿，双手指微胀，屈伸不易，恶风无汗；舌苔薄白。辨证：风热之邪侵袭肌表。治法：疏风清热。处以麻黄桂枝各半汤加石膏：麻黄 15g，桂枝 12g，北杏仁 15g，赤芍 30g，大枣 12g，甘草 15g，生石膏 60g。再诊仍有发热恶寒，通身骨节烦疼，嘱原方再加麻黄 5g、桂枝 5g、生姜 6g，务必温覆取汗。按法服药 2 次，通身微汗出，发热渐退，仅余下肢少许皮疹，无瘙痒。已无发热，仍咽干欲饮，面目浮肿减，双手臂红疹已不明显，仍通身骨节疼痛。处以越婢加术汤：麻黄 24g，生姜 15g，大枣 15g，甘草 15g，生石膏 90g，白术 30g，1 剂。当晚 8 点致电告知：中午 12 时、下午 3 时各服药 1 次，汗出颇畅，小便如常。现骨节疼痛全无，面目浮肿已消，可下床行走。

四、现代应用

1. **以水肿为主症的疾病：**如急性肾小球肾炎、慢性肾炎急性发作、特发性水肿、妊娠水肿等。

2. **其他疾病：**荨麻疹、水痘、过敏性紫癜、类风湿关节炎等。

五、应用经验采撷

水湿过盛者，可加白术、茯苓、猪苓，以健脾燥湿，利湿制水；恶风恶寒者，可加附子、泽泻，以温阳利水；兼有表证者，可加紫苏叶、浮萍，以解表发汗；合并血尿、蛋白尿者，可加白茅根、萆薢、车前草，以利水通淋。

六、使用注意

本方药物虽简，但疗效颇捷。浮肿消退后，要用茯苓、白术、薏苡仁等淡渗平剂巩固疗效，否则很容易招致外感复发。

越婢加术汤

一、原文

里水者，一身面目黄肿，其脉沉，小便不利，故令病水。假如小便自利，此亡津液，故令渴也。越婢加术汤主之。（《金匮要略·水气病脉证并治第十四》第 5 条）

麻黄六两　石膏半斤　生姜三两　甘草二两　白术四两　大枣十五枚

上六味，以水六升，先煮麻黄，去上沫，内诸药，煮取三升，分温三服。

二、临证要点

本方主治水肿之皮水，病机为水气内停，郁而化热。以一身面目黄肿，小便不利，口渴，苔白，脉沉为临证要点。

三、临床应用案例举验

案 1：急性肾炎

王某，男，42 岁。主诉：全身浮肿 20 天。入院后检查：血压：160/96mmHg；尿常规：蛋白（+++），红细胞（+），白细胞 0~5 个 /HP，颗粒管型细胞（+），透明管型细胞 0~1 个 /HP；X 线：心脏扩大；眼底检查：肾型视网膜炎；腹水征阳性。西医诊断：急性肾炎；肾炎性心脏病。刻下症：全身浮肿，以面部为甚，恶风发热，心慌气短，胸闷咳嗽，腹胀恶心，腰痛尿少，舌苔白腻，脉浮滑。诊为水肿并发心悸证。治宜宣肺清热，健脾除湿，消肿利水。方选越婢加术汤：麻黄 24g，生石膏 48g，生姜、白术各 17.5g，炙甘草 10.5g，大枣 5 枚。3 剂，水煎服。每日 1 剂，服药 3 剂，症状大减，尿量剧增，日排量 4500mL，舌淡，苔白腻，脉沉滑。继服原方 3 剂，体重减少 1.5kg，诸症消失，时有纳差，舌淡苔薄白，脉细。证属脾胃虚弱，治宜健脾益胃，方选六君子汤。每日 1 剂，连服 6 剂，血压、尿检一切正常，痊愈而出院。

案 2：慢性肾炎致水肿

患者，女，54 岁。主诉：间断颜面浮肿 5 年，近期加重。刻下症：乏力咽干，腰膝酸痛，面色萎黄无华，舌淡红微胖有齿痕，苔薄黄。既往患慢性肾炎未愈。中医诊断为慢肾风，证属肺脾气虚。治以健脾益气，宣肺利水消肿。处方：麻黄 5g，生石膏 20g，炒白术 15g，甘草 5g，冬瓜皮 30g，金银花 20g，生姜 2 片，大枣 2 枚。服 5 剂后咽干、水肿减轻，再诊去金银花，加女贞子 20g、旱莲草 20g、菟丝子 15g 补肾，7 剂后症状消失。

案 3：急性荨麻疹合并血管性水肿

患者，女，52 岁。主诉：全身反复起疹伴瘙痒 3 天。患者曾服用阿莫西林 1 周，就诊前 3 日反复出现臀部水肿性红斑、风团伴痒，皮疹时起时消，未有完全消失时，曾于外院予以静脉滴注维生素C、葡萄糖酸钙，以及口服枸地氯雷他定片，皮损仍持续增多。刻下症：发热恶寒，肢端胀痛，口干欲饮，小便不利，无四逆证，舌红，苔薄白，脉浮数。皮肤科查体：头面、躯干、四肢、双手足部可见散在分布的水肿性红斑及风团，双胫前轻度凹陷性水肿。西医诊断：荨麻疹型药疹。中医诊断：药毒，证属风寒袭表。方用越婢加术汤加减：生石膏30g，麻黄12g，生姜9g，大枣10g，甘草6g，苍术10g。

第2天复诊：症状较前未见明显改善，续服1剂。

第3天三诊：头面、躯干及四肢、双手足部原有水肿性红斑、风团已基本消退，双胫前已无凹陷性水肿，后未再复发。

四、现代应用

急性肾小球肾炎、慢性肾炎致水肿、紫癜肾炎、特发性水肿、外感高热、急性荨麻疹合并血管性水肿等。

五、应用经验采撷

治疗急性肾小球肾炎可加陈皮、车前子、茯苓、猪苓。治疗水肿可加车前子、茯苓、泽泻。治疗泌尿系统疾病，见血尿者，加白茅根、仙鹤草；见腰痛者加杜仲；见气虚者，加黄芪、党参；见阳虚水肿者，加制附子、猪苓。本方与桂枝加术附汤可治疗类风湿关节炎。

六、使用注意

里有水则脉沉，小便不利，溢于表则一身面目黄肿，故与越婢加术汤，散其水。若小便自利，此亡津液而渴，非里水之证，不用越婢加术汤。

越婢加半夏汤

一、原文

咳而上气，此为肺胀，其人喘，目如脱状，脉浮大者，越婢加半夏汤主之。(《金匮要略·肺痿肺痈咳嗽上气病脉证治第七》第13条)

麻黄六两　石膏半斤　生姜三两　大枣十五枚　甘草二两　半夏半升

上六味，以水六升，先煮麻黄，去上沫，内诸药，煮取三升，分温三服。

二、临证要点

本方主治外感风邪，内有水饮，病机特点为内外合病，导致肺气不降，引发肺胀。以周身浮肿，脉浮，恶风者有汗兼见咳逆上气，喘息不得卧，两目发胀或头痛，咳喘为主，且喘重于咳为临证要点。

三、临床应用案例举验

案1：阻塞性肺气肿

张某，男，71岁。主诉：阻塞性肺气肿30余年，咳痰喘反复发作。刻下症：咳嗽痰白质稠，喘促不得平卧，目如脱状、口干、口渴、便干、时有发热，微恶风寒，舌质红少津，苔黄腻，脉浮数而滑。辨证分析：该患者久患肺疾，肺气已虚，肺失宣降之职，津液不得输布，痰湿内生，蕴于肺内，久则成为宿痰，当时乃阳春三月，阳气上升，外感风温之邪，肺为华，首当其冲，内外合邪，引发宿痰，痰热上逆，而成本证，此乃痰热郁肺之肺胀。方用越婢加半夏汤加减：麻黄10g，生石膏40g，半夏10g，生姜6g，红枣4枚，甘草5g，海浮石25g。服1剂后，热退喘减，已能着枕。又连服5剂，咳喘已消失，纳增，睡眠良好，大便亦正常。

二诊：继服六君子汤加减培土生金以善其后。

案2：咳喘

苏某，男，76岁。主诉：咳喘病史40余年，咳喘加重。刻下症：咳嗽，痰黄质稠，喘促气粗，倚坐不得平卧，口干，口渴，便干，无发热，舌质红少津，苔黄腻，脉滑数。开始患者拒绝服用中药，故予以西药抗炎、平喘为主治疗20余天而症状无缓解，后改服中药。查体该患者仍为痰热郁肺之肺胀，故予以越婢加半夏汤加减：麻黄10g，生石膏50g，半夏10g，生姜10g，生甘草5g，红枣4枚，天花粉15g，知母15g。此方加减共服10余剂而愈。

案3：哮喘

刘某，男，68岁。主诉：鼻痒、喷嚏、咽干痒、咳嗽3天。刻下症：

自诉呼吸不畅，喉中有哮鸣音，甚则呼吸困难，张口呼吸，不能平卧，夜间尤甚。曾服用VC银翘片和复方甘草片，症状未见缓解，昨天发作数次。现症：咳嗽频作，偶感呼吸困难，发作时喉中有哮鸣音，坐不得卧，伴胸闷，咳嗽，咳痰不爽、痰黏色黄，发热口干，大便干结，舌尖红，苔黄，脉弦数。此为饮热郁肺，并热重于饮，肺气胀满。治宜宣肺泄热，降逆平喘。拟用越婢加半夏汤：麻黄10g，生石膏30g，生姜15g，大枣5枚，甘草15g，半夏10g，浙贝母15g，桔梗10g，黄芪10g，太子参10g，天花粉5g，地龙10g，枳实10g。7剂，每日1剂，分2次水煎服。

二诊：服上方后咳喘减轻，咳痰减少，改生石膏30g为15g，继服5剂，病情缓解。

四、现代应用

现代临床常用本方治疗呼吸系统疾病，如慢性阻塞性肺疾病、哮喘病、百日咳、支气管肺炎等。

五、应用经验采撷

咳嗽甚者加海浮石、枇杷叶止咳敛肺；痰黄稠者加浙贝母、桑白皮、黄芩、鱼腥草清肺化痰；咽痛咽痒者加山豆根、射干、赤芍利咽散结；恶寒发热者加薄荷、荆芥、牛蒡子解表散风；痰黏不易咯出者加皂荚、白芥子、桔梗、枳壳化痰散结；胸闷气短者加香附、郁金、丹参、黄芪益气活血；口干口渴者加天花粉、玉竹、沙参滋阴润肺；喘息难以平卧者加地龙、杏仁、白果降逆平喘。

六、使用注意

本方以肺热证象为主，使用大剂量生石膏以清肺热，故热象不明显者慎用。

第二章　桂枝汤及其类方

桂枝汤

一、原文

太阳中风，阳浮而阴弱。阳浮者，热自发，阴弱者，汗自出。啬啬恶寒，淅淅恶风，翕翕发热，鼻鸣干呕者，桂枝汤主之。(《伤寒论》第 12 条）

太阳病，头痛发热，汗出恶风，桂枝汤主之。(《伤寒论》第 13 条）

太阳病，下之后，其气上冲者，可与桂枝汤，方用前法，若不上冲者，不得与之。(《伤寒论》第 15 条）

太阳病，初服桂枝汤，反烦不解者，先刺风池、风府，却与桂枝汤则愈。(《伤寒论》第 24 条）

伤寒发汗已解，半日许复烦，脉浮数者，可更发汗，宜桂枝汤。(《伤寒论》第 57 条）

病常自汗出者，此为荣气和，荣气和者，外不谐，以卫气不共荣气谐和故尔。以荣行脉中，卫行脉外，复发其汗，荣卫和则愈，宜桂枝汤。(《伤寒论》第 53 条）

病人脏无他病，时发热自汗出而不愈者，此卫气不和也。先其时发汗则愈，宜桂枝汤。(《伤寒论》第 54 条）

伤寒，医下之，续得下利，清谷不止，身疼痛者，急当救里；后身疼痛，清便自调者，急当救表。救里宜四逆汤，救表宜桂枝汤。(《伤寒论》第 91 条）

太阴病，脉浮者，可发汗，宜桂枝汤。(《伤寒论》第 276 条）

吐利止，而身痛不休者，当消息和解其外，宜桂枝汤小和之。(《伤寒论》第 387 条）

师曰：妇人得平脉，阴脉小弱，其人渴，不能食，无寒热，名妊娠，桂枝汤主之。于法六十日当有此证，设有医治逆者，却一月，加吐下者，则绝之。(《金匮要略・妇人妊娠病脉证并治第二十》第 1 条）

产后风，续之数十日不解，头微痛，恶寒，时时有热，心下闷，干呕，汗出，虽久，阳旦证续在耳，可与阳旦汤即桂枝汤。（《金匮要略·妇人产后病脉证并治第二十一》第8条）

桂枝三两，去皮　芍药三两　甘草二两，炙　生姜三两，切　大枣擘，十二枚

上五味，㕮咀三味，以水七升，微火煮取三升，去滓，适寒温，服一升。服已须臾，啜热稀粥一升余，以助药力。温覆令一时许，遍身漐漐微似有汗者益佳，不可令如水流漓，病必不除。若一服汗出病瘥，停后服，不必尽剂。若不汗，更服依前法。又不汗，后服小促其间。半日许，令三服尽。若病重者，一日一夜服，周时观之。服一剂尽，病证犹在者，更作服。若汗不出，乃服至二三剂。禁生冷、黏滑、肉面、五辛、酒酪、臭恶等物。

二、临证要点

本方主治太阳中风表虚证，杂病营卫不和证；病机特点为风寒袭表，中风表虚，腠理不固，营卫失和。以汗出，发热恶风寒，头痛，脉浮缓为临证要点。

三、临床应用案例举验

案1：自汗证

林某，男，青年渔民。患者素体健壮，某年夏天午饭后，入海捕鱼，回家时汗出甚多，自此不论冬夏昼夜，经常自汗出。曾就诊数处，以卫阳不固论治，用玉屏风散及龙、牡、麻黄根等，后亦用桂枝汤加黄芪，均稍愈而复发。后到某医院诊治，疑有肺结核，经X线透视，心肺正常。经过年余，体益疲乏，汗出虽多但口不渴，尿量减少，流汗时间午、晚多而上午少，清晨未起床前，略止片刻。自觉肢末麻痹，头晕，唯饮食如常，虽未病倒，但不能参加劳动。查体：皮肤被汗浸至灰白色，汗孔增大，出汗时肉眼可见，脉浮缓重按无力。此病起于流汗之际，毛孔疏松，骤然入水，水湿入侵肌腠，玄府骤闭，汗污不及宣泄，阻于营卫之间，开阖失和。其病虽久，脏气未伤，故脉仍浮缓，应微发其汗以和营卫。方药：桂枝梢9g，杭白芍9g，炙甘草3g，大枣7枚，生姜9g。水1碗煎至六分，清晨睡醒时服下，嘱再喝热粥1碗，以助药力，静卧数小时，避风。第3天来诊，药后全身温暖，四肢舒畅，汗已止。原方加黄芪15g，服法如前，不需啜粥。

其理论依据即是《金匮要略》黄汗病证治，以桂枝加黄芪汤祛水湿、调营卫、固卫表。连进2剂，竟获全功。其后身体渐壮，7年未复发。

案2：感冒发热

蔡某，女，62岁。患者患肺结核已40年，虽结核病灶均已钙化，但气短、咳嗽始终存在，纳食少，每日200g左右，形体瘦弱，因其极畏风怕冷，故夏天仍穿毛衣、毛裤、毛袜。感冒恶寒发热，体温38.6℃，自汗，畏风，在室内戴帽尚觉有风吹袭，苔薄白，脉弦紧。予以桂枝汤加芦根30g。只服3剂，热退汗止，已不畏风，食欲大振。

案3：哮喘

帅某，男，4岁8个月。患儿流涕、咳嗽数日，近日出现喘息，运动时及夜间咳嗽明显，气急，喉中有哮鸣音，汗多，面色发白，鼻梁及口唇周围发青，下眼睑淡紫色，无发热，纳差，夜间啼哭，小便清，大便调，舌淡、苔白，寸脉浮，关脉、尺脉弱。婴幼儿时期即有喘息史，平素易外感。中医诊断为哮喘，证属寒邪闭郁，肺失宣肃。处方：桂枝5g，白芍10g，生姜2片，大枣10g，炙甘草5g，苦杏仁5g，厚朴5g，蝉蜕5g，浮小麦15g，党参5g，炒麦芽15g。3剂，1日1剂，水煎，分3次温服。1周后复诊，诉3剂后症状基本消失，面色转润，但喉中时有痰声，继以六君子汤加味以健脾益气，补肺止咳，调理善后。处方：党参10g，白术10g，陈皮5g，姜半夏5g，茯苓10g，大枣10g，生姜2片，甘草5g，紫菀10g，百部10g，桔梗10g，白前10g，黄芪10g。5剂，并嘱其坚持户外适量运动，避免生冷寒凉，增强体质。

案4：慢性浅表性胃炎、胃窦炎

陈某，男，42岁。患者近10个月来胃脘隐痛，遇天气变化或进冷食疼痛加重，纳差、腹胀、四肢欠温，疲乏无力，面色萎黄，舌淡苔白滑，脉细弱。曾做胃镜诊为慢性浅表性胃炎、胃窦炎。中医辨证为中焦虚寒，营卫不调。治宜温中散寒，和营止痛。方药：桂枝9g，白芍15g，炙甘草12g，生姜5片，大枣5枚，蜂蜜30g（冲）。服5剂后疼痛减轻，纳差、腹胀、无力亦减，上方继服10剂，诸症尚愈，后用香砂六君助养中气，以固其疗效。

案5：顽固性失眠

李某，男，33岁。患者因失眠加重3个月而来诊。自诉近3个月彻夜难寐，或仅睡1~2小时，多梦易醒，伴目赤口苦、心烦易怒，尿黄便干，舌质偏红，苔薄黄，脉弦略数。处方：桂枝、龙胆草各 6g，白芍 30g，炙甘草 6g，生姜 3g，大枣 1 枚。每天 1 剂，水煎 2 次，混匀后分 2 次温服。服 3 剂后夜能入睡 3~4 小时，目赤口苦等症减轻，药中病所，守方再进 5 剂后，每夜已能安睡 6~7 小时，余无不适。

案 6：冠心病

李某，女，53 岁。患者患冠心病、心动过缓 3 年余，近 2 个月加重，常觉心悸、气短、胸闷，心前区隐隐作痛，疲乏无力，面色不华，心率 53 次 / 分左右，舌淡红苔薄白，脉沉迟无力。心电图示：窦性心动过缓、心肌缺血。中医辨证为胸阳不振，寒凝血脉。治宜温阳益气通脉。方药：桂枝 15g，白芍 10g，生姜 3 片，大枣 5 枚，炙甘草 10g，西洋参 10g，川芎 10g。服药 14 剂后，心悸气短、胸闷好转，心前区疼痛减轻，心率 62 次 / 分左右。继服中药半个月，心率 66 次 / 分左右，余症消除，复查心电图接近正常。

四、现代应用

（1）呼吸系统之普通感冒、流行性感冒、呼吸道炎症等。

（2）消化系统之慢性肠炎、胃溃疡、便秘等。

（3）神经、内分泌系统之经常性自汗、盗汗、头汗、半身汗、非黄疸性黄汗、无汗、失眠、多梦、健忘、遗精、梦交、脱发、神经衰弱等。

（4）运动系统之颈肌劳损、肩肌劳损、慢性腰肌劳损、腰椎病、骨关节炎、肩关节周围炎、慢性滑膜炎及肢体麻木疼痛等。

（5）妇科之月经病如寒滞痛经、经行后期、经行头痛、经行身痒、经行浮肿、崩漏等；妊娠病如妊娠恶阻；产后病之产后发热、自汗、身痛、恶漏不绝、乳汁自出等。

（6）循环系统之心律不齐、高血压、低血压各种器质性心脏疾病所致的胸闷、怔忡等。

五、应用经验采撷

桂枝汤是临床治疗感冒的常用方剂，体虚气弱者，加黄芪益气补虚，扶正祛邪；风寒较甚者，加防风、荆芥、淡豆豉等疏表散寒；兼见咳喘者，加杏仁、厚朴等下气平喘。

杂病汗证属营卫不和，汗出多者，加浮小麦、煅龙牡；精神紧张汗出甚者，加五味子、酸枣仁；气虚易外感者合玉屏风散。

顽固性失眠者加郁金、黄芩、龙骨、远志、柏子仁、天冬等。

心律不齐者用本方合生脉散，窦性心动过缓者加附子、细辛、红花；心动过速者加川芎、葛根、丹参、石菖蒲；痰浊内盛者加半夏、远志；胸痹心痛者加瓜蒌皮、薤白。

颈项拘急者，加葛根、鸡血藤、羌活；痹证，寒盛者加肉桂、细辛、独活、寄生；湿盛者加薏苡仁、木瓜；偏热者合三妙散加忍冬藤、秦艽；痛甚者加制川乌、乳香、没药。

痛经者加香附；妊娠恶阻者，重用生姜，加砂仁、白术、苏梗；产后发热者加当归、黄芩。

小儿厌食甚者，加鸡内金、焦山楂、炒麦芽；外感发热者加青蒿、白薇；小儿腹痛者加木香、槟榔；小儿遗尿症加益智仁、桑螵蛸、菟丝子、乌药、白果、石菖蒲；小儿反复呼吸道感染者合玉屏风散加灵芝、山楂。

本方想要取得良效，需注意用法：一是要用微火煎煮；二是药后喝热稀粥或多饮热水；三是要加盖衣被保暖以帮助发汗；四是服药不可太过或不及。五是注意服药禁忌。本方在原文中详述用法，尤其能够体现煎服法对疗效的影响，临床用方应注意借鉴。

六、使用注意

表实无汗，或表寒里热，不汗出而烦躁者；温病初起，见发热口渴，咽痛脉数者；中焦湿热，见舌苔黄腻者，均不宜用本方；有急性出血症状者慎用；阳盛体质者慎用。

小建中汤

一、原文

伤寒，阳脉涩，阴脉弦，法当腹中急痛，先与小建中汤；不差者，小柴胡汤主之。(《伤寒论》第 100 条)

伤寒二三日，心中悸而烦者，小建中汤主之。(《伤寒论》第 102 条)

虚劳里急，悸，衄，腹中痛，梦失精，四肢酸疼，手足烦热，咽干口燥，小建中汤主之。（《金匮要略·血痹虚劳病脉证并治第六》第 13 条）

男子黄，小便自利，当与虚劳小建中汤。（《金匮要略·黄疸病脉证并治第十五》第 22 条）

妇人腹中痛，小建中汤主之。（《金匮要略·妇人杂病脉证并治第二十二》第 18 条）

桂枝三两，去皮　甘草二两，炙　大枣十二枚，擘　芍药六两　生姜三两，切　胶饴一升

上六味，以水七升，煮取三升，去滓，内饴，更上微火消解。温服一升，日三服。呕家不可用建中汤，以甜故也。

二、临证要点

本方主治脾胃虚寒证，病机特点为脾胃虚寒，气血不足。以心悸，心烦，腹痛喜温喜按，纳呆，疲乏无力，消瘦，面白无华，舌淡苔薄白，脉弦细或沉细弱为临证要点。

三、临床应用案例举验

案 1：十二指肠溃疡

某患，男，42 岁。主诉：脘腹痞满隐痛 3 天。患者 15 岁起即患胃酸过多之病，一度歇止，多年未发，近几年病情反复，2 个月前发现黑色便，饮食不当、遇凉或饥饿即发，得食稍缓，素喜热饮，经某医院 X 线检查，诊断为“十二指肠球部溃疡”。3 天前，因不慎于食，以致引发旧疾。症见：脘腹痞满，隐痛不休，嗳气泛酸，精神委顿，头晕，身倦，四肢无力，面色苍白，舌淡苔白，脉细缓。证属脾胃虚寒。治宜健脾温胃，和里缓急。投小建中汤加味：黄芪 25g，桂枝 9g，白芍 12g，炙甘草 6g，煅瓦楞子 15g，建曲 15g，蜀椒 3g，生姜 6g，红枣 4 枚，饴糖 18g（烊化），水煎服。服药 5 剂后，诸症减轻，自觉精神好转，纳食仍差，前方加焦鸡内金 10g，继服 5 剂。三诊时，食欲增进，诸症大减，按原意改为丸剂服药 1 月余，日趋康复。

案 2：肠易激综合征

张某，男，43 岁。主诉：反复腹痛 3 年余，加重 1 周。患者近 3 年来，

反复腹痛，以脐周为主，进食寒凉及饥饿时加重，喜饮热水，按之无加重，纳眠一般，大便时干时稀，小便调，舌红苔薄白，脉细。曾于某医院诊断为肠易激综合征，反复发作。中医诊为腹痛，证属脾胃虚寒。处以小建中汤：桂枝 15g，白芍 25g，甘草片 15g，大枣 15g，生姜 3 片，药汁煎好后加麦芽糖 1 汤匙。4 剂，水煎服，每日 1 剂。

二诊：服药后腹痛症状明显缓解，仍喜温喜按，大便正常。守上方 7 剂。

三诊：患者诉服药后近 1 周未再出现腹痛，胃纳可，二便调。嘱守方续服。

案 3：习惯性便秘

吴某，女，39 岁。主诉：大便困难，数日一行 20 余年。患者自诉大便困难，数天 1 次已 20 余年，伴腹部痞、满、胀不适，常需服三黄片等方可缓解，大便干燥，排便费力。近日脘腹部胀、满明显，排便努挣时伴便血，口臭，舌淡、苔薄白，脉沉细弱。辨证：中焦虚寒，运化无力为本；腑气不通，瘀热结于下焦为标。急则治标，首选桃核承气汤加阿胶、黄芪、当归煎服，以通腑泄热止血，佐以扶正。4 剂便通血止，胀满全消，但大便前腹痛，停药大便不解，且感胃脘隐痛。考虑方中大黄、芒硝苦寒更伤中阳，当以培补中焦为主。方选小建中汤加白术：桂枝、生姜、炙甘草各 10g，大枣 15g，白术 60g，饴糖、白芍各 30g。水煎服，2 天 1 剂，2 剂。服后只有便意，仍困难不解，追问其汤中未加饴糖，以原方再进 2 剂（加饴糖同煎），服后大便松软易解。续进 2 剂善后，并嘱多食蔬菜，定时登厕。随访 1 年，大便一直通畅，每隔 2 天 1 解。

案 4：再生障碍性贫血

刁某，男，58 岁。主诉：头晕目眩伴心悸、乏力 4 个月。患者 4 个月前，无明显诱因出现头晕，目眩，心悸，乏力，面无血色。经某医院检查，全血细胞减少，经骨髓穿刺术诊断为再生障碍性贫血。现症：面白无华，消瘦，腹痛而喜按，起则头目眩晕，舌质淡，苔薄白，脉沉缓。病属虚劳，证属脾胃虚弱，气血不足。治宜温中补虚，益气养营。处方：白芍 20g，桂枝 10g，生姜 10g，大枣 10 枚，炙甘草 10g，干地黄 25g，当归 15g，炙黄芪 40g，红参 15g。水煎去渣后，入饴糖 20g 再煎。日 1 剂，分 3 次温服。服用上方 80 余剂，经检查，患者生血功能基本恢复，面唇红润，语言有力，步履如常人。再以上方加减服用1个月，经复查已完全复常。

案5：慢性支气管炎

王某，男，45岁。主诉：咳嗽反复发作4月余。患者咳嗽4月余，时作时止，缠绵难愈，近日来加重。现晨起咳甚，痰多易咯，质稀色白。且时流清涕，自汗盗汗，纳差少食，肢倦畏冷，夜间略有低热。望其面色无华，体瘦神萎，察舌质红，苔白而滑，诊脉细弱无力。经用抗生素与镇咳类西药，以及中药止嗽散、沙参麦冬汤等方无效，而前来就诊。据上述脉症合参，系内伤咳嗽，病由阳虚及阴，阴阳两虚，偏于阳虚所致。方用小建中汤加味以培土生金，平调阴阳。处方：桂枝、甘草各5g，白芍、款冬花、紫菀各10g，生姜4片，大枣4枚，饴糖（烊化）12g。2剂，水煎服，日1剂，分3次温服。服药后症情明显好转，原方加五味子6g、巴戟天12g。继服5剂，诸症遂愈。

四、现代应用

1. **消化系统疾病：**十二指肠溃疡、胃溃疡、慢性胃炎、贲门失弛缓症、胃下垂、肠易激综合征、习惯性便秘等。

2. **慢性消耗性疾病：**贫血、过敏性紫癜、血小板减少性紫癜、粟粒性肺结核等。

3. **其他疾病：**病毒性心肌炎、癫痫、慢性支气管炎、血卟啉病、人工流产术后出血、遗精、小儿反复感冒、自汗等。

五、应用经验采撷

方中饴糖多取大剂量30~60g；芍药多取白芍，且剂量较大多用15~30g；桂枝则多取小剂量或常规剂量，多用6~10g，提示芍药与饴糖在方中地位重要。腹痛阵作者，加用木香、香附；纳呆食少者，加山楂、神曲、麦芽、谷芽、鸡内金；腹胀者，加厚朴、砂仁；便干者，加郁李仁、火麻仁；便溏、完谷不化者，加茯苓、山药、扁豆；神疲乏力者，加黄芪、党参；呕吐者，加吴茱萸、姜半夏；泛酸者，加乌贼骨、煅瓦楞等。

六、使用注意

本方虽为阴阳并补之剂，但偏于治疗阳虚，故阴虚之衄血、烦热、口干咽燥、舌绛苔少、脉细数者，当慎用。呕吐者禁用本方。

桂枝加葛根汤

一、原文

太阳病，项背强几几，反汗出恶风者，桂枝加葛根汤主之。(《伤寒论》第14条)

葛根四两　麻黄三两，去节　芍药二两　生姜三两，切　甘草二两，炙　大枣十二枚，擘　桂枝二两，去皮

上七味，以水一斗，先煮麻黄、葛根，减二升，去上沫，内诸药，煮取三升，去滓。温服一升，覆取微似汗，不须饮粥，余如桂枝法将息及禁忌。

臣亿等谨按，仲景本论，太阳中风自汗用桂枝，伤寒无汗用麻黄，今证云汗出恶风，而方中有麻黄，恐非本意也。第三卷有葛根汤证，云无汗、恶风，正与此方同，是合用麻黄也。此云桂枝加葛根汤，恐是桂枝中但加葛根耳。

二、临证要点

本方主治太阳中风兼经气不利证，病机特点为风寒外束，营卫不和，经气不利，筋脉失养。以发热，汗出，恶风，项背拘紧固缩，转动不灵为临证要点。

三、临床应用案例举验

案1：柔痉

商某，男，38岁。患者中午参加宴会，食用大量烤牛排，饮用5瓶凉啤酒后出现发热、恶心、腹痛，回家途中下车，于寒风中剧烈呕吐两次（呕吐物有带血牛肉），头剧痛后遍身大汗湿衣，随即出现颈项不能转动，颈背抽痛，腰不能直行，胃脘胀冷痛，患者大恐，即到医院就诊。CT、MRI显示正常，西医无法诊治，回家服用补汤又吐。随即（午餐后4小时）来诊，颈背痛，不能直，需人扶行，乏力，汗出，恶寒，头晕恶心，面色

苍白，舌颤质淡苔白，脉紧。中医认为，此病暴急，为热食寒伤，患者素体原无疾，只因过食辛热之物，复饮凉啤酒，胃得热而伤冷饮，此热食寒伤，又啤酒本性热而凉服，寒热交争于胃海，兴风作浪，胃气逆乱，上而呕吐，热随吐而止，寒热内争发于外，而见呕吐，大汗出，恰逢冬月冽风，汗出伤寒，而见寒风袭足太阳膀胱经，项背强几几之柔痉证。食伤胃之阴阳在前，故见乏力、面白、头晕；风寒伤卫阳郁而不固在后，伤风寒而痉，故见舌颤质淡苔白。治宜温中散寒，解表止痉。拟方：桂枝 10g，白芍 10g，葛根 10g，生姜 4 片，大枣 30g，炙甘草 10g，干姜 10g，陈皮 9g。共 3 剂，水煎 30 分钟，分 2 次服，附以热粥食用，得微汗可，若不见微汗出，1 小时后可再服。嘱其饮食清淡，避风寒，见汗擦汗加被，勿复伤风寒。患者遵医嘱服药裹被安眠，自诉服药后，觉汤药到处如暖流激荡，团聚胃中，热散周身，脊背汗出，犹如冰山消融，轰然崩塌，面色暖，头清利，力如前，内外之症荡然若失，周身畅然，次日安好如初。

案 2：颈部肌筋膜炎

王某，女，42 岁，后颈部拘紧并运动受限 1 年，劳累或晨起时及阴雨天加重，疼痛时波及枕部及肩胛部，局部热敷及按摩可减轻，曾经多家医院治疗，终未痊愈。2 天前因劳累而病情加重，头痛、后颈部及双侧肩胛部沉重、疼痛，运动受限并有弹响，自服止痛片无效而来诊。脉症合参，辨为风寒阻络，筋脉失养，经筋不利。治宜调和营卫，解肌祛风，柔润筋脉。方用桂枝加葛根汤加味：葛根 15g，桂枝 9g，白芍 9g，炙甘草 6g，黄芪 15g，川芎 9g，姜黄 9g，制乳香 6g，制没药 6g，生姜 9g，大枣 12 枚。日 1 剂，水煎服。服药 9 剂后疼痛、弹响及拘紧感均消失，颈部运动自如。2 个月后追访无复发。

案 3：结核性脑膜炎

张某，女，11 岁。患儿 1 个月前因着凉出现头痛发热、汗出恶风等症，曾在某医院门诊按感冒治疗无效，病情日渐加重，食欲减退，明显消瘦。近 6 天来又出现颈项强急、恶心呕吐等。查体：体温 38℃，脉搏 100 次 / 分，呼吸 20 次 / 分，血压 109/71mmHg。心肺（–），腹壁反射迟钝，膝腱反射活跃，布氏征、克氏征、巴氏征均为阳性。西医诊断为结核性脑膜炎，经抗结核治疗 2 周不见好转，故请中医会诊。症见：头痛发热，汗出恶风，项背强急，脉浮软。此乃桂枝加葛根汤证无疑。治拟解肌祛风，升津舒脉。方用桂枝加葛根汤：葛根 12g（先下），桂枝 6g，芍药 6g，生姜 9g，炙甘草 6g，大枣 12 枚，麻黄 9g（先下）。日 1 剂，水煎服。药进 2 剂，症状大减，服 5 剂后，诸症消除。后以益气养阴扶正之品善其后（中药治疗期间停用抗结核西药）。14 年后偶遇患儿之父，言其出院至今身体健康，从未复发。

四、现代应用

（1）感染性、传染性疾病症见项背强几几者：感冒、痢疾初起、急性肠炎、病毒性痉挛性斜颈症、结核性脑膜炎等。

（2）运动系统之颈椎病、颈部肌筋膜炎、肩周炎、落枕、面神经麻痹、重症肌无力、僵人综合征、慢性多发性肌炎、特发性震颤、糖尿病周围神经病变。

（3）消化系统之胃炎、消化性溃疡、慢性肠炎、腹泻等。

（4）现代临床应用研究得出，使用频率最高者是颈肩项背疾患，如颈椎病、肩周炎、颈部肌筋膜炎等，与仲景“项背强几几”的主症一致。

五、应用经验采撷

使用本方葛根量宜大，一般 15~30g。气虚者加党参、黄芪；血虚者加当归、鸡血藤；寒甚者加细辛、制川乌；湿盛者加苍术、薏米；肝肾亏虚者加杜仲、寄生、菟丝子、怀牛膝；兼瘀者加川芎、桃仁、红花、全蝎、水蛭；痛剧者加威灵仙、制乳香；表邪重者，加防风、羌活；伴上肢麻木者，加姜黄、桑枝、川芎；伴头痛、眩晕者加天麻、丹参、羌活；腹泻甚者加白术、茯苓，倍用葛根；呕吐者加半夏、陈皮等。

桂枝加厚朴杏子汤

一、原文

喘家，作桂枝汤加厚朴杏子，佳。（《伤寒论》第 18 条）

太阳病，下之微喘者，表未解故也，桂枝加厚朴杏子汤主之。（《伤寒论》第 43 条）

桂枝三两，去皮　甘草二两，炙　生姜三两，切　芍药三两　大枣十二枚，

擘　厚朴二两，炙，去皮　杏仁五十枚，去皮尖

上七味，以水七升，微火煮取三升，去滓，温服一升，覆取微似汗。

二、临证要点

本方主治太阳中风兼喘证。以发热，汗出，恶风，气急喘息，胸满闷，苔薄白，脉浮缓为临证要点。

三、临床应用案例举验

案1：肺炎

李某，男，47岁。患者平素体质尚可，2周前因过于劳累，不慎感受风寒，出现恶寒发热、气喘咳嗽、咯痰等症，因病情急重，遂往某医院住院治疗。血常规：白细胞 12×10^9/L，中性粒细胞0.80，淋巴细胞0.20。胸透报告右下肺有片状模糊阴影。按肺炎用西药（具体药物不详）治疗10余日，疗效不佳，而转中医诊治。查其面色苍暗，体温38.1℃，喘咳气急，胸闷，咯白色稀薄痰，身痛，恶风寒，汗出，舌淡红，苔薄白，脉浮细数。证属风寒束表，肺失宣降。治宜解肌祛寒，平喘止咳。投以桂枝加厚朴杏子汤原方：桂枝12g，白芍12g，炙甘草6g，杏仁10g，厚朴15g，生姜6g，大枣6枚，3剂。服上药后，寒热身痛消失，咳喘减轻，脉转浮弱，再以前方5剂以巩固疗效。1周后患者家属来告，病已痊愈。

案2：奔豚

项某，女，36岁。患者少腹胀痛，气上冲胸，胸闷窒塞，气息短促，一日发作数次，伴失眠、烦躁。患者素有此疾，常因情绪刺激而诱发。舌偏暗，苔白腻，脉弦滑。证属肝郁心虚，冲气上逆。治宜养心柔肝降逆。方药：桂枝、白芍、酸枣仁（研吞）各15g，制厚朴12g，大枣6枚，檀香（后下）6g，杏仁9g，炙甘草4.5g，生姜3片。3剂后，奔豚即止，夜寐转安，唯少腹胀满不舒，原方去檀香加乌药4.5g，又3剂后告愈。

四、现代应用

咳嗽、急性支气管炎、小儿气管炎、喘息性支气管炎、慢性支气管炎急性发作、支气管哮喘等呼吸系统疾病；冠心病、心绞痛，证属心阳不振，瘀痰阻遏者；胃溃疡等。

五、应用经验采撷

（1）寒咳者加干姜、百部；痰多如泡沫状者，加苏子、白芥子、莱菔子；咳痰黄稠者，加黄芩、桑白皮、瓜蒌皮；咳痰不爽者，加桔梗、前胡、枳壳；喘甚者，加炙麻黄、苏子；胸闷者，加郁金、瓜蒌皮；脘闷者，加橘皮；唇青舌暗者，加桃仁、丹参；心慌气急，汗出肢冷者，加麻黄、细辛、附片；兼中虚湿阻者，加法半夏、良姜；若为小儿咳喘，酌加僵蚕、前胡。

（2）素有喘疾，又触冒风邪而病太阳中风的患者，由于风邪外袭内迫于肺，以致肺气更为不利而作喘，可用本方降气以平喘。

（3）患者出现太阳病中风表虚证，并无气喘之宿疾，是因风邪外袭内迫，影响了肺气的宣发与肃降，故在汗出、恶风、脉浮缓、苔薄白等太阳中风的脉证基础上，更见胸满气喘，亦可用本方以降气平喘。

（4）太阳病表不解，大便不通，如果误用攻下法，以致表邪乘机内陷而迫肺，肺气不利而作喘。此时因表邪仍未解，故仍当以桂枝加厚朴杏子汤，外解风邪，内利肺气。

桂枝加附子汤

一、原文

太阳病，发汗，遂漏不止，其人恶风，小便难，四肢微急，难以屈伸者，桂枝加附子汤主之。(《伤寒论》第20条）

桂枝三两，去皮　芍药三两　甘草三两，炙　生姜三两，切　大枣十二枚，擘　附子一枚，炮，去皮，破八片

上六味，以水七升，煮取三升，去滓，温服一升。本云，桂枝汤今加附子。将息如前法。

二、临证要点

本方主治太阳中风兼阳虚汗漏证，病机特点为表证仍在，阳气虚弱，阴亦不足。以恶风发热，头痛，汗漏不止，四肢拘急不适，小便不利为临证要点。

三、临床应用案例举验

案 1：自主神经功能紊乱

李某，男，23 岁。患者头眩，夜眠多梦纷扰，健忘，手厥冷，自汗甚多，特别是在精神紧张时汗出不止。初次就诊时，头面汗出如洗，遍身衣裳皆湿。1 年余不愈，西医诊断为自主神经功能紊乱，用地西泮等药无效。现症见脉沉手足厥冷，舌淡苔白滑。辨为表虚不固。给予桂枝加龙骨牡蛎汤加黄芪治疗，连用 8 剂，头晕稍有好转，自汗仍不减。因思患者手脚厥冷，汗出淋漓不止，乃阳虚不能卫外。予以桂枝加附子汤加味：桂枝 20g，白芍 20g，甘草 10g，红枣 5 个，生姜 10g，附子 10g，煅龙骨 20g，煅牡蛎 20g，麻黄根 15g，党参 15g，黄芪 50g，五味子 15g，水煎服。

二诊：患者服上方 8 剂，自汗明显减少，头晕减轻，全身较前有力，但仍手脚厥冷，颤抖，效不更方，继服原方。

三诊：患者连用上方 20 剂，附子逐渐增量，增至 25g，已不汗出，手凉转温，睡眠大好，无梦，嘱继用 10 剂后停药观察。

案 2：功能性子宫出血

患者，女，33 岁，产有 1 子。患者经乱无期，不时淋漓漏下，日久不净，达半年之久。经色淡红，质清稀，时有绵绵作痛。平素肢乏体倦，恶寒喜暖，气短汗出，纳食不香，劳作后诸症加重，舌淡红，苔薄白，脉沉迟。他医以脾肾气虚论治效欠佳。西医诊断为功能性子宫出血，经治效不佳。处方：桂枝 15g，生白芍 15g，制附片 10g，黄芪 15g，当归 10g，吴茱萸 10g，阿胶 15g，艾叶 12g，炙甘草 6g，煨姜 3 片，大枣 4 枚。7 剂，每日 1 剂，煎煮 2 次取汁，早中晚饭后 1 小时服用。

二诊：患者漏下减少，时有劳累后加重，舌淡红，苔薄白，脉沉迟有力。上方加黄芪 10g 合前共 25g、党参 10g，继服 7 剂。

三诊：患者偶有少量漏下，纳食不佳，舌淡红，苔薄白，脉沉迟有力。上方加砂仁 10g（后下）、炒山楂 10g，继服 7 剂而愈。

案 3：荨麻疹

患者，女，27 岁，荨麻疹反复发作 1 年。2008 年冬，患者无明显诱因出现大面积红色丘疹，高出皮肤约 1cm，痒甚，20~30 分钟可自行消退，丘疹主要集中于大腿和面部，多在受寒后发作，平素怕冷。刻诊：全身丘疹，瘙痒，口干，但不欲多饮，月经常后错 7~14 天，量尚可，伴痛经，纳可，寐可，大便日 1 次，舌淡红，苔厚，脉略滑。既往史：8 年前诊断为甲状腺功能减退，一直服用左甲状腺素纳至今，甲状腺功能已正常。西医诊断：荨麻疹。中医诊断：瘾疹，证属风寒内伏，阳气亏虚。处方：桂枝 30g，白芍 30g，炙甘草 15g，黑附片（先煎 2~4 小时）45g，生姜 5 片，大枣 5 枚。水煎服，每日 1 剂。

二诊：患者服上方 7 剂后诸症改善，守方加三七粉（分冲）9g、当归 15g，继服 28 剂后，诸症缓解，且自觉较从前耐寒。

案 4：性功能减退症

张某，男，32 岁。患者性功能减退伴畏寒肢冷半年，经多方治疗少效。诊见：精神不振，面色少华，畏寒肢冷，时值 6 月仍身着厚衣，头晕，不寐，疲乏无力，腰膝酸软，性功能减退，小便频数、夜尿多，舌淡红、苔薄白，脉沉细。检查血、尿常规未见异常，B 超检查肝、脾、肾未见异常。诊为性功能减退症，证属肾阳虚衰。治宜补肾温经助阳。方以桂枝加附子汤加减：桂枝、淫羊藿各 10g，炮附子、白芍、炙甘草、生姜各 9g，大枣 4 枚，肉苁蓉、金樱子各 20g。3 剂，每天 1 剂，水煎，分 2 次饭后温服。

二诊：药后畏寒肢冷、头晕疲乏、腰膝酸软等症均减轻。效不更方，原方再进 4 剂，诸症消失，面色转红润，精力充沛，性功能随之好转，后以肾气丸善后，治疗半个月而愈。随访半年未复发。

四、现代应用

流行性感冒、破伤风、荨麻疹、白细胞减少症、自主神经功能紊乱所致的自汗症、风湿性心脏病、冠心病、心绞痛、血栓闭塞性脉管炎、肾盂肾炎、半身不遂、小儿麻痹证、神经痛、更年期综合征、性功能减退，及一切液体由于阳虚不摄而渗出，诸如溢乳、二便泄漏不止、妇女漏经、带下等。

五、应用经验采撷

兼气虚者加玉屏风散；兼血虚者加当归、鸡血藤；兼肾阳虚者加肉苁蓉、淫羊藿、金樱子、菟丝子；兼瘀者加三七、蒲黄。产后汗出不止者加当归、黄芪、煅龙牡；感冒过用解热发汗药而大汗淋漓者，合生脉散、山萸肉；遗尿者，加乌药、益智仁、桑螵蛸、煅牡蛎；心脏疾患，证属心阳不振、气虚血瘀者，加党参、丹参、川芎、炒瓜蒌、苦参、五味子。

桂枝附子汤

一、原文

伤寒八九日，风湿相搏，身体疼烦，不能自转侧，不呕不渴，脉浮虚而涩者，桂枝附子汤主之。(《伤寒论》第 174 条)

桂枝四两，去皮　附子三枚，炮，去皮，破　生姜二两，切　大枣十二枚，擘　甘草二两，炙

上五味，以水六升，煮取二升，去滓，分温三服。

二、临证要点

本方主治表阳已虚，风湿内盛，或阳虚内寒之证。以身体疼烦、不得转侧，或自汗出，以及虚寒性胸腹痛、喘咳、泄泻等，苔薄白，脉虚浮而涩为临证要点。

三、临床应用案例举验

案 1：外感风湿

杨某，女，60 岁，身觉不适，畏寒，头昏，身痛。某日正弯腰时，忽感腰部剧烈疼痛，不能伸直，头上直冒冷汗，遂倒床不起。诊见：腰痛如割，不能转侧，身觉阵阵畏寒发热，手脚麻木，面色青暗，唇乌，舌质微红，苔白滑腻，触双手背微凉，脉浮虚。既往有风湿病史。此为太阳证，风湿相搏，卫阳已虚。治宜温经散寒，祛风除湿。处以桂枝附子汤：桂枝 15g，制附片 60g（先煎 1 个半小时），生姜 30g，炙甘草 10g，红枣 30g，4 剂。上方连服 4 剂后，诸症悉减。再服 4 剂，基本痊愈。从此行走、劳动如常，未再复发。

案 2：痹证

黄某，女，24 岁。下肢关节疼痛已年余，曾经中西医治疗，效果不显。

现病情仍重，尤以右膝关节疼痛为甚，伸屈痛剧，行走困难，遇阴雨天则疼痛难忍，胃纳尚好，大便时结时烂，面色㿠白，苔白润滑，脉弦紧，重按无力，诊为寒湿痹证。处方：桂枝尖30g，炮附子24g，炙甘草18g，生姜18g，大枣4枚，3剂。

复诊：服药后痛减半，精神食欲转佳。处方：桂枝尖30g，炮附子30g，生姜24g，大枣6枚。连服10剂，疼痛完全消失。

四、现代应用

类风湿关节炎，雷诺病，心动过缓，低血压，哮喘，感冒，汗证，肠炎等。

五、应用经验采撷

疼痛甚者，加乳香、没药、元胡；腰以上痛者，加羌活、川芎；腰以下痛者，加独活、怀牛膝。

桂枝去芍药加附子汤和桂枝附子汤，两方药物组成完全相同，但因剂量调配不同，其主治则各有不同。王付所著《伤寒内科论》认为："桂枝附子汤与桂枝去芍药加附子汤，两方药味完全相同，仅剂量有别，且作用有异，桂枝附子汤用于阳虚肌痹证，故而重用附子三枚，桂枝四两，旨在温阳通经，散寒止痛；而桂枝去芍药加附子汤用于胸阳虚弱之恶寒脉微证，用桂枝三两，附子一枚，旨在温阳散寒，是其别也。"

六、使用注意

本方主要用于治疗风湿相搏或正虚内寒所致的病证。阴虚火旺证，慎用本方。

桂枝附子汤去桂加术汤

一、原文

若其人大便硬，小便自利者，去桂加白术汤主之。(《伤寒论》第174条，《金匮要略·痉湿暍病脉证治第二》第23条)

附子三枚，炮，去皮，破　白术四两　生姜三两，切　甘草二两，炙　大枣十二枚，擘

上五味，以水六升，煮取二升，去滓，分温三服。初一服，其人身如痹，半日许复服之，三服都尽，其人如冒状，勿怪，此以附子、术，并走皮内，逐水气未得除，故使之耳。法当加桂四两，此本一方二法，以大便硬，小便自利，去桂也；以大便不硬，小便不利，当加桂。附子三枚恐多也，虚弱家及产妇，宜减服之。

二、临证要点

本方主治表阳已虚，风湿内盛，或阳虚内寒之证。以身体疼烦、不得转侧，或自汗出，以及虚寒性胸腹痛、喘咳、泄泻等，苔薄白，脉虚浮而涩，小便自利，大便偏干为临证要点。

三、临床应用案例举验

案1：寒湿痹证

韩某，男，37岁。患者自诉患关节炎有数年之久，右手腕关节囊肿起如蚕豆大，周身酸楚疼痛，尤以两膝关节为甚，已不能蹲立，走路很困难，每届天气变化，则身痛转剧。视其舌淡嫩而胖，苔白滑，脉弦而迟，问其大便则称干燥难解。辨为寒湿着外而脾虚不运之证。疏方：附子15g，白术15g，生姜10g，炙甘草6g，大枣12枚。

服药后，周身如虫行皮中状，两腿膝关节出黏凉之汗甚多，而大便由难变易。转方用：干姜10g，白术15g，茯苓12g，炙甘草6g。服至3剂而下肢不痛，行路便利。又用上方3剂而身痛亦止。后以丸药调理，逐渐平安。

案2：妊娠恶阻

吴某，女，27岁，尿妊娠试验阳性，胃脘不适，口淡，恶心，易饥，无腰腹疼痛。舌淡红，苔薄白，脉细。治宜温中健脾降逆。方用白术附子汤合半夏干姜散：炒白术12g，淡附片5g，炙甘草6g，生姜5片，大枣6个，半夏12g，干姜5g，6剂。

二诊：服药之后胃脘较前明显舒服，B超示宫内胎儿存活，舌脉如上。中药守上方，半夏改为15g，加吴茱萸4g，5剂。

四、现代应用

类风湿关节炎，雷诺病，心动过缓，脾胃阳虚引起的腹胀或便秘，哮喘，感冒，汗证，肠炎等。

五、应用经验采撷

气虚者，加党参、黄芪；疼痛甚者，加乳香、没药、元胡；腰以上痛者，加羌活、川芎；腰以下痛者，加独活、怀牛膝。

六、使用注意

本方主要用于治疗风湿相搏或正虚内寒所致的病证。阴虚火旺证，慎用本方。

桂枝加桂汤

一、原文

烧针令其汗，针处被寒，核起而赤者，必发奔豚。气从少腹上冲心者，灸其核上各一壮，与桂枝加桂汤，更加桂二两也。(《伤寒论》第117条)

桂枝五两，去皮　芍药三两　生姜三两，切　甘草二两，炙　大枣十二枚，擘

上五味，以水七升，煮取三升，去滓，温服一升。本云，桂枝汤今加桂满五两。所以加桂者，以能泄奔豚气也。

二、临证要点

本方主治奔豚证，病机特点为心阳虚，下焦阴寒之气乘虚上逆。以阵发性气从少腹上冲心胸，伴心悸等为临证要点。

三、临床应用案例举验

案1：房室传导阻滞

胡某，男，48岁。患者2年来经常心悸、晕厥、体倦乏力，先后在省市医院多次诊治，疗效不佳。因经济困难，居家煎熬，坐以待毙，痛苦异

常。近日来发作频繁，每日晕厥 10 余次，昏昏欲死，因难以耐受而前来诊治。自诉每次晕厥前自觉从少腹有一股气自下而上冲逆心胸至咽，即发昏厥，少时方醒，过时又发。伴面色虚浮㿠白，虚羸少气，心悸怔忡，怵惕不安，舌淡胖而滑，脉虚而迟（每分钟 28 次）。心电图示：Ⅲ度房室传导阻滞。西医诊断为Ⅲ度房室传导阻滞合并阿－斯综合征。中医辨证为心阳不振、肾水上逆之奔豚证。治宜温通心阳，平冲降逆。方用桂枝加桂汤加茯苓：桂枝 30g，白芍 12g，茯苓 12g，甘草 6g，生姜 10g，大枣 5 枚。每日 1 剂，煎服法同上。

二诊：上药服第 1 次后，自感冲逆之气在脐下悸动，而无上冲之势，当天已不再晕厥。1 剂药服完后，自觉行动有力，无心悸、怵惕、昏厥现象，脉象较前有力，每分钟达 50 次左右。药已中病，上方加益气健脾之人参、白术，又服药 6 剂诸症皆除，复查心电图恢复正常。

案 2：慢性阻塞性肺疾病

李某，男，65 岁。主诉：反复气喘咳嗽 20 年，加重 1 周。其人形瘦胸高，胸满气喘，发作时觉胸中之气上冲咽喉，气冲则喘，动则加重，咳嗽轻作，痰少色白，神疲乏力，下肢作冷，足跗不肿，饮食一般，夜尿增多，大便如常。舌青紫、苔白腻，脉沉细。患者有慢性阻塞性肺疾病史。西医诊断：慢性阻塞性肺疾病急性加重期；中医诊断：肺胀。入院予以吸氧、抗感染、平喘治疗 3 天，气喘如旧，胸中仍有气上冲感，遂加中药治疗。中医辨为肾阳虚衰，肺气上逆。治拟温肾纳气，降气平喘。予以桂枝加桂汤加味：桂枝 15g，炒芍药 10g，生姜 6g，甘草（炙）3g，大枣 10g，炒苦杏仁 10g，姜厚朴 6g，浙贝母 10g，紫石英 15g，山茱萸 15g，淫羊藿 10g。5 剂。常法煎服。

二诊：胸中之气上冲感明显减轻，平地自由走动稍感气喘，咳嗽偶作，痰少黏白，夜尿减少。原方再服 7 剂。

三诊：胸中已无气上冲感，走两层楼梯稍气喘，偶咳痰少，精神可，舌暗红，苔薄白。给予原方 7 剂出院续服，随访 2 个月未见加重。

案 3：胃肠神经官能症

某患，女，59 岁，平素畏寒喜暖，经常“感冒”。2009 年始每因受寒“感冒”后出现反复发作性腹胀，发作时小腹部胀满，自觉有冷气结成肿块上冲至胸部，短气烦躁，有时伴腹痛、呕吐，呕吐物为胃内容物，之后嗳气数次，自觉气上冲胸减轻，渐至块消，终至如常，数日发作1次甚或1日数次，痛苦不堪。曾在多家医院住院行系统检查：胸腹部X线片、腹部CT、腹部B超、肠镜、甲状腺功能、血钾钠氯均未见异常，胃镜提示慢性浅表性胃炎，诊断为“胃肠神经官能症”。因呕吐、饮食差、乏力，每予止吐、营养、补液等对症支持治疗。患者之后又因受冷“感冒”后出现腹胀腹痛、气上冲胸频作，并伴严重呕吐入院。刻下症：畏寒，发作性腹胀、腹痛，气上冲胸，短气胸闷，冷汗淋漓，恶心呕吐，周身酸痛、双下肢蚁爬感，纳差，眠差，大便干燥。查体：体温36.7℃，脉搏62次/分，呼吸20次/分，血压134/68mmHg，神情疲惫痛苦，皮肤湿润，颈软，颈静脉无怒张，心肺腹部及神经系统视触叩听均无阳性体征。舌质淡青，苔水滑，脉沉细滑。辨证为阳虚寒逆，治以温阳降逆。方用桂枝加桂汤加减：桂枝18g，白芍10g，甘草6g，生姜9g，大枣10g，茯苓10g，黄芪20g，当归10g，炒白术20g。每日1剂，水煎服。因其呕吐严重，故嘱其多次频饮。服3剂后，患者腹胀满减轻，“气上冲胸”发作次数减少，发作时轻微恶心，无呕吐，饮食较入院时好转，舌淡青，苔薄白，脉沉细。上方加减再服9剂，诸症消失，饮食、二便如常，病告痊愈。出院时带药6剂以巩固疗效。后患者再次发作，仍以桂枝加桂汤为基础方予服3~5剂症状减轻，服14剂左右而愈。随访患者于2013年再次发作后，服抗抑郁药至今。

四、现代应用

心律失常、心脏神经症、充血性心力衰竭、高血压、血管神经性头痛、梅尼埃病、癔病、神经官能症、膈肌痉挛，以及肝胆疾病、呼吸系统疾病等。

五、应用经验采撷

（1）内有寒饮者，可合方苓桂甘枣汤；伴有冲气上逆者，加代赭石15g；偏肾阳虚者，加附子10g；偏气虚者，加黄芪10g；心中悸动不安者，加生龙骨、生牡蛎各30g。

（2）此证多因惊恐而得，惊则心乱，恐则肾动，以致心神外驰，肾中阴邪上奔，临床表现亦多惊恐之兆。

（3）桂枝加桂汤是加桂枝还是肉桂，历来有争议，后世医家多根据具体情况而定。桂枝性轻走上，温阳力缓，心阳虚为主，用桂枝较合适；肉桂性沉入下，温阳力强，肾阳虚为主，更能提高疗效。

桂枝加芍药汤、桂枝加大黄汤

一、原文

本太阳病，医反下之，因尔腹满时痛者，属太阴也，桂枝加芍药汤主之；大实痛者，桂枝加大黄汤主之。（《伤寒论》第279条）

太阴为病，脉弱，其人续自便利，设当行大黄芍药者，宜减之，以其人胃气弱，易动故也。（《伤寒论》第280条）

桂枝加芍药汤方

桂枝三两，去皮　芍药六两　甘草二两，炙　大枣十二枚，擘　生姜三两，切

上五味，以水七升，煮取三升，去滓，温分三服。本云桂枝汤，今加芍药。

桂枝加大黄汤方

桂枝三两，去皮　大黄二两　芍药六两　生姜三两，切　甘草二两，炙　大枣十二枚，擘

上六味，以水七升，煮取三升，去滓，温服一升，日三服。

二、临证要点

本方主治太阴腹痛证，病机特点：桂枝加芍药汤证为脾伤气滞络瘀，桂枝加大黄汤证为脾伤气滞络瘀，郁滞较甚。桂枝加芍药汤证以腹满时痛为主症，以无食不下、呕吐、下利等明显脾阳虚证为临证要点；桂枝加大黄汤证是在上证基础上腹痛剧烈，或伴便秘为临证要点。

三、临床应用案例举验

便秘

周某，男，62岁。因患急性肺炎入院治疗，1个月后痊愈出院。此后体力衰弱，纳食甚少，每日不过食200g左右，大便每10余日一行，或服番泻叶，或用开塞露始能解下大便，均如球状，颇以为苦。主诉：纳少腹胀，

大便难解，每解如球状。患者体质瘦弱，唇暗口干但不多饮，舌质红，脉沉细。诊断为大病后阴液大伤，肠枯不润。处方以桂枝加芍药汤为主方加当归、肉苁蓉、桂枝各 9g，白芍 30g，甘草 6g，红枣 5 枚，生姜 3 片，当归 15g，肉苁蓉 30g，6 剂。

二诊：服药 1 剂，次日大便即下，腹不痛，胀亦消，连服 6 剂，每日均有大便，量不多，食欲增，精神好。随将原方加 5 倍，研细末，蜜丸，每丸重 9g，早晚各 1 丸，以巩固疗效。

四、现代应用

（1）桂枝加芍药汤用于治疗感冒未解，误用攻下法使腹胀痛者；胃脘疼痛、慢性痢疾、结肠激惹综合征等证属脾伤气滞络瘀者；平素脾胃虚弱，阴液不足便秘者；结核性腹膜炎腹痛不止者。

（2）桂枝加大黄汤用于治疗慢性结肠炎、感冒腹痛、麻疹腹痛、荨麻疹腹痛、痢疾腹痛、产后腹痛等脾伤气滞络瘀较重，伴腹痛甚，或便秘者。

五、应用经验采撷

（1）桂枝加芍药汤加当归、肉苁蓉，治疗病后阴液大伤、肠枯不润而致纳少腹胀，大便难解者，或脾阴亏损所致的老年性习惯性便秘。

（2）桂枝加大黄汤用于寒阻、热郁、瘀血、食积、虫积等多种因素所致的腹痛加减法：属寒者，重用桂枝、生姜；属热者，少用桂枝，重用大黄，或加芩连，大便结滞用生大黄；属血瘀者，加元胡、丹参、大黄（酒制）、益母草；属气滞者，加木香、香附、厚朴；属食积者，加山楂、莱菔子、鸡内金、莪术。

（3）针对素体脾胃虚弱之人，不仅大黄、芍药寒性攻伐之品要少用或慎用，其他苦寒、攻伐、阴柔之品用时也需注意。

桂枝加芍药生姜各一两人参三两新加汤

一、原文

发汗后，身疼痛，脉沉迟者，桂枝加芍药生姜各一两人参三两新加汤

主之。(《伤寒论》第62条)

桂枝三两，去皮　芍药四两　甘草二两，炙　人参三两　大枣十二枚，擘　生姜四两

上六味，以水一斗二升，煮取三升，去滓，温服一升。本云，桂枝汤，今加芍药、生姜、人参。

二、临证要点

本方以身疼痛，汗后身痛不减，甚或加重，脉沉迟为临证要点，可伴有恶风寒、发热、汗出等。

三、临床应用案例举验

案1：感冒汗后身痛

刘某，女，40岁。自诉：头身疼痛，伴微恶风寒，微汗出，口微渴喜热饮，全身乏力2天。患者已生3胎，素体虚弱，3天前恶寒发热，头身疼痛，鼻塞流涕，喷嚏不已。自认为伤风小恙，连服2次解热止痛散，每次2小包，并覆被取汗，汗出过多，衣被皆湿。得汗后，即感寒热头痛等症得以减轻，但次日又感头身疼痛，微恶风寒，且口微渴喜热饮，时时微汗出。延至第3天来诊，望其精神萎靡不振，苔薄而微泛津，舌质淡嫩，脉细无力。证属虚人感冒发汗后，致使营阴卫气虚损，余邪尚存。治宜养营益气，少佐疏风解表。方用桂枝新加汤加减：党参25g，桂枝15g，白芍20g，炙甘草10g，大枣12g，葛根20g，川芎10g，白蒺藜15g，生姜10g。服2剂而愈。

案2：产后高热

蔡某，女，29岁。因妊娠毒血症治疗无效行剖宫产手术。术后高热持续4天，虽用退热药及静脉滴注葡萄糖、氯霉素等，但热势不减，体温39.4℃，舌苔薄白，脉浮数，发热，汗出，微恶寒，口不渴。证属手术后气血两伤，卫阳不固，营阴不守，风邪乘袭。治宜调和营卫气血。处方：红参10g，桂枝3g，白芍10g，炙甘草3g，生姜1片，大枣3枚，白薇10g，青蒿5g。服头煎药后，体温由39.4℃陡降至37.8℃，续服2剂告愈。

四、现代应用

现代临床常用本方治疗末梢神经炎，面神经麻痹，肌肉疼痛，关节疼痛，慢性胃炎，慢性胃溃疡，神经性头痛，梅尼埃病，更年期综合征，痹证，便秘，产后高热、产后身痛、妊娠恶阻及不安腿综合征。亦可用于治疗素体虚弱易感冒，虚人外感多汗，素体阴虚外感，多种身痛之证。

五、应用经验采撷

（1）血虚者加当归，头痛者加川芎，素体阳虚易汗者，加玉屏风散（生黄芪、防风、白术）。

（2）本方证以发汗太过，营气虚损，筋脉失养为主要病机。症见身疼痛，脉沉迟，从临床来看，本证常见于妇人产后，其症还有四肢拘挛、恶风、舌淡等。现代常用于虚人感冒或太阳表证过汗而致汗多邪少者，也可以用于产后，或失血后身痛，脉见沉迟无力之产后身痛者。

（3）本方与桂枝加附子汤证均可见发汗过多，但桂枝加附子汤证为阳虚卫外不固所致，以汗漏不止为特点。本方证为营亏筋脉失养所致，以身体疼痛较突出。

当归四逆汤

一、原文

手足厥寒，脉细欲绝者，当归四逆汤主之。（《伤寒论》第351条）

当归三两　桂枝三两，去皮　芍药三两　细辛三两　甘草二两，炙　通草二两　大枣二十五枚，擘，一法，十二枚

上七味，以水八升，煮取三升，去滓，温服一升，日三服。

二、临证要点

本证于血虚的同时，又有寒凝经脉。以手足厥寒，或腰、股、腿、足、肩臂疼痛，口不渴，舌淡苔白，脉沉细或细而欲绝为临证要点。

三、临床应用案例举验

案1：雷诺病

王某，女，37岁。患者双指遇冷变色、脚趾冰凉已3年，某医院曾诊为雷诺病，未认真进行治疗，近1个月发作频繁，故来就诊。诊见：双指肤色紫暗，肿胀，指甲变厚，右食指皮肤皲裂，双足冰凉，肤色苍白，桡动脉、足背动脉搏动正常，冷水试验阳性。常有头晕、心悸、失眠，恶寒肢冷，面色苍黄，舌苔薄白，脉沉细，月经错后，量少色淡。此为素体血虚，复感寒邪，气血运行不畅，四肢失于血脉之温养则凉、麻，气血郁滞不通，出现肢端紫暗及针刺样疼痛。治宜养血通脉，温经散寒。方用当归四逆汤：当归15g，桂枝10g，芍药10g，细辛3g，甘草6g，大枣6g，黄芪15g。继服40剂，虽是隆冬季节，冷时未见发作，月经正常。再服14剂，肤温正常，已不恶寒，为巩固疗效，嘱患者间断服药，后未有复发。

案2：腰腹冷痛

白某，女，32岁。深秋季节，患者在田间劳动时，适值月经来潮，因在野外就厕，当时自觉寒风吹袭下体，冷冽非常。不久而出现少腹冷痛，腰痛如折，难以忍耐。舌苔白润，脉弦细。此乃经期风寒入客厥阴，络脉瘀滞而为病。方药：当归12g，桂枝12g，赤芍9g，细辛6g，通草6g，大枣7枚，鸡血藤12g，石楠藤12g。服药仅2剂而痛止。

案3：冻疮

李某，男，23岁。患者素体尚健，唯在寒冷季节两手发凉，易生冻疮，经久不愈。现方初冬两手及腕部已发生肿胀，皮肤微红，触之甚凉，自己亦觉寒冷，为防止发生冻疮，特来求治。诊见：有散在白发，舌淡红、苔白，其脉沉细。予以当归四逆汤加味：当归12g，细辛8g，桂枝9g，白芍9g，通草3g，炙甘草6g，大枣5枚，生姜4片，川芎9g，鸡血藤12g，丹参15g，首乌9g，旱莲草12g，水煎服。

二诊：服上方20剂，双手红肿消退，触之已不甚凉，脉较前有力，舌同前。守上方，继服10剂后，两手皮色复常，已转温和，乃停服上药。3个月后随访，去冬治后至今手未再发凉，亦未发生冻疮，散在白发较前明显减少。

四、现代应用

肢端紫绀症、肢端感觉异常症、血栓闭塞性脉管炎、旋前圆肌综合征、肩关节周围炎、颈椎病、头痛、坐骨神经痛、运动性癫痫、拘挛症、消化性溃疡、胃痉挛、急性胆囊炎、肝炎后综合征、习惯性便秘、慢性荨麻疹、多形性红斑、冻疮、皮肤皲裂、痛经、原发性不孕、血管神经性水肿、寒疝等症见手足厥冷、脉沉细、舌淡苔白，属血虚寒凝者，皆可用之。

五、应用经验采撷

腰、股、腿、足疼痛属血虚寒凝者，加川续断、牛膝、鸡血藤、木瓜等；兼有水饮呕逆者，加吴茱萸、生姜；妇女经期腹痛，及男子寒疝、睾丸掣痛、牵引少腹冷痛、肢冷脉弦者，可加乌药、茴香、良姜、香附等。

六、使用注意

本方是温经散寒，养血通脉的常用方。本方所主之证属于厥阴肝经血虚寒滞，故治宜养血散寒，温通经脉，与少阴阳衰阴盛之寒证不同，寒化证的手足逆冷，由于阳衰不能外达四肢，所以与阳衰证相伴。本方所主之证只见肝血不足、寒滞经脉的手足厥寒证，不伴有阳衰的症状。对于少阴阳虚寒厥者，本方不宜使用。

当归四逆加吴茱萸生姜汤

一、原文

若其人内有久寒者，宜当归四逆加吴茱萸生姜汤。(《伤寒论》第352条)

当归三两　芍药三两　甘草二两，炙　通草二两　桂枝三两，去皮　细辛三两　生姜半斤，切　吴茱萸二升　大枣二十五枚，擘

上九味，以水六升，清酒六升和，煮取五升，去滓。温分五服，一方，水酒各四升。

二、临证要点

本方主治素体血虚，内有久寒，又复外受寒邪。以手足厥逆，舌淡苔白，脉细欲绝，或兼见头顶痛、干呕、吐涎为临证要点。

三、临床应用案例举验

案 1：痛经

朱某，女，28 岁。经前或行经时少腹冷痛已 3 年，每次行经时需服去痛片，经量少而色暗有块，痛甚则呕吐，肢冷，面色苍白，舌质淡，边有齿痕，苔薄白，脉弦细。证属血虚寒凝。方用当归四逆汤加减：当归、白芍各 15g，桂枝、香附、小茴香各 9g，吴茱萸、生姜、大枣各 6g 细辛 5g，益母草 10g，连服 4 个疗程（每次经前 3~5 剂为 1 个疗程）告愈。

案 2：疝气

马某，男，17 岁。患者 1 个月前，与同学玩斗时，右侧睾丸及少腹部猛被足踢，当即疼痛难忍，服止痛片后缓解。次日晨，右侧睾丸疼痛肿大，该侧少腹部亦感坠痛，经某医院诊断为外伤性阴囊肿大。血常规：白细胞 18.4×10^9/L，中性粒细胞 0.88。予以抗生素治疗 2 周后病情未能控制，因白细胞 3.4×10^9/L、中性粒细胞 0.42，停止用药。就诊时症见面色㿠白，神怠目倦，右侧睾丸肿大如拳，有坠痛感，站立稍久或行走时，疼痛加重，该侧腹股沟明显隆起、压痛。平时腹部恶寒喜热，稍嗜冷食，吞酸腹胀，六脉沉细，舌质淡嫩，苔薄白。证系素体虚寒，少腹猛受外伤，致使气机阻滞，寒聚邪凝。治宜温经助阳散寒，行滞除痹。方用当归四逆加吴茱萸生姜汤加味：当归、桂枝、赤芍、甘草、通草各 10g，细辛 3g，吴茱萸、生姜、小茴香各 6g，大枣 7 枚，水煎服。上方前后连服 13 剂，睾丸及腹部肿胀下坠感消失，病愈停药。

四、现代应用

胃痛、腹痛、腰痛、头痛、牙痛、产后腹痛、四肢酸痛、腹股沟痛、痛经、闭经、月经后期、肢麻、飧泄、阴吹、阴缩、乳病、遗尿、阴痿、阴囊肿大、肌肉僵硬、转筋、妇人性交后缩阴、痹证、屡发冻疮、烫伤、坐骨神经痛、慢性盆腔炎、慢性阑尾炎、早期雷诺病、脉管炎、高脂血症、硬皮病、心功能不全、胃和十二指肠溃疡、慢性胃炎，凡血虚、肝胃寒凝者，皆可用之。

五、应用经验采撷

（1）本方紧随《伤寒论》第351条，该条症见手足厥寒，脉细欲绝者，用当归四逆汤治疗，本条兼内有久寒加吴茱萸、生姜以治其久寒。并辅以清酒，扶助药力，散久伏的寒凝。本方常用加减：腰、股、腿、足疼痛属血虚寒凝者，加川续断、牛膝、鸡血藤、木瓜等；兼有水饮呕逆者，加吴茱萸、生姜；妇女经期腹痛，及男子寒疝、睾丸掣痛、牵引少腹冷痛、肢冷脉弦者，加乌药、茴香、良姜、香附等；气虚者，加党参、黄芪。

（2）本方既名四逆，又治久寒，但方中不用干姜、附子，却用吴茱萸、生姜，这是因为“四逆”乃血虚寒凝所致，“久寒”因肝胃虚寒而成，病不在脾肾，而在肝胃，此即《伤寒论析义》所言：“从其药性，分经投治，法律精严，使各自发挥优势，而直捣病所。”

（3）本方中的“酒”，张仲景时代用清酒，现代临床除用清酒外，尚有用白酒、黄酒者，但用量宜小。

桂枝去芍药汤

一、原文

太阳病，下之后，脉促胸满者，桂枝去芍药汤主之。（《伤寒论》第21条）

桂枝三两，去皮　甘草二两，炙　生姜三两，切　大枣十二枚，擘

上四味，以水七升，煮取三升，去滓，温服一升。本云：桂枝汤今去芍药。将息如前法。

二、临证要点

本方主治太阳病误下后胸阳不振证，病机特点为表邪未解而胸阳受损。以胸满，恶风寒，发热汗出，脉促，舌淡苔白为临证要点。

三、临床应用案例举验

案1：胸满

王某，男，36岁。患者自诉胸中发满，有时憋闷难忍，甚或疼痛。每逢冬季则发作更甚，兼见咳嗽、气短、四肢不温、畏恶风寒等症。脉来弦缓，舌苔色白。参合上述脉症，辨为胸阳不振，阴寒上踞，心肺气血不利之证。治当通阳消阴。方药：桂枝9g，生姜9g，炙甘草6g，大枣7枚，附子9g。服5剂，胸满、气短诸症皆愈。

案2：心肌炎

李某，女，46岁。患者因患心肌炎而住院治疗，每当入夜则胸中憋闷难忍，气短不足以息，必须靠吸氧气才能得以缓解。舌质淡苔白，脉弦而缓。辨为胸阳不振，阴气内阻之证。方药：桂枝10g，生姜10g，大枣12枚，炙甘草6g。服药2剂后症状减轻，原方加附子6g，再服3剂后，症状消除。

四、现代应用

胸痹、心肌炎、肺源性心脏病、扩张型心肌病、心律不齐、咳嗽、支气管炎、支气管哮喘、痞证、水肿等。

五、应用经验采撷

（1）风寒咳嗽者加杏仁，风湿咳嗽者加杏仁、薏苡仁；中焦阳虚者加茯苓、白术；胸痹者，加薤白、全瓜蒌；外感风寒恶寒无汗者，加麻黄、紫苏叶。

（2）本方对阴寒邪盛、胸阳不振所致的胸闷、心悸、咳逆等症效佳，若阳虚甚者，可加附子。

桂枝去芍药加附子汤

一、原文

若微寒者，桂枝去芍药加附子汤主之。（《伤寒论》第22条）

桂枝三两，去皮　甘草二两，炙　生姜三两，切　大枣十二枚，擘　附子一枚，炮，去皮，破八片

上五味，以水七升，煮取三升，去滓，温服一升。本云：桂枝汤今去芍药加附子。将息如前法。

二、临证要点

本方主治太阳病误下后胸阳不足证，病机特点为表邪未解而胸阳不足。以胸满，恶寒，汗出，舌淡苔白，脉沉为临证要点。

三、临床应用案例举验

案 1：胸满心悸

李某，女，45 岁。主诉：经常在夜间熟睡中，出现窒息之感，猛然从梦中憋气而醒，心慌气短，亦至头面出虚汗，周身无力。此症每月犯两三次，每犯病一次，必须休息五六天始能活动。某夜间又发病，心悸一直持续至凌晨四点钟，方逐渐缓解。此时全身出汗，如同水洗，而且畏寒怕冷为甚。服丹参、川芎等活血化瘀之品无效。脉沉而无力，且时有一止，舌淡嫩而苔白。此证胸满而不痛，脉沉而夜重，主病在气而不在血，属阴而不属阳。疏方：附子 12g，桂枝 10g，炙甘草 6g，生姜 10g，大枣 7 枚。此方共服 5 剂，则胸满减轻，夜不憋气，汗出已止。唯心悸与脉结犹未全瘳。乃在上方基础上，另加人参 10g、五味子 6g、麦冬 30g，意在理脉养心而为阴阳兼顾之法。此方共服 6 剂，而心悸不作，脉来不结，其病寻愈。

案 2：痛经

林某，女，19 岁。患者月经 15 岁初潮，无痛经，1 年后出现痛经，经治疗后痛经消失。近半年来不明原因每于月经来潮之后 12 小时出现痛经，疼痛持续 1 天后缓解，时伴畏寒，恶心，经色鲜红，经量多，偶有血块，7 天净，带下不多，食纳可，二便正常。舌淡红，苔薄白，脉细。末次月经为 2005 年 12 月 15 日来潮。治宜温经活血止痛。方用桂枝附子汤加味：桂枝 6g，淡附片 6g，炙甘草 6g，生姜 6 片，大枣 5 个，延胡索 10g，蒲黄 10g，五灵脂 10g，益母草 20g。7 剂。

2006 年 2 月 6 日二诊：月经 2006 年 1 月 12 日来潮，经量偏多，经色鲜红，有小血块，下腹疼痛时间缩短为 6 小时，恶心、畏寒消失，舌、脉

象如上。处方：桂枝6g，淡附片6g，炙甘草6g，生姜6片，大枣5个，延胡索10g，五灵脂10g，益母草20g，香附10g。7剂。

2006年3月11日三诊：月经2月14日来潮，无痛经，舌、脉象如上。守上方加丹参12g。7剂而愈。

四、现代应用

心悸、怔忡，冠心病、高血压性心脏病、风湿性心脏病及各种心肌疾病导致的病态窦房结综合征，寒凝血瘀所致的痛经等妇科病。

五、应用经验采撷

（1）治疗心血管疾病常用加减：气虚者加人参，血瘀者加丹参、川芎、郁金；痰湿者加瓜蒌、半夏等。

（2）本方有温里散寒、止痛和中之效，与活血化瘀药物配伍，可治疗寒凝血瘀之痛经等。

桂枝去芍药加麻黄细辛附子汤

一、原文

气分，心下坚，大如盘，边如旋杯，水饮所作，桂枝去芍药加麻辛附子汤主之。（《金匮要略·水气病脉证并治第十四》第31条）

桂枝三两　生姜三两　甘草二两　大枣十二枚　麻黄二两　细辛二两　附子一枚，炮

上七味，以水七升，煮麻黄，去上沫，内诸药，煮取二升，分温三服，当汗出，如虫行皮中，即愈。

二、临证要点

本方主治阳虚阴凝证，病机特点为阳虚阴凝，水寒内结。以心下坚满，按之有形，大如盘，边如旋杯，手足逆冷，腹满肠鸣，骨节疼痛或四肢麻木不仁，恶寒身冷，舌淡苔白滑，脉沉弦为临证要点。

三、临床应用案例举验

案 1：慢性肾炎浮肿

赵某，女，28 岁。患者患肾小球肾炎 1 年余，周身浮肿，尿少，尿量 300mL/24 小时，曾住院两三次，浮肿始终不减，时轻时重，尿蛋白（+++~++++），颗粒管型细胞 2~3 个 /HP。诊其浮肿较重，头面及下肢皆肿，腹胀满，食入益甚，面色无华，畏寒肢冷，舌润苔滑，脉沉。综合脉症，当属阳虚而肺脾肾功能失调。治以宣肺温脾肾利水法。处方：桂枝 15g，麻黄 15g，附子 15g，细辛 5g，生姜 15g，红枣 4 枚，甘草 10g，水煎服。服上方 3 剂，尿量明显增加，约 1500mL/24 小时，又继服 5 剂，尿量增至 3000mL/24 小时，水肿全消，胀满大减，诸症均有好转，尿检：蛋白（++），余皆阴性。唯胃纳稍差，下肢无力、以手压之稍有指痕，腹部微有不适，乃脾虚运化不及之候，遂以健脾利湿法调治 20 余剂，诸症基本消失，尿蛋白（±），病情缓解，后随访一直未见复发。

案 2：肺源性心脏病

某患，女，61 岁，夙患肺源性心脏病。3 个月前，因咳喘、心悸、腹水而住院治疗月余，诸恙均已平复。近因受寒、劳累，诸恙复作，咳喘较剧，夜难平卧，心下坚满，按之如盘如杯，腹大如鼓，下肢浮肿，小便不多，面色灰滞。舌质紫暗，苔薄，脉沉细，心阳不振，大气不运，水邪停聚不化，予以桂枝去芍药加麻黄附子细辛汤原方，连进 5 剂，咳喘遂平，心下坚满已软，腹水较退，但下肢依然浮肿。续予原方加黄芪、防己、椒目，连进 8 剂，腹水退净，下肢浮肿亦消十之七八，再以温阳益气、调补心肾之剂以善其后。

案 3：肝硬化腹水

丁某，男，43 岁。患者胁痛 3 年，腹臌胀而满 3 个月，经检查诊为“肝硬化腹水”，屡用利水诸法不效。就诊时症见：腹大如鼓，短气撑急，肠鸣辘辘，肢冷便溏，小便短少。舌质淡、苔薄白，脉沉细。诊为阳虚气滞，血瘀水停。疏方：桂枝 10g，生麻黄 6g，生姜 10g，甘草 6g，大枣 6 枚，细辛 6g，熟附子 10g，丹参 30g，白术 10g，三棱 6g。服药 30 剂，腹水消退，诸症随之而减，后以疏肝健脾之法，做丸善后。

案4：月经不调

某患，女，46岁。主诉：前2年月经不讯但后又来，目前已停经半年，自觉面部色斑越来越多，平素背冷似冰。症见：畏寒肢冷，腰膝酸软，饮食尚可，二便调，舌淡苔薄白脉沉。证属肾阳式微，水湿内凝。治当温补肾阳，化饮解凝。处方：制附子10g，炙麻黄10g，细辛6g，桂枝10g，生姜10g，独活10g，泽泻15g，威灵仙15g，炙甘草10g，淫羊藿15g，巴戟天15g，鹿角霜15g，菟丝子15g，当归10g，黄芪30g。14剂，水煎服，日1剂，早晚分服。

二诊：患者诉背冷明显好转，手足渐温，腰膝酸软亦明显好转，面部色斑有所减少，舌脉同前。上方去黄芪、生姜，加骨碎补10g、苍术10g、炒白术15g、茯苓20g，继服10剂，诸症悉平，随访半年，未见复发。

四、现代应用

慢性肾小球肾炎、肾病综合征、肝硬化腹水（臌胀）、肺源性心脏病、风湿性心脏病、月经不调、乳腺增生（乳癖）等。

五、应用经验采撷

（1）脾虚呕恶者，加法半夏、陈皮；手足不温者，重用附子，加干姜；气滞明显者，加枳实、香附、木香；食少纳差者，加神曲、谷芽、麦芽、鸡内金。

（2）本方有温阳散寒、化饮解凝、通阳利气、宣肺解表之功，可用于阳虚感寒、阴寒内盛、寒凝痹阻等所致诸疾。

（3）凡慢性肾小球肾炎、肾病综合征而见高度浮肿，头面及上半身肿甚，小便不利，手足厥冷，面㿠畏寒，乏力便溏，舌淡嫩胖大而苔白滑，脉象沉弱，属肺气不宣、脾肾阳虚者，用之均可奏效；心阳不振引起的饮停心下，或腹满便溏薄甚或下利，脉弦或沉，一般健胃消痞剂无效时，用本方效佳。

桂枝去芍药加蜀漆牡蛎龙骨救逆汤

一、原文

伤寒脉浮，医以火迫劫之，亡阳必惊狂，卧起不安者，桂枝去芍药加蜀漆牡蛎龙骨救逆汤主之。(《伤寒论》第112条)

桂枝三两，去皮　甘草二两，炙　生姜三两，切　大枣十二枚，擘　牡蛎五两，熬　蜀漆三两，洗，去腥　龙骨四两

上七味，以水一斗二升，先煮蜀漆，减二升；内诸药，煮取三升，去滓，温服一升。本云：桂枝汤今去芍药，加蜀漆、牡蛎、龙骨。

二、临证要点

本方主治心阳虚惊狂证，病机特点为心阳亏虚，心神不敛，复被痰扰。以惊狂，卧起不安，心慌，心悸，舌红少津，脉虚浮数为临证要点。

三、临床应用案例举验

案1：心律失常

罗某，男，37岁。近2个多月来，患者胸闷，劳累后加重，心悸，气短，汗出溱溱，稍伴恶寒，休息半小时后，诸症常能自行缓解，舌质淡，苔白厚腻，脉象迟结。心电图提示：窦性心律过缓并心律不齐。证属心阳不振，痰湿痹阻。方用桂枝去芍药加蜀漆牡蛎龙骨救逆汤加味：桂枝、生姜、丝瓜络、党参、炙甘草、龙骨各9g，牡蛎12g，常山、橘络各6g，红枣7枚。服3剂后，劳累时发作减为休息10分钟即可缓解。上方炙甘草加至15g，续服16剂后，劳累时上症基本不发作，平时略感胸闷。舌质淡，苔薄白，脉沉迟而缓。拟用茯苓甘草杏仁汤加味善后：茯苓15g，杏仁、丝瓜络各6g，炙甘草、桂枝各12g，橘络9g。服5剂后，心电图复查正常。

案2：心脏神经官能症

陈某，女，27岁。主诉：反复心悸、胸痛1个月。患者诉1个月前逐渐感心悸，时有胸痛，自服“复方丹参片”无明显改善，自觉症状加重，影响工作。做心电图、超声心动图未见异常。T_3、T_4、TSH在正常范围内，

血生化在正常范围内。西医诊断为心脏神经官能症。查其舌淡，苔薄白，脉略显紧象。中医辨证为心阳耗损，心神浮越之惊悸。予以桂枝救逆汤原方治疗，3剂后症状明显改善，10剂后诸症消失，可正常工作。

案3：癫证

杨某，男，42岁。家属代诉患者5个月前先头胀失眠，继则持续性抽搐、神志不清，住院抢救半月余后，神志清楚但形如痴呆，白天抑郁似眠，夜间烦躁不宁，小便黄赤而涩，大便频数而黏，脉沉细而滑，舌体胖大、质淡、苔白滑腻。中医辨证属痰浊阻遏阳气，蒙闭心神。予以桂枝救逆汤化裁：桂枝10g，甘草10g，姜半夏15g，茯苓15g，生龙骨30g，生牡蛎30g，蜀漆（酒炒）3g，生姜2片，大枣12枚。7剂，水煎，每日1剂，分2次服。服药后，患者诸症减轻，又加减续服30余剂而获痊愈。

四、现代应用

心脏神经官能症、心律失常、癫证。

五、应用经验采撷

（1）舌红、苔黄、口臭者加酒大黄、黄芩，大便秘结者加生大黄，舌红少津者加天花粉，肝肾阴虚者加服六味地黄丸，心阴不足者加柏子仁、五味子、酸枣仁，舌苔白滑者加茯苓。

（2）方中蜀漆（常山苗）难求，临床可以常山代之。

桂枝加黄芪汤

一、原文

黄汗之病，两胫自冷；假令发热，此属历节。食已汗出，又身常暮盗汗出者，此劳气也。若汗出已反发热者，久久其身必甲错；发热不止者，必生恶疮。若身重，汗出已辄轻者，久久必身瞤，瞤即胸中痛，又从腰以上必汗出，下无汗，腰髋弛痛，如有物在皮中状，剧者不能食，身疼重，烦躁，小便不利，此为黄汗，桂枝加黄芪汤主之。（《金匮要略·水气病脉证并治第十四》第29条）

桂枝　芍药各三两　甘草二两　生姜三两　大枣十二枚　黄芪二两

上六味，以水八升，煮取三升，温服一升，须臾饮热稀粥一升余，以助药力，温覆取微汗；若不汗，更服。

二、临证要点

本方以发热自汗，恶寒较重，汗出色黄，或发黄，身体疼痛，舌淡，苔薄白，脉浮无力为临证要点。

三、临床应用案例举验

案 1：黄汗

韩某，女，41 岁，以肝硬化来门诊求治。其爱人是西医大夫，检查详尽，诊断肝硬化已确信无疑。其人面色黧黑，胸胁窜痛，肝脾肿大，腰胯痛重，行动困难，必有人扶持，苔白腻，脉沉细。黄疸指数、胆红素皆无异常，皮肤、巩膜无黄染。多年来服中西药不效，特来求治。初因未注意黄汗，数与疏肝和血药不效。后见其衣领黄染。细问乃知其患病以来即不断汗出恶风，内衣每日更换，每日黄染。遂以调和营卫、益气固表、止汗祛黄为法。予以桂枝加黄芪汤：桂枝 10g，白芍 10g，炙甘草 6g，生姜 10g，大枣 4 枚，生黄芪 10g。嘱其温服之，并饮热稀粥，盖被取微汗。上药服 3 剂，汗出身痛减，服 6 剂汗止，能自己行走，继以转治肝病乃逐渐恢复健康，返回原籍。2 年后特来告知仍如常人。

案 2：汗孔疼痛

马某，女，36 岁。患者自诉生产后第 4 天做输卵管结扎手术，阴道出血，几经调治，月余方止，但周身发肿、发胀，动则汗出，出汗时汗孔部如针刺样疼痛，汗后疼痛缓解。始则诸症较轻，以后逐渐加重，虽经多方治疗，疗效不显。诊见：患者体胖，如浮肿状，但肌肤按之无凹陷，皮色淡黄发亮，汗液黏腻，有多处汗毛部位可见微微下陷的小凹窝，以肩、背、胸、腹、上肢为明显。发热，微恶风寒，气微喘，时而心烦，恶心，身觉沉重，乏力，诸症皆多在午后增重。口不干渴，饮食一般，大便如常，小便微黄，舌质淡嫩稍胖，苔薄白，脉浮虚且滑。证属产后失血，气血两虚，腠理不密，复又外感风邪，致使营卫失和。卫郁而不能行水，汗湿留滞于肌肤。湿性黏滞，气滞血瘀。诸症由斯而生。出汗乃湿浊有外泄之机，因湿外泄不畅，故出汗时汗孔如针刺样疼痛，汗出则积湿稍去，气血通畅，汗孔疼痛亦随之暂时缓解。治拟解肌驱风、疏表散湿、调和营卫，参考《金匮要略》治黄汗之法。拟方：桂枝 9g，白芍 9g，荆芥穗 6g，生黄芪 12g，炙甘草 6g，生姜 4g，大枣 3 枚。3 剂，水煎服。

二诊：药后汗孔疼痛明显减轻，身已不觉发胀，精神较前为佳，但午后仍有发热，汗后恶风寒犹存。舌淡胖，苔薄白，脉虚滑。仍守前方 3 剂。

三诊：出汗时汗孔已不刺痛，发热、恶风寒均已消失，汗毛处凹陷平复，身已不觉得沉重，不肿胀。但仍出汗较多，面黄少华，舌淡胖，苔薄，脉虚细。患者产后失血，气血俱伤，加之患病日久，正气折损，一时尚难全复。当以益气固表论治。处以人参 6g（另煎）、生黄芪 10g、炒白术 10g、防风 6g，3 剂，以善其后。随访 4 年未见复发。

四、现代应用

体虚感冒，黄汗、多汗、盗汗症，黄疸，自主神经功能紊乱，末梢神经炎，肌肉风湿病，胆石症并感染，小儿感冒，化脓性汗腺炎等。

五、应用经验采撷

（1）桂枝加黄芪汤与桂枝汤均可治疗营卫不和之表虚证，桂枝加黄芪汤所治营卫不和之表虚证，以气虚明显为特点，患者多有身倦、懒动、嗜卧即多汗等症；而桂枝汤所治营卫不和之表虚证，气虚病证表现尚未突出，故桂枝汤对营卫不和表虚证以气虚为突出者，则力所不及，此其别也。

（2）黄芪芍药桂枝苦酒汤与本方均具有宣达阳气、排泄水湿的功用，皆用于治疗黄汗。然前方适用于周身汗出，表气已虚，故方以黄芪为君，益气固表；后方适用于汗出不透，腰以上有汗，腰以下无汗，故方以桂枝汤为君，解肌而和营卫。

（3）常用加减：湿盛者，加羌活、茯苓；黄汗、黄疸者，加山栀、茵陈、黄柏；盗汗者，加芍药、当归；多汗者，加浮小麦，牡蛎、五味子；外感表虚者，加白术，防风；气虚较甚者，加党参、黄芪、白术。

六、使用注意

湿热黄汗及痰热内蕴证，慎用本方。

黄芪桂枝五物汤

一、原文

血痹阴阳俱微，寸口、关上微，尺中小紧，外证身体不仁，如风痹状，黄芪桂枝五物汤主之。(《金匮要略·血痹虚劳病脉证并治第六》第2条)

黄芪三两　芍药三两　桂枝三两　生姜六两　大枣十二枚

上五味，以水六升，煮取二升，温服七合，日三服。一方有人参。

二、临证要点

本方主治血痹重证，病机特点为营血滞涩，阳气痹阻。以局部肌肤麻木不仁，舌紫暗，脉沉细涩为临证要点。

三、临床应用案例举验

案1：腰椎间盘突出症

张某，男，54岁，2年前被诊断为“腰椎间盘突出症”，腰痛间断性发作，逐渐加重。现症：腰部疼痛不明显，行走时伴左下肢抽痛到足背，伴有背外侧麻木，足趾活动无力，坐位或平卧时可减轻，饮食不佳，夜眠差，大小便正常。舌淡红，苔薄白，脉象虚弦。辅助检查：MRI显示L_5/S_1椎间盘突出（中央偏左型)，硬膜囊受压，黄韧带肥厚，局部小关节增生肥大。西医诊断：腰椎间盘突出症；中医诊断：腰痛，证属肝肾不足，经络阻滞。治法：补益肝肾，通络止痛。处方：黄芪30g，白芍15g，桂枝9g，太子参15g，杜仲15g，牛膝10g，当归15g，骨碎补15g，穿山龙9g，狗脊15g，桑寄生20g，甘草6g。6剂，水煎400mL，分早晚温服，每日1剂。药渣装袋加陈醋250mL笼蒸30分钟后放腰部热敷，每日2次，每次30分钟。

复诊：患者诉服用1周后，自觉腰痛明显缓解，行走距离较前增大，但仍伴有左下肢抽痛、麻木，夜间有冰冷感，舌质淡，苔白，脉弦。遂加入白芍12g、制川乌8g（先煎40分钟），6剂，水煎服，药渣外敷腰部阿是穴。

三诊：患者感腰腿痛症状缓解，继用上方治疗1周。

案2：糖尿病周围神经病变

张某，女，65岁，双下肢麻木、疼痛半年余，加重月余。刻诊：面色萎黄晦暗，倦怠乏力，头晕昏蒙，时发心悸，夜寐欠安，双下肢不温，二便尚可。舌质淡暗有瘀斑，苔白腻，舌下脉络迂曲，脉沉细涩。患糖尿病20年余，现口服二甲双胍每次0.5mg，每天3次。空腹血糖8.4mmol/L，糖化血红蛋白7.2%，其余实验室检查无明显异常。专科检查：双足背动脉减弱，10g尼龙单丝试验，保护性感觉减弱，震动觉减弱，BMI 24.5kg/m^2。西医诊断：糖尿病周围神经病变；中医诊断：消渴，痹证，证属脾肾阳虚，痰瘀阻络。治法：补益脾肾之阳气，逐瘀化痰通络除痹。方用黄芪桂枝五物汤加减：生黄芪30g，桂枝10g，白芍30g，大枣5枚，茯苓10g，麸炒白术10g，川芎10g，丹参10g，鸡血藤30g，地龙10g，牛膝10g。7剂，水煎温服，每天2次。辅以穴位贴敷外治，每天1次，每次贴敷6小时。

二诊、三诊患者自述症状好转，未见不良反应，故守方继服28剂，煎服法及外敷治疗同前。

四诊：患者自觉大为好转，双下肢麻木疼痛感已不明显，夜寐安，头脑昏蒙已除，气色渐佳，倦怠乏力感已大为好转。舌淡，苔白稍腻，舌上瘀斑已不见，舌下脉络迂曲已基本消失，脉细。临床症状已基本消失，专科检查亦趋于正常，空腹血糖7.5mmol/L。为求巩固疗效，按原方配制成水丸，每天服用3次，每次10g。每周来院进行1次穴位贴敷。随访2个月，未见病情反复。

案3：脑梗死后遗症

杨某，男，55岁。主诉：半身不遂、言语不利、口眼歪斜1月余。患者于1个月前无明显诱因突发脑梗死，在外院住院治疗，行头颅核磁共振成像（MRI）示：①右侧基底节区陈旧性脑梗死；②左侧大脑半球多发梗死。颅脑MRA提示：左侧大脑中动脉狭窄。具体治疗不详，本院以“脑梗死后遗症期”收入住院。入院查体：血压165/90mmHg，意识清，言语不利，口眼歪斜，右侧肢体瘫痪，以上肢为重，右手不能持物，二便正常，舌质淡红，苔薄白，脉沉细。中医诊断为中风病，证属气虚血滞，脉络痹阻。治以益气活血通络之法。方选黄芪桂枝五物汤加减：黄芪30g，桂枝

12g，当归 15g，川芎 12g，白芍 20g，白附片 10g（先煎），僵蚕 10g，杜仲 10g，川牛膝 15g，山药 15g，山萸肉 15g，桑枝 9g，菖蒲 10g，郁金 10g，水蛭 6g，大枣 3 枚。患者服用本方 4 周后，觉头脑较前清楚，口角歪斜明显改善，言语清楚，但语速稍慢，问答切题，右手能持物，但力量差，可下地自主行走，稍不稳，诉头昏、心悸、少寐，大便干燥，舌红少苔，脉弦细，原方去黄芪、党参，加柏子仁、火麻仁各 10g，酸枣仁 15g，续治 4 周后，患者右手可握持物，比正常稍差，其他症状消失，生活能自理。

四、现代应用

糖尿病周围神经病变、脑梗死后遗症、中风先兆、不安腿综合征、腰椎间盘突出症、类风湿关节炎、神经根型颈椎病、肩周炎、重叠综合征、产后身痛，小儿过敏性紫癜，老年皮肤瘙痒等。

五、应用经验采撷

偏气虚者加生晒参、山药；偏阳虚内寒者加肉桂、制附子；偏阴虚内热者加天花粉、地骨皮、玄参；肾虚腰痛者，加川牛膝、杜仲、淫羊藿；夹湿热者加忍冬藤、黄柏、苍术；痰湿阻滞者，加清半夏、陈皮、茯苓、苍术；血络瘀阻，肢端刺痛紫暗者，酌加蜈蚣、全蝎、地龙、水蛭、乌梢蛇等；麻木明显者，加鸡血藤、当归；疼痛明显者，加延胡索、威灵仙；上肢病变加姜黄、桑枝，下肢病变加牛膝、木瓜。

本方证常以下肢凉、麻、痛等感觉异常为主症，可合并下肢乏力、怕风、小腿肿胀、抽搐、皮肤黧黑等症。

桂枝甘草汤

一、原文

发汗过多，其人叉手自冒心，心下悸，欲得按者，桂枝甘草汤主之。（《伤寒论》第 64 条）

桂枝四两，去皮　甘草二两，炙

上二味，以水三升，煮取一升，去滓，顿服。

二、临证要点

本方主治心阳虚心悸证，病机特点为心阳不足，心失所养。以心悸喜按，心慌，胸闷，短气乏力，舌淡苔白，脉沉缓为临证要点。

三、临床应用案例举验

案 1：缓慢性心律失常

患者，男，66 岁。患者既往有冠心病、病态窦房结综合征病史，平时心率 38~53 次 / 分，当地医院曾建议装置起搏器，被患者拒绝。来诊时查动态心电图示：窦性心律 + 交界性逸搏心律，病态窦房结综合征，心律不齐，大于 2.00s 的长间歇有 132 次，最长间歇为 3.00s。中医诊为心悸，证属心肾阳虚，脾虚血瘀。治以益气养阴，温阳活血。方用桂枝甘草汤加减：桂枝 15g，炙甘草 10g，三七粉 3g，黑附子 10g，人参 6g，麦冬 15g，五味子 9g，丹参 20g，当归 l0g。服药 7 剂后复诊，诉胸闷、气短、心悸、头晕较前减轻，大便正常。嘱继服上方半个月，三诊时病情明显好转，偶有胸闷、心悸、乏力。

案 2：冠心病、心绞痛

付某，女，50 岁。患者反复胸闷、胸痛伴心悸、头晕 3 年余，加重 1 周，自述胸痛如窒，连及肩背，日发作 3~5 次，每次持续 3~10 分钟不等。胸闷、心悸、气短、乏力、冷汗出，动则加剧，经卧床休息服硝酸异山梨酯类药物稍稍缓解。患者面色无华，舌淡黯，苔薄白，脉沉细，超声心动图检查有冠心病改变，发作时心电图提示 ST 段 V_1~V_3 呈水平下移 0.15~0.3mv，T 波 avF 导联倒置，V_1~V_3 低平。西医诊断为冠心病、不稳定型心绞痛。中医诊断为胸痹，证属阳虚脉痹。治以通阳宣痹。方用桂枝甘草汤：桂枝 30g，炙甘草 15g。水煎频服，每日 1 剂，痛甚者日服 2 剂，并临时含服硝酸甘油片以缓解症状。连续服药 1 周后疼痛明显减轻，发作次数减少。停服硝酸甘油片，2 周后疼痛基本消失。3 个月来随访未再发作心绞痛，余症尽解。复查心电图大致正常。

案 3：原发性低血压

王某，女，30 岁。患者既往有慢性低血压病史，3 天前感冒后，自己口服对乙酰氨基酚后大汗淋漓，汗后出现心悸、头晕、心悬若饥、乏力、自汗、面色皖白，舌淡苔白脉虚。测血压75/45mmHg，西医诊断为原发性低血压，中医辨证为心阳虚证。治以桂枝甘草汤：桂枝20g，炙甘草10g。每日1剂，水煎服，取汁200mL，早晚分服。3天后症状减轻，血压为90/60mmHg，5天后诸症消失，血压为97.5/67.5mmHg，继服5天以巩固疗效，随访半年未见复发。

四、现代应用

缓慢性心律失常、月经期心动过缓、心神经官能症、低血压、冠心病、心绞痛。

五、应用经验采撷

因惊而悸，心神不宁者，加龙骨、牡蛎；因虚而悸，心悸怔忡者，加柏子仁、酸枣仁、龙眼肉；因瘀而悸，舌暗脉涩者，加三七粉、丹参、红花。低血压气虚者加黄芪，阳虚畏寒者加附子、肉桂，血虚者加当归，阴虚者加五味子、麦冬。

本方为治疗心阳虚证的祖方，用桂枝120g、甘草60g浓煎顿服，辛甘合化，速复心阳。

桂枝甘草龙骨牡蛎汤

一、原文

火逆下之，因烧针烦躁者，桂枝甘草龙骨牡蛎汤主之。(《伤寒论》第118条)

桂枝一两，去皮　甘草二两，炙　牡蛎二两，熬　龙骨二两

上四味，以水五升，煮取二升半，去滓，温服八合，日三服。

二、临证要点

本方主治心阳虚烦躁证，病机特点为心阳虚弱，心神不敛。以心悸，烦躁，舌淡苔白，脉虚数为临证要点。

三、临床应用案例举验

案1：心律不齐

李某，男，66岁。主诉：心悸、胸闷2年，加重1周。就诊时虽天气渐暖，但患者仍棉衣加身，诉肢冷怯寒，心悸，乏力，劳累后加重，甚者出现心前区隐痛。现症：心悸，胸闷不舒，乏力，动则尤甚，肢冷畏寒，自汗，夜寐不安，舌淡暗苔薄白，舌下可见瘀筋，脉沉涩。心电图示：窦性心律，ST段压低，频发室性早搏。西医诊断：心律失常；中医诊断：心悸，证属心阳不振，心脉瘀阻。治法：温补心阳，化瘀通络，安神定悸。处方：党参20g，炙黄芪20g，附子10g（先煎），桂枝10g，炙甘草10g，生龙骨30g（先煎），生牡蛎30g（先煎），丹参10g，赤芍10g，当归10g，酸枣仁10g，桃仁10g，甘松10g，沉香10g，牛膝10g，五味子6g。每日1剂，水煎服，服7剂。药后1周复诊，患者诉心悸消失，乏力缓解，但仍感胸闷、畏寒，予以原方基础上加淫羊藿10g、肉桂10g、薤白10g、红花10g，继服1周。再次复诊时患者心悸、胸闷、乏力、畏寒改善，继以桂枝甘草龙骨牡蛎汤加减服药1个月，患者诸症缓解，复查心电图未见明显异常。

案2：自汗

患者，女，65岁。主诉：自汗10年余，近半年来加重，曾于当地医院服中药治疗（具体不详）无效。患者日间动则汗出，上半身为甚，汗出如水洗，夜间无汗，项背恶风，平素易感冒，脾气急躁，右胁肋部胀满，口干，偶有心悸，夜眠梦多，纳食可，小便调，大便干，舌红、苔水滑，脉弦细。中医诊断为自汗，证属卫表不固，阳郁化热。治宜和营固表，清热敛汗。方用桂枝甘草龙骨牡蛎汤合栀子豉汤加减：黄芪40g，桂枝12g，炙甘草10g，煅龙骨40g（先煎），煅牡蛎40g（先煎），茯苓30g，炒白术12g，白芍12g，柴胡12g，郁金12g，炒栀子10g，淡豆豉6g，陈皮10g。14剂，水煎服，每日1剂，早晚分服。

复诊：患者汗出基本消失，仍觉胁胀、多梦，偶见耳鸣，增柴胡用量至15g，加莲子心5g、黄芩10g、炒川楝子6g以增强疏肝清热之力。继服14剂后痊愈。

案3：顽固性失眠

罗某，男，67岁。患者患失眠症已数年，经常彻夜难以入寐，白天神疲乏力，头晕耳鸣，心悸时作，纳少。曾服用天王补心丹、六味地黄丸等乏效。现每晚需依赖地西泮始能入睡2~3小时，寐则梦多惊噩。脉虚，舌质淡，边有齿印。证属气血亏虚，阳气浮越。治以温补镇摄。处方：桂枝10g，炙甘草10g，煅龙骨、煅牡蛎各30g（先煎），炙黄芪30g，淫羊藿10g，五味子10g，磁石30g（先煎），酸枣仁30g，炙远志10g，茯神15g，合欢皮15g，夜交藤30g。共7剂，每日1剂。

二诊：夜间已能入寐，效不更方，原方继进10剂。

案4：小儿遗尿

杨某，男，6岁。患儿夜间遗尿约半年，常自汗出，易感冒，食欲一般，大便正常。查体：面色少华，精神欠佳，舌质淡、苔薄白，脉细弱。尿常规及尿培养未见异常，腰骶部X线摄片正常。诊断为遗尿。治以补肺健脾，升阳固涩。方用桂枝甘草龙骨牡蛎汤加味：龙骨60g，牡蛎30g，炙黄芪20g，益智仁、山药各10g，乌药6g，桂枝、升麻、甘草各5g，每天1剂，水煎服。服药半个月后，患者2~3天遗尿1次，精神好转，胃纳增。原方龙骨减为40g，继续服药1个月。患者自汗基本消失，5天遗尿1次。守上方再服药1个月，遗尿基本痊愈。半年后随访患儿不再遗尿。

四、现代应用

1. **儿科疾病：**反复呼吸道感染、急性肠系膜淋巴结炎、病毒性心肌炎、遗尿、佝偻病初期等。

2. **其他疾病：**心律失常、心血管神经症、自汗、盗汗、失眠、焦虑症、甲状腺功能亢进症。

五、应用经验采撷

缓慢型心律失常宜重用桂枝，四肢不温、畏寒明显者可加熟附片；快速型心律失常加人参、麦冬、五味子；心血管神经症加黄芪、珍珠母、郁金；不寐者加酸枣仁、合欢皮、夜交藤；自汗者加白芍、五味子、浮小麦；气虚者加党参、黄芪、陈皮；更年期综合征加仙茅、淫羊藿，或合用二至丸；血瘀明显者加三七粉、丹参、桃仁、红花；惊悸明显者重用生龙牡，加远志、磁石；痰湿盛者加姜半夏、茯苓、白术、焦三仙。

六、使用注意

本证心神浮动，用药不宜过于辛散，故原方甘草药量倍于桂枝。

桂枝加龙骨牡蛎汤

一、原文

夫失精家，少腹弦急，阴头寒，目眩一作目眶痛，发落，脉极虚芤迟，为清谷，亡血，失精。脉得诸芤动微紧，男子失精，女子梦交，桂枝龙骨牡蛎汤主之。(《金匮要略·血痹虚劳病脉证并治第六》第 8 条)

桂枝加龙骨牡蛎汤方《小品》云：虚羸浮热汗出者，除桂，加白薇、附子各三分，故曰二加龙骨汤。

桂枝　芍药　生姜各三两　甘草二两　大枣十二枚　龙骨、牡蛎各三两

上七味，以水七升，煮取三升，分温三服。

二、临证要点

本方以虚劳少腹弦急，阴部寒冷，目眩发落，男子失精，女子梦交，或心悸，遗溺，脉虚大芤迟，或芤动微紧为临证要点。

三、临床应用案例举验

案 1：心悸

李某，老妪。患者心悸不宁，胆怯善惊，常有遇险临危之感，已逾 3 个月。症见：体倦神疲，纳谷不馨，夜寐甚难，肢体颤抖，不由自主。某医院门诊病历记录：心率 140 次 / 分，血压 120/80mmHg，心电图提示窦性心动过速。医治少效。视其舌淡红少苔，边有齿痕。切其脉，疾速不宁。心者，生之本，神之变也。心虚则易受惊恐，惊恐则心悸不宁。治当补心阳，养心阴。设阴平阳秘，神安其舍，则悸从何来？拟桂枝加龙牡汤：桂枝 10g，白芍 10g，炙甘草 6g，龙牡各 30g，生姜 6 片，红枣 6 枚，2 剂。

二诊：惊悸、颤抖均止，胃纳增，睡眠佳。恨求中医之晚，恐悸再发，前来索方，再付原方 3 剂。

案 2：遗精

黄某，青年，不知爱身，姿意情欲，又因劳动不节，以致精神不固，心火妄奇，夜不能寐，寐则梦遗，头晕身倦，气短息低，诊脉，尺寸皆虚，左关独弦细数，口苦心烦，潮热，小便黄等症象，唯患者羸孱如斯，先用金锁固金丸、安神丸合剂（改为汤剂），3 剂后烦热、口苦悉退，而夜梦尤多，遗无虚夕，再进固精丸（改汤）。又 2 剂不唯未减少，而遗尤甚，因而用之无益也。改处清心饮，3 日无寸效，精遗如故。

因思《金匮》桂枝龙骨牡蛎汤有治失精之明文，玩味其方药，此属心阳之虚并水气上逆之患，而与上方之唯一补养有间，且桂枝汤原为调和营卫，如易其分两，则可变为益阳和阴之用，加之龙牡镇心安神，核于本证殊可适应。以桂枝 5g，白芍 15g，甘草 9g，大枣 9g，生姜 3 片，龙骨、牡蛎各 18g，并加茯神 15g、辰砂末 3g（另冲）为镇降宁神之助。首 2 剂效不显，3 剂方乃著，梦少能睡，遗可相间，三数日不等。除仍服原汤外，早晚用莲心、金樱子煎汤送服妙香散 15g，以增强镇心固精力量，半个月后精不遗，嗣后自固其本，拟归脾汤配吞都气丸，持续 1 个月，神旺体健，大异畴昔。

四、现代应用

癔病、失眠、遗精或滑精、不射精、早泄、阳痿、不孕症、先兆流产、更年期综合征、月经周期性精神病、乳泣、自汗、盗汗、偏汗、久泻、遗尿等。

五、应用经验采撷

桂枝加龙骨牡蛎汤与黄连阿胶汤同可治疗心肾不交证。但桂枝加龙骨牡蛎汤主治心肾不固，阴阳失协，以阳虚不固心肾为主要矛盾，而且本方不仅可疗心肾不固之失精证，更可疗心肾不固之失眠证。而黄连阿胶汤主治心肾不交，水火失济，以阴虚不调心肾为主要矛盾。又桂枝加龙骨牡蛎汤主治病证为精气不固而妄动；黄连阿胶汤主治病证为神气失藏而躁动，此乃二方之别。

桂枝加龙骨牡蛎汤与小建中汤同可治疗失精证，小建中汤所主病证是气血虚弱，脾不统摄，精气外泄，大多伴有心悸、少气、手足心热等症；

而桂枝加龙骨牡蛎汤主治病机是心肾不固，阴阳不调，精气走失，大多伴有阴头寒，少腹弦急等症，一资别之。

常用加减：气虚明显者，加人参、黄芪以益气补虚；血虚明显者，加当归、熟地以滋补阴血；肾虚者，加何首乌、补骨脂以滋补肾精；遗精明显者，加山萸肉、金樱子以收敛固涩等。

六、使用注意

本方重在调和阴阳，潜镇摄纳，若属于相火妄动、阴虚失精或情志不遂者，不宜使用。

桂枝芍药知母汤

一、原文

诸肢节疼痛，身体尪羸，脚肿如脱，头眩短气，温温欲吐，桂枝芍药知母汤主之。(《金匮要略·中风历节病脉证并治第五》第 8 条）

桂枝四两　芍药三两　甘草二两　麻黄二两　生姜五两　白术五两　知母四两　防风四两　附子二枚，炮

上九味，以水七升，煮取二升，温服七合，日三服。

二、临证要点

本方主治风湿历节证，病机特点为风湿痹阻，化热伤阴。以多个关节灼热疼痛，甚至关节肿大变形，舌红脉数为临证要点。

三、临床应用案例举验

案 1：膝关节骨性关节炎

赵某，男，73 岁。主诉：左膝关节疼痛，活动受限 5 年。自诉 5 年前无明显诱因出现左膝关节疼痛，天气变化无加重，上下楼梯时疼痛明显。现症：左膝部无明显肿胀，局部无压痛，肤温正常，被动活动关节时有弹响声；侧方应力试验、抽屉试验均阴性，挤压研磨试验（±）；X 线示左膝骨质增生并膝关节内侧间隙变窄；目眩（白内障病史），口干，舌淡红，苔

薄白，脉濡。处方：桂枝15g，芍药20g，知母10g，炙甘草10g，麻黄8g，白术25g，防风10g，制附片12g（先煎），生乳香10g，生没药10g，生石膏30g。7剂，水煎服。1周后复诊，患者诉膝痛好转大半，行平路时已无不适，上下楼梯时仍有疼痛，但其程度较前也有减轻。效不更方，加熟地黄30g、生牡蛎30g（先煎）、骨碎补30g、补骨脂30g，7剂。1周后患者再诊告知上下楼梯时已无疼痛。嘱上方减乳香、没药，继服7剂，巩固疗效。

案2：类风湿关节炎

患者，女，72岁。主诉：四肢关节反复肿痛40余年。患者患类风湿关节炎40余年，曾先后或联合使用多种药物，每因肝功能异常、消化道大出血或疗效不佳而停药，曾短暂使用英夫利昔单抗，亦收效甚微。后长期依赖非甾体抗炎药、泼尼松。现症：时有寒热，无汗或汗出不多，双手指间关节、双腕关节、双肩关节肿痛明显，活动受限，遇风寒尤甚，关节表面皮温高，晨僵至午后仍不能缓解，腰背酸痛，口眼干燥，胃脘部胀满不适，不思饮食，尿频，大便稀溏，舌红、苔薄白，脉滑。实验室检查示：类风湿因子566IU/mL，血沉119mm/h，C反应蛋白133mg/L。西医诊断为活动期类风湿关节炎；中医诊断为痹证，证属风湿痹阻，寒热错杂，兼有脾胃气阴亏虚。治拟祛风散寒、清热除湿，兼以健脾益胃。方用桂枝芍药知母汤加减：桂枝8g，白芍、徐长卿各20g，防风、威灵仙各15g，蜈蚣2条，知母、白芷、黄柏、延胡索、陈皮各10g，连翘12g，炒薏苡仁30g，砂仁4g，甘草3g。每天1剂，水煎服，早晚各1次。甲泼尼龙片减量，停用双氯芬酸钠缓释片。患者服药7剂后，诉虽稍减激素用量，关节肿痛反有缓解，身热渐退，口干及胃脘部不适感亦明显改善，舌质淡红、苔薄白，脉滑。证候如前，治法守前，原方去黄柏、防风，加当归15g。继服2周后，体温正常，关节隐隐疼痛，肿胀已不明显，复查血沉、C反应蛋白降至正常，病情终获缓解，予以原方调整，以巩固疗效。

案3：腱鞘炎

谢某，女，42岁。主诉：右手前臂桡侧逐渐疼痛不能用力持物10余天，红肿疼痛明显2天。查体：右手桡骨茎突处红肿隆起成条索状，腕关节尺倾时患处剧痛，舌红苔黄稍腻，脉弦。诊为桡骨茎突狭窄性腱鞘炎。处方：桂枝12g，赤芍9g，麻黄9g，白术15g，知母12g，防风10g，附子6g（先煎），羌活 12g，姜黄 12g，甘草 6g，薏苡仁 30g，虎杖 10g，生地 12g，每日 1 剂，水煎服，外用红花油。2 剂而愈，随访 8 年未再复发。

案 4：痛风

王某，男，42 岁。主诉：痛风 2 年余，左足第一跖趾关节肿痛 10 天。曾在外院确诊为痛风后，服用“秋水仙碱、别嘌呤醇”等药物 1 月余后，症状缓解，现未服任何药物。于 10 天前无明显诱因出现左足第一跖趾关节肿痛，伴左下肢麻木。查体：神志清，精神可，体型肥胖，脉濡缓，舌苔白腻，心肺听诊无明显异常，左足第一跖趾关节活动稍受限，左下肢活动尚可，血尿酸值 480μmol/L，血压 145/90mmHg。余未见明显异常。辨证为痛风，证属湿痹。方药：桂枝 20g，芍药 15g，知母 10g，麻黄 10g，生姜 10g，白术 15g，防风 10g，薏苡仁 25g，苍术 10g，黄柏 10g，土茯苓 15g，萆薢 15g，甘草 6g，5 剂，每天 1 剂，水煎早晚服。5 天后复诊，左足第一跖趾关节肿痛及左下肢麻木感减轻，上方继续服用。7 天服用 5 剂为 1 个疗程，续用 3 个疗程。并嘱注意饮食，调整血压，随访 3 个月后，左足第一跖趾关节肿痛及左下肢麻木感消失。

四、现代应用

类风湿关节炎、膝关节滑膜炎、膝关节骨性关节炎、强直性脊柱炎、坐骨神经痛、肩周炎、梨状肌综合征、颞下颌关节紊乱综合征、急性痛风、糖尿病周围神经病变、关节型银屑病、腱鞘炎。

五、应用经验采撷

原方药量加减：若掣痛难以屈伸，得热痛减，倍加麻黄、附子，减少知母用量；身体关节重浊肿胀，遇阴雨天加重者，倍加白术；关节红肿热痛者，倍加芍药、甘草、知母，减少附子用量。

常用加减：发热者，加生石膏、薏苡仁、秦艽、土茯苓；血虚肢节肥大者，加鸡血藤、鹿衔草、白芷；湿盛肢节肿大者，加萆薢、泽泻、防己、苍术、薏苡仁；痛甚者，加延胡索、露蜂房、乳香、没药；关节屈伸不利者，加伸筋草、络石藤；气虚者，加黄芪；腰膝酸软疼痛者，加桑寄生、杜仲、续断；病在上肢加桑枝，病在下肢加牛膝。

桂枝茯苓丸

一、原文

妇人宿有癥病，经断未及三月，而得漏下不止，胎动在脐上者，为癥痼害。妊娠六月动者，前三月经水利时，胎也。下血者，后断三月衃也。所以血不止者，其癥不去故也，当下其癥，桂枝茯苓丸主之。（《金匮要略·妇人妊娠病脉证并治第二十》第2条）

桂枝　茯苓　牡丹去心　芍药　桃仁去皮尖，熬，各等分

上五味，末之，炼蜜和丸，如兔屎大，每日食前服一丸。不知，加至三丸。

二、临证要点

本方主治癥病，病机特点为瘀血阻滞，寒湿凝滞。以素有癥病史，小腹胀满疼痛，或有癥块，或月经异常，下血色暗夹有瘀块，舌质紫暗，脉涩为临证要点。

三、临床应用案例举验

案1：子宫内膜异位症

刘某，女，28岁，痛经2年，伴腰痛、肛门憋坠感、性交痛。患者既往无痛经史，2011年结婚后不久出现痛经，并逐渐加重，服止痛药不能缓解。婚后2年，夫妻同居未孕。月经周期基本正常，末次月经2013年7月25日，5天净，经量正常，伴有血块，经期腰酸，肛门有憋坠感。妇科检查：子宫后壁可触及几个直径1cm大小质硬结节，触痛（+），右侧附件增厚，触痛（+），左侧附件未探及明显异常。舌质黯淡、边有瘀点、苔薄白，脉弦涩。西医诊断为子宫内膜异位症；中医诊断为痛经，证属血瘀气滞。治拟活血化瘀，行气止痛。方用桂枝茯苓丸加减：桂枝、茯苓、芍药各15g，桃仁8g，丹皮20g，三棱、莪术、川楝子、延胡索各10g。7剂，每日1剂，水煎服。

二诊：正值月经第2天，下腹疼痛剧烈，经色红紫，伴血块，经量正常，肛门有憋坠感。舌黯红、苔薄白，脉涩。上方加丹参30g、香附10g。

继服 7 剂。

三诊：服药后腹痛、肛门憋坠感减轻。舌黯红、苔薄白，脉沉涩。守方继服 10 剂。

四诊：患者服药后无特殊不适。舌黯红、苔薄白，脉沉。守方继服 40 剂。9 月 24 日月经来潮，经期小腹痛明显缓解，经色红，血块较前减少，肛门憋坠感减轻。舌质黯、苔薄白，脉滑。继予上方治疗 2 个月，期间月经来潮 2 次，月经腹痛明显缓解，血块、肛门憋坠感消失。妇科检查：子宫后壁小结节基本消失，双侧附件触痛（-）。

案 2：子宫肌瘤

燕某，44 岁。经某医院检查确诊为子宫肌瘤（9cm×8cm），建议手术切除，以免后患。患者畏惧手术，特来求治中医。刻下症：少腹胀大如怀孕 5 月状，脐下有拳头大之圆形肿物。痛经 5 个月，每月经行不畅，色黑黏稠，块屑甚多，淋漓不断，常延续 10 日以上不止。面色暗，舌淡红，脉弦。有形癥积，已非一日，予桂枝茯苓丸加虫类搜剔缓攻之：茯苓 45g，桂枝、丹皮、赤芍、桃仁各 15g，红参（另炖）、柴胡、灵脂、土鳖虫、甘草各 10g，炮甲珠、生水蛭各 6g，大贝 15g，蜈蚣 2 条（研粉黄酒冲服），10 剂。

二诊：少腹膨隆之状大减，胀势已松。今时值经期，腹未痛，黑块已少，脉沉滑，舌色暗，因势利导，通经化瘀为治：茯苓 45g，桂枝 15g，桃仁、丹皮各 15g，赤芍 25g，益母草、当归须、丹参各 30g，酒香附、柴胡、泽兰叶各 12g，川牛膝 30g，生水蛭、炮甲珠各 6g，蜈蚣 1 条（研粉黄酒冲服），甘草 10g，鲜姜 5 片，枣 10 枚。

三诊：上方连服 3 剂，经行畅通，下瘀块甚多，少腹如孕之状已消，腹痛已除。近日白带多，脉舌如前。予以初诊方 5 剂，加生山药 30g、车前子（包煎）10g。

四诊：少腹平软如常人，丸方缓攻：桂枝茯苓丸各药均 30g，土鳖虫、大贝、归须、炮甲珠、灵脂各 30g，太子参 60g，生水蛭 15g，蜈蚣 30 条，制成 10g 蜜丸，每次 1 丸，每天 3 次。

五诊：丸药服约过半，经超声探查，肌瘤基本消失。追踪复查，超声提示：子宫 6cm×5cm，一切正常。

案 3：卵巢囊肿

李某，女，23 岁，已婚，结婚 7 年未生育，5 年前流产 1 次。初诊：

月经来潮量多、腹痛2天。西医妇科检查：右侧卵巢有一囊肿大如鸡卵，压痛不显。西医诊断为卵巢囊肿。患者求中医保守治疗。症见患者月经量多，淋漓不尽，下腹坠胀疼痛，血色紫黑，舌苔白，脉沉涩。中医辨证为气滞血瘀。治当活血化瘀，理气软坚。方用桂枝茯苓丸加减：桂枝9g，茯苓9g，牡丹皮9g，桃仁12g，赤芍9g，莪术6g，山慈菇15g，青皮9g，枳壳9g，炙穿山甲12g，甘草6g。每日1剂，水煎服。服4剂后，下腹坠胀疼痛减轻，阴道下血量仍多，精神好转；又服4剂后，流出些许淡红色血块，似烂肉状，仍下紫黑色血，但其量减少，腹痛消失，脉沉涩；续服1周，血停，下腹坠胀疼痛消失。超声显示：左侧卵巢肿块消散吸收。改服加减逍遥散调理数月，后月经恢复正常。2年后生一子。

案4：盆腔积液

李某，女，34岁。患者时感小腹部坠胀疼痛，腰膝酸软，全身乏力，平素白带量多，腹部肠鸣音亢进；经前乳房胀痛，月经量少，经色暗，有血块，经期小腹痛及腰痛。刻下症：小腹部疼痛，有波动感及肠鸣音，小便不利，舌质白、苔白滑腻，脉沉涩。彩超提示：子宫大小形态正常，肌层内回声均匀，内膜线居中，双侧附件未见异常；盆腔内可见液性暗区深约98mm积液。四诊合参辨证为湿瘀内阻型之癥瘕。方用桂枝茯苓丸加味：桂枝12g，茯苓20g，丹皮10g，赤芍20g，黄柏12g，蒲公英20g，连翘12g，银花12g，败酱草30g，白术15g，薏苡仁30g，黄芪30g，升麻9g，柴胡9g，白芷15g，枳壳15g。10剂，水煎服。经期服用方：当归15g，香附15g，牛膝30g，泽兰20g，红花15g，益母草30g，白芷15g，枳壳15g。5剂。

二诊：患者自诉小腹部疼痛较前明显减轻，小便畅顺，肠鸣音次数减少。效不更方，上方继服20剂。

三诊：彩超提示子宫大小形态正常，盆腔内可见液性暗区深约48mm积液。余无不适。继服上方60剂。

四诊：彩超复查子宫附件正常，盆腔积液消失。

案5：慢性盆腔炎

成某，女，28岁，已婚。就诊时患者下腹部腰骶疼痛反复发作1年之久，再发加重2周。患者1年前因产后3月余，突发下腹部腰骶疼痛，未进行系统治疗，曾在某医院诊断为慢性盆腔炎、慢性附件炎，经住院输液后疼痛缓解，2周前因淋雨受凉后上症再发。刻下症：下腹腰骶部刺痛，夜不能寐，白带量多，黄白相间，有异味，大便干结，小便黄，舌质红，边有瘀斑，苔黄厚腻，脉滑涩。月经史：初潮13岁5/28~30天，末次月经：2015年4月2日—2015年4月6日（经量中等、色黯、少血块）；前次月经：2015年3月2日—2015年3月6日（经量中等、色黯、少血块）。孕产史：1~0~1~1（2011年1次无痛人流，2013年顺产）。妇科检查：阴道通，充血，宫颈轻度糜烂，宫体后位，压痛。附件两侧增厚增粗，压痛。B超检查：盆腔包块，左侧输卵管增粗伴有积水，盆腔积液3.0cm。诊断为慢性盆腔炎，证属湿热瘀结。治当清热燥湿，化瘀止痛。方用桂枝茯苓丸加减：桂枝10g，桃仁10g，茯苓15g，牡丹皮10g，赤芍药15g，败酱草30g，薏苡仁15g，天葵子15g，紫花地丁15g，蒲公英15g，金银花15g，菊花10g。2日1剂，每天2次，水煎服。服药15剂后，腰腹部疼痛减轻。服药20剂后，诸症均除，无不适感，B超复查左侧附件无异常，盆腔无阳性体征。

案6：慢性附睾炎

赵某，男，35岁。主诉：半年前无明显诱因出现阴囊内疼痛、坠胀不适，疼痛可放射至下腹部。刻下症：舌质淡暗，苔薄黄，脉左弦紧而右涩，纳眠可，二便调。既往有慢性前列腺炎病史。专科检查：附睾轻度肿大、变硬，局部有轻压痛，同侧输精管增粗。尿常规：白细胞8.2×10^9/L。西医诊断：慢性附睾炎；中医诊断：子痈，证属瘀热互结。治宜清热利湿，活血化瘀。方用桂枝茯苓丸加减：桂枝12g，桃仁12g，丹皮12g，茯苓12g，芍药30g，柴胡15g，乌药12g，川楝子6g，红花15g，丹参15g，龙胆草15g，甘草6g。7剂，每日1剂，水煎分早、晚2次温服。二诊时诉阴囊内疼痛稍减，坠胀感消失。上方去乌药、红花，加红景天25g、淫羊藿20g以增温阳补肾、活血化瘀之力，7剂，煎服法同上。三诊时为巩固疗效，将首诊时汤药改为丸剂，又继服半个月后，病告痊愈。

案7：前列腺增生症

患者，男，68岁。主诉：尿频、夜尿增多10余年，加重2个月。患者自述10年前开始出现尿频、尿急、夜尿增多，伴有尿等待、尿不尽，当地医院经直肠前列腺B超显示：前列腺Ⅱ度增生；经腹部B超测膀胱残余尿量为70mL，予以非那雄胺、普乐安等药物治疗，病情无明显好转，遂来寻求中药治疗。刻下症：尿频，夜尿5~6次，尿等待，尿不尽，畏寒肢冷，神疲乏力，腰膝酸困，舌淡苔白，脉沉细涩。前列腺指诊：前列腺中度增大，中央沟变浅，无压痛、结节。西医诊断：前列腺增生症；中医诊断：精癃，证属浊瘀阻塞，肾阳虚衰。治以化瘀通淋，温补肾阳。予以桂枝茯苓丸合金匮肾气丸加减：桂枝12g，茯苓10g，牡丹皮10g，赤芍10g，桃仁9g，山萸肉10g，熟地黄12g，山药10g，泽泻10g，鹿角霜10g（先煎），黄芪10g，淫羊藿12g，附子9g（先煎），刘寄奴10g，炙甘草6g，14剂。水煎服，日1剂。

二诊：尿频、尿急症状好转，夜尿2~3次，口干易渴，前方改鹿角霜为6g、附子为6g，14剂。

三诊：诸症消失，经直肠前列腺B超检查示前列腺Ⅰ度增生；经腹部B超测膀胱残余尿量为10mL。二诊处方续服14剂。随访1年，不适症状未复发。

四、现代应用

1. **生殖系统疾病：**子宫肌瘤、卵巢囊肿、盆腔积液、慢性盆腔炎、痛经、输卵管妊娠破裂、不孕症、子宫内膜异位症、子宫腺肌病、多囊卵巢综合征、乳腺囊性增生，前列腺增生、精索静脉曲张、慢性附睾炎、前列腺炎、精液不液化症、输精管结扎术后痛性结节等。

2. **心脑血管疾病：**高脂血症、高黏血症、冠心病、心绞痛、心肌缺血、下肢深静脉血栓、动脉粥样硬化等。

3. **神经系统疾病：**脑出血、脑梗死、偏头痛、癫痫、失眠、健忘、带状疱疹后遗神经痛。

4. **消化系统疾病：**肝囊肿、肝硬化、脂肪肝、班替综合征、粘连性肠梗阻、慢性糜烂性胃炎、急性单纯性阑尾炎等。

5. **呼吸系统疾病：**副鼻窦炎、鼻衄、哮喘、声带息肉、慢性支气管炎、肺气肿、肺源性心脏病。

6. **泌尿系统疾病：**尿潴留、尿结石、肾功能不全、紫癜性肾炎。

7. **其他疾病：**甲状腺肿大、黄褐斑、更年期综合征。

五、应用经验采撷

（1）随病加减：子宫肌瘤常加三棱、莪术、鳖甲、牡蛎、穿山甲等；

卵巢囊肿常加夏枯草、香附、泽兰、海藻、玄参、牡蛎、贝母等；慢性盆腔炎或伴积液常加红藤、败酱草、蒲公英、银花、连翘、刘寄奴、泽泻、益母草、薏苡仁等；慢性附件炎常合苇茎汤；子宫内膜异位症可加血竭、川楝子、延胡索、夏枯草；输卵管阻塞及其引起的不孕症常加莪术、王不留行、皂角刺、路路通、丹参、贯众、银花、连翘、土茯苓等；人流后恶露不尽合失笑散；痛经、前列腺肥大及其引起的尿潴留常加牛膝、大黄、益母草、泽兰、海藻、土鳖虫；闭经常加郁金、菖蒲、橘络；子宫直肠窝积液可加三棱、莪术、贯众、银花，连翘、甘草；面部斑块加当归、香附、薏苡仁、红花、甘草；宫外孕加乳香、没药、丹参、昆布、海藻、生蒲黄等。

（2）对症加减：气虚乏力者加党参、黄芪；带下量多者可加陈皮、半夏、芡实、白果、薏苡仁；黄带者加红藤、败酱草、蒲公英；月经量少、色紫夹块者加桃仁、红花、茜草、益母草、泽兰；腹痛甚者加元胡、乌药、蒲黄、五灵脂，伴少腹包块加水蛭、蜈蚣、三棱、莪术。

桂枝生姜枳实汤

一、原文

心中痞，诸逆心悬痛，桂枝生姜枳实汤主之。(《金匮要略·胸痹心痛短气病脉证治第九》第8条)

桂枝三两　生姜三两　枳实五枚

上三味，以水六升，煮取三升，分温三服。

二、临证要点

本方主治寒饮气逆心痛证，病机特点为寒饮上逆，阻遏心阳。以胃脘痞闷不舒，心中如有物束缚般疼痛为临证要点。

三、临床应用案例举验

案1：胸痹

吴某，男，45岁，近年来自觉胸中郁闷，常欲太息，胃中嘈杂，时有涎唾。最近病情加重，有胸前压痛感，心悬如摆，短气不足以息。闻声则惊，稍动则悸，心烦失眠，精神困倦，食纳尚可，口干不欲饮，小便频而短。察其体质肥胖，素贪甘脂。脉弦而数，舌胖苔白。此属脾失健运，痰饮上凌，以致心阳被遏，肺气郁滞而病胸痹。治宜驱逐痰饮为主，兼运脾胃。方用桂枝生姜枳实汤加味：桂枝5g，生姜5g，枳实6g，法半夏9g，竹茹10g，茯苓10g，橘皮6g，全瓜蒌9g，薤白6g，炙甘草5g。服5剂后，数象转缓，苔呈薄腻，胸满略舒，心痛已止，但惊悸仍影响睡眠。上方去生姜、竹茹，加白术9g、九节菖蒲3g。服至20余剂，诸症若失。

案2：妊娠呕吐

金某，27岁，2005年9月13日初诊。患者妊娠43天，9月8日曾经出现阴道少量出血，当天出血即止，伴嘈杂、恶心、口不渴、纳欠，二便正常，舌淡红，苔薄白，脉细。治宜温中和胃降逆。方用桂枝生姜枳实汤加味：桂枝6g，生姜5片，枳实5g，半夏12g，茯苓10g。3剂。

2005年9月16日二诊：恶阻好转，纳可，嗳气，舌脉如上。上方加砂仁5g（冲），3剂。

2005年9月23日三诊：恶阻继续减轻，嗳气已除，纳可，多涎唾，二便正常。舌略红，苔薄白，脉细。治宜温中健脾降逆。方用桂枝人参汤加味：桂枝6g，党参12g，炒白术10g，干姜5g，炙甘草6g，半夏15g，茯苓10g，生姜6片。3剂。

2005年10月5日四诊：恶阻消失，口燥，纳欠，大便疏，舌脉如上。治宜健脾助运。方用参苓白术散加鸡内金6g、炒谷芽10g、炒麦芽各10g，5剂而愈。

四、现代应用

胸痹、慢性浅表性胃炎、妊娠恶阻（妊娠呕吐）等。

五、应用经验采撷

治疗心胃刺痛，可加丹参、檀香、砂仁、元胡；治疗功能性消化不良，可加党参、白术、厚朴、焦三仙。

本方合人参汤可用于治疗寒饮停胃型慢性浅表性胃炎，阳虚明显者加制附片，恶心呕吐明显者加姜半夏，胸阳不振明显者加瓜蒌皮、薤白，有瘀血症状者加失笑散，泛酸者加乌贼骨。

栝楼桂枝汤

一、原文

太阳病，其证备，身体强，几几然，脉反沉迟，此为痉，栝楼桂枝汤主之。(《金匮要略·痉湿暍病脉证治第二》第 11 条）

栝楼根二两　桂枝三两　芍药三两　甘草二两　生姜三两　大枣十二枚

上六味，以水九升，煮取三升，分温三服，取微汗。汗不出，食顷，啜热粥发之。

二、临证要点

本方以项背强直，肢体拘急，发热，恶风寒，头痛汗出，苔薄白，脉沉细而迟或兼弦为临证要点。

三、临床应用案例举验

案 1：柔痉

丁某，男，半岁。初夏时，患儿身热，汗出，口渴，目斜，项强，角弓反张，手足搐搦，指尖发冷，指纹浮紫，舌苔薄黄。此为伤湿兼风，袭入太阳卫分，表虚液竭，筋脉失荣。拟用调和阴阳，滋养营液法。以栝楼桂枝汤主之：栝楼根 6g，桂枝 3g，白芍 3g，甘草 2.4g，生姜 2 片，红枣 2 枚，水煎服。3 剂，各症减轻。改投：当归、川贝、秦艽各 3g，生地、白芍、栝楼根、忍冬藤各 6g，水煎服，4 剂而愈。

案 2：产后发痉

秦某，女，20 岁。因产后七八日，头晕眼花，不能坐起。临证时忽见患者手指抽掣，相继呵欠，张大其口，越张越大，竟至口角裂破流血，急令人以手按合，亦竟不止。复现面色淡白，目瞪流涎，冷汗时出，神识昏迷，脉弦缓无力。辨证：新产亡血伤阴，汗多伤阳；复受外感，风入经俞而发痉，势有阴竭阳脱之象。治法：回阳固脱，祛风镇痉。方药：急煎高丽参15g与服，半小时后稍有好转，续用栝楼桂枝汤加味：高丽参9g，炙黄芪30g，桂枝6g，杭芍9g，附片4.5g，栝楼根12g，炙甘草9g，生姜9g，大枣5个。2剂，水煎服。

二诊：服1剂后，汗出渐少，2剂服完，抽搐亦缓解，唯感眩晕疲乏，乃表固阳回，阴血仍亏。拟投养血镇痉，气血并补之剂。方用栝楼桂枝汤合四物汤加减：炙黄芪30g，当归9g，桂枝4.5g，杭菊花9g，栝楼根9g，生地15g，川芎4.5g，钩藤9g，炙甘草6g，高丽参9g。连服2剂后，眩晕减轻，精神日趋恢复。

四、现代应用

感染性疾病、变态反应性疾病、精神神经系统疾病、落枕、颈椎骨质增生、腰肌劳损、皮肤干燥综合征、慢性肾炎、肾病综合征、神经性耳鸣等。

五、应用经验采撷

见项背转侧不利之症者，可加葛根；卫气虚弱、汗出表营者，加防风、黄芪、白术；营阴不足者，加石膏、知母、麦冬；津液亏损者，加天花粉、玄参、知母。

太阳痉病虽然其病的重心在表，治疗以解表为主，但必须照顾津液，适当加入滋养筋脉之品，否则，邪从燥化，津伤筋急，而祸不旋踵。

六、使用注意

本方所主之证为柔痉。若患者表现为表实无汗或表寒里热、不汗出而烦躁者，或表现为温病初起见发热口渴、咽痛脉数者，或中焦湿热者，均不宜使用本方。

桂枝麻黄各半汤

一、原文

太阳病，得之八九日，如疟状，发热恶寒，热多寒少，其人不呕，清便欲自可，一日二三度发。脉微缓者，为欲愈也；脉微而恶寒者，此阴阳俱虚，不可更发汗、更下、更吐也；面色反有热色者，未欲解也，以其不能得小汗出，身必痒，宜桂枝麻黄各半汤。(《伤寒论》第23条)

桂枝一两十六铢，去皮　芍药　生姜切　甘草炙　麻黄去节，各一两　大枣四枚，擘　杏仁二十四枚，汤浸，去皮尖及两仁者

上七味，以水五升，先煮麻黄一二沸，去上沫，内诸药，煮取一升八合，去滓，温服六合。本云，桂枝汤三合，麻黄汤三合，并为六合，顿服。将息如上法。

臣亿等谨按，桂枝汤方，桂枝、芍药、生姜各三两，甘草二两，大枣十二枚。麻黄汤方，麻黄三两，桂枝二两，甘草一两，杏仁七十个。今以算法约之，二汤各取三分之一，即得桂枝一两十六铢，芍药、生姜、甘草各一两，大枣四枚，杏仁二十三个零三分枚之一，收之得二十四个，合方。详此方乃三分之一，非各半也，宜云合半汤。

二、临证要点

本方主治表郁轻证，病机特点为风寒外束，表郁日久，邪轻证轻。以表证日久，发热恶寒如疟状，一日二三度发，或伴面红、身痒为临证要点。

三、临床应用案例举验

案1：急性荨麻疹

廖某，女，7岁。患儿全身起红色风团、瘙痒，伴发热、腹泻9天。外院住院治疗4天（具体用药不详），发热、腹泻已愈，仍全身起大片红色风团，此起彼伏，瘙痒难忍。微恶寒，无明显汗出，口中和，舌体偏大，边略红，苔白厚，脉浮略弦。予以桂枝麻黄各半汤加味：麻黄6g，桂枝7g，杏仁6g，白芍7g，大枣20g，生姜6g，炙甘草3g，荆芥6g，防风6g，白蒺藜10g，苍术6g，茯苓皮6g，5剂，内服。另用路路通100g、蝉蜕50g，3剂外洗。

二诊：服1剂风团即消，现无风团。前方去白蒺藜，再服4剂巩固。后未再发。

四、现代应用

1. **呼吸系统疾病：**小儿、老年、久病、素体虚弱者患普通感冒、流行性感冒、呼吸道炎症、感冒综合征、非典型肺炎等。

2. **变态反应性及皮肤肌表疾病：**各种类型的荨麻疹、皮肤瘙痒症、湿疹、神经性皮炎、皮肌炎、糖尿病、肾病等合并皮肤瘙痒症、变应性血管炎、痤疮、皲裂疮、银屑病、脱发等。

五、应用经验采撷

依据胡希恕老中医经验，常以荆芥、防风代替麻黄，治疗发热恶寒、身痒起疹之皮肤病有良效。皮肤病皮疹急性发作，风团、瘙痒甚剧者，以原方加荆芥、防风、羌活、浮萍等疏表药，效佳。

六、使用注意

本方药轻力薄，身体壮实，感冒因风寒湿邪所致之风寒表实重证，非本方所宜。如病邪已经入里，或疮疡已溃、虚证水肿、吐泻失水、亡血失血者，均不宜使用。

桂枝二麻黄一汤

一、原文

服桂枝汤，大汗出，脉洪大者，与桂枝汤如前法。若形似疟，一日再发者，汗出必解，宜桂枝二麻黄一汤。(《伤寒论》第25条)

桂枝一两十七铢，去皮　芍药一两六铢　麻黄十六铢，去节　生姜一两六铢，切　杏仁十六个，去皮尖　甘草一两二铢，炙　大枣五枚，擘

上七味，以水五升，先煮麻黄一二沸，去上沫，内诸药，煮取二升，去滓，温服一升，日再服。本云，桂枝汤二分，麻黄汤一分，合为二升，分再服。今合为一方，将息如前法。

臣亿等谨按，桂枝汤方，桂枝、芍药、生姜各三两，甘草二两，大枣十二枚。麻黄汤方，麻黄三两，桂枝二两，甘草一两，杏仁七十个。今以

算法约之，桂枝汤取十二分之五，即得桂枝、芍药、生姜各一两六铢，甘草二十铢，大枣五枚。麻黄汤取九分之二，即得麻黄十六铢，桂枝十铢三分铢之二，收之得十一铢，甘草五铢三分铢之一，收之得六铢，杏仁十五个九分枚之四，收之得十六个。二汤所取相合，即共得桂枝一两十七铢，麻黄十六铢，生姜、芍药各一两六铢，甘草一两二铢，大枣五枚，杏仁十六个，合方。

二、临证要点

本方主治表郁轻证，病机特点为风寒外束，表郁日久，证微邪微。以表郁日久，证微邪微，恶寒发热如疟状，一日发作两次，或伴汗出、身痒为临证要点。

三、临床应用案例举验

感冒发热

刘某，女，42 岁，以急性肾盂肾炎入院，经治疗半月余，症状缓解，后傍晚沐浴后鼻塞流涕，自服感冒清 3 片。次日上午 10 时，突发高热（体温 39℃），恶寒，肌内注射“复方氨基比林”一支，下午 2 时左右大汗出热退。嗣后连续 2 日上午 10 时许寒热即作，下午 4 时许汗出热退，伴头痛、体痛、微咳。尿检：小便色淡黄，白细胞少许。予以庆大霉素、青霉素等治疗罔效。遂请中医治疗。现症：肌肤灼热（体温 38.7℃），面色红赤，然盖厚被二床犹呼冷，无烦渴，舌红苔薄黄，脉洪数。辨为桂二麻一汤证。处方：麻黄、杏仁各 6g，桂枝、白芍、炙甘草各 10g，生姜 5 片，大枣 8 枚，1 剂，水煎服。药后 3 小时，周身汗出，头身痛减。次日寒热未作，各症均愈。

四、现代应用

本方临床应用与桂枝麻黄各半汤略同，但病情较轻；亦可用于消化系统之夏季慢性腹泻。

五、应用经验采撷

1. 皮肤肌表疾病：风热者去麻黄，加金银花 15g、黄连 4g；血虚者加鸡血藤20g、当归12g；气虚者加黄芪15g；瘙痒甚者加蝉蜕6g、全蝎4g。

2. 夏季慢性腹泻：腹痛者加用白芍至15g；腹部胀满者加厚朴10g；胃寒者加熟附子6g。

桂枝二越婢一汤

一、原文

太阳病，发热恶寒，热多寒少。脉微弱者，此无阳也，不可发汗。宜桂枝二越婢一汤。(《伤寒论》第27条)

桂枝去皮　芍药　麻黄　甘草炙，各十八铢　大枣四枚，擘　生姜一两二铢，切　石膏二十四铢，碎，绵裹

上七味，以水五升，煮麻黄一二沸，去上沫，内诸药，煮取二升，去滓，温服一升。本云，当裁为越婢汤、桂枝汤合之，饮一升。今合为一方，桂枝汤二分，越婢汤一分。

臣亿等谨按：桂枝汤方，桂枝、芍药、生姜各三两，甘草二两，大枣十二枚。越婢汤方，麻黄二两，生姜三两，甘草二两，石膏半斤，大枣十五枚。今以算法约之，桂枝汤取四分之一，即得桂枝、芍药、生姜各十八铢，甘草十二铢，大枣三枚。越婢汤取八分之一，即得麻黄十八铢，生姜九铢，甘草六铢，石膏二十四铢，大枣一枚八分之七，弃之。二汤所取相合，即共得桂枝、芍药、甘草、麻黄各十八铢，生姜一两三铢，石膏二十四铢，大枣四枚，合方。旧云，桂枝三，今取四分之一，即当云桂枝二也。越婢汤方，见仲景杂方中，《外台秘要》一云起脾汤。

二、临证要点

本方主治表郁内热轻证，病机特点为表郁邪轻，外寒内热。以发热恶寒如疟状，发热重，恶寒轻，兼见口微渴、心微烦为临证要点。

三、临床应用案例举验

腹型荨麻疹

张某，女，46岁。罹患瘾疹腹痛间作3年有余，今因不慎食海味而发病

3天，经抗敏、激素等西药治之罔效。刻诊：形寒，时而身有烘热且刺痒不堪，胸背瘾疹成片，有如云片，皮肤多处搔痕，夜半因腹痛时而坐起，痛苦不堪名状，伴烦躁、口渴欲饮，腹鸣隆响，溲赤，大便溏，日三行。舌暗红、苔薄黄，脉象浮大。皮肤划痕试验阳性。辨证责之外有风寒，内有郁热。处方：川桂枝、麻黄、生姜、丹皮、炒防风各10g，炒赤白芍各l0g，甘草6g，大枣7枚，生石膏30g（先煎），白鲜皮12g，徐长卿15g。4剂后痒罢痛瘥。后予玉屏风口服液续治疗1个月，以巩固其效。半年后随访，未再复发。

四、现代应用

流行性感冒、过敏性疾病、鼻炎、老年性皮肤瘙痒症、荨麻疹、湿疹、急性肾炎或慢性肾炎急性发作、支气管炎等。

五、应用经验采撷

用于治疗荨麻疹、湿疹、接触性皮炎、药物性皮炎、银屑病等急性发作期，若热甚口渴、疹色鲜红者，可重用生石膏；湿热重，痒甚者可配入白鲜皮、地肤子、薏苡仁等。

第三章　葛根汤及其类方

葛根汤

一、原文

太阳病，项背强几几，无汗恶风，葛根汤主之。(《伤寒论》第31条)

太阳与阳明合病者，必自下利，葛根汤主之。(《伤寒论》第32条)

太阳病，无汗而小便反少，气上冲胸，口噤不得语，欲做刚痉，葛根汤主之。(《金匮要略·痉湿暍病脉证治第二》第12条)

葛根四两　麻黄三两，去节　桂枝三两，去皮　芍药二两　甘草二两，炙　生姜三两　大枣十二枚

上七味，㕮咀，以水七升，先煮葛根、麻黄，减二升，去沫，内诸药，煮取三升，去滓。温服一升，覆取微似汗，不须啜粥。余如桂枝法将息及禁忌。

二、临证要点

1. **太阳刚痉证：**病机特点为风寒客于太阳营卫筋脉。以发热恶寒，头痛，无汗，咽干口渴，颈背强，小便不利，气上冲胸，口噤不语，舌淡，苔薄白，脉浮紧为临证要点。

2. **下利证：**病机特点为外邪不解，内迫于阳明。以无汗，恶风，项背强，咽干口渴，大便浓稠或稀散，味臭，舌淡，苔薄黄或黄腻，脉浮为临证要点。

三、临床应用案例举验

案1：急性上呼吸道感染

李某，女，21岁。主诉：发热、恶寒、鼻塞、流涕6天。6天前患者不慎感冒，出现发热、怕冷、鼻塞、流涕等，在某诊所输液（具体药物不详）4天，第1天输液后体温下降，但第2天体温又升，再输液2天未效。后

转至某医院，给予维C银翘片、阿莫西林等治疗2天，仍未好转而来诊治。刻下症：发热，怕冷，无明显汗出，鼻塞，流清涕，头痛，口不渴，咽不红，舌脉均正常。余无不适。处以葛根汤：葛根30g，麻黄15g，桂枝10g，肉桂5g，白芍10g，干姜10g，大枣20g，炙甘草6g。4剂，水煎服，每日分2次服用。嘱服药后覆被取汗，汗后病解，余药弃之。2天后，患者来述，诊后当晚服药1次，出汗较多，汗后诸症若失，病遂痊愈。

案2：颈椎病

患者，女，42岁。主诉：反复头晕6年。患者6年前无明显诱因出现头晕目眩、浑身无力，在当地医院对症治疗后缓解，此后眩晕反复发作。刻下症：头晕头昏，转头则头晕加重，乏力，颈项酸楚，得风寒则加重，纳食欠香，夜寐不实，二便正常。舌质淡红、苔薄白，脉弦细。辨证属营血不足，风寒痹阻。治宜散风寒，补营血，升清阳。拟葛根汤加减：葛根20g，生麻5g，桂枝15g，生白芍20g，当归15g，川芎10g，蔓荆子10g，生姜15g，大枣15g，炙甘草10g。服药7剂后感觉头脑清爽，周身轻松，颈项舒适，纳寐均佳。6个月后患者因劳倦后头晕乏力再发，症状同前，电话中嘱在上方中加入黄芪20g，服用7剂，药后病情痊愈，随访1年未见复发。

案3：过敏性鼻炎

患者，女，41岁。主诉：反复鼻塞、流涕3年余。先后服用氯雷他定等西药，并配合滴鼻制剂，病情稍有好转。半个月前因受凉上述症状再发，服用抗过敏药及速效感冒胶囊，症状无好转。刻下症：阵发性干咳、胸闷，身重疼痛，口渴欲饮，纳可，夜眠可，二便正常，舌胖，苔腻略黄，脉浮紧。西医诊断：过敏性鼻炎；中医诊断：鼻鼽（外寒内热证）。治法：解肌清热。处方：葛根25g，麻黄10g，桂枝10g，白芍10g，辛夷10g，苍耳子10g，生石膏15g，黄芩10g，牛蒡子10g，生甘草12g。服药6剂后患者遍身微汗出，即身重疼痛缓解，鼻塞减轻。上方去牛蒡子、黄芩，继服6剂，患者症状明显好转，喷嚏、清涕明显减少。上方去石膏，加白芷10g，再服6剂，又随证加减治疗半个月，诸症消失。

案4：风湿性脊柱炎

冯某，男，36岁。主诉：反复腰背部脊柱疼痛10余年。10余年前无明显诱因出现腰背部疼痛，在当地医院诊断为“风湿性脊柱炎”，予以相关治疗后，症状缓解，平常症状控制较好。1个月前因在店铺夜间看门而卧睡地上数夜，脊柱疼痛加重，影响转侧和仰俯活动。刻下症：端坐体位，脊柱活动受限，$T_{7\sim10}$压痛，无放射痛，局部怕冷，皮色正常，诊断为太阳经伤寒。方用葛根汤加细辛3g、附子10g、独活15g、蜈蚣2条，水煎服，每日1剂。服药1个月后症状消失，又嘱患者继服2个月，以巩固疗效。1年后随访，一直未再复发。

案5：腕关节僵硬

林某，男，41岁。主诉：左腕关节僵硬肿痛，活动不利反复发作6年。患者6年前桡骨远端骨折后因伤肢制动过久，6年来左腕关节反复僵硬肿痛，活动不利。刻下症：左腕关节僵硬，轻度肿胀疼痛，活动不利，恶风，无汗，小便清长，大便稍黏，舌淡暗苔白滑，脉浮紧。西医诊断：创伤后腕关节僵硬；中医诊断：筋痹，证属风寒夹湿。治以解肌舒筋，调和营卫。方用葛根汤加减：葛根30g，桂枝、芍药、姜黄各15g，麻黄、炙甘草、生姜、大枣各10g。10剂，初诊时即实施针刀松解术1次。

二诊：施术并服药10剂后，患者自觉症状明显好转，左腕关节活动度可，无肿胀疼痛。为防关节僵硬复发，守原方再服10剂以巩固疗效，另指导患者功能锻炼。后随访1年半未见复发。

案6：急性胃肠炎

田某，男，52岁。主诉：发热、恶寒、腹泻水样便1天。既往确诊为乙型肝炎肝硬化（失代偿期）10年。刻下症：发热，体温39℃，无汗，恶寒，头痛，身疼，口干不欲饮水，腹泻水样便，身体轻微地抽搐，牙齿上下撞击作响，舌质淡红、苔薄白，两脉浮弦。西医诊断：①上呼吸道感染；②急性胃肠炎。中医诊断：①太阳伤寒病；②痉病（刚痉）。处方：①当即给双手少商、商阳、中冲、少冲针刺放血，大椎穴、双侧曲尺、合谷进行透天凉以降温；②葛根汤原方进行治疗。葛根（先煎，去上沫）32g，麻黄（先煎，去上沫）24g，桂枝16g，生姜24g，甘草16g，白芍16g，大枣30g，3剂，服药2剂后，汗出、腹泻、周身疼痛等症状消失，测体温37℃。3剂后外感病治愈。

四、现代应用

1. 呼吸系统疾病：流行性感冒、急性上呼吸道感染、急性支气管炎、肺炎、过敏性鼻炎、慢性副鼻窦炎等，有上述表寒病机者，均可酌情选用本方治疗。

2. **神经运动系统疾病：**周围面神经麻痹、颈椎病、落枕、肩周炎、痉挛性倾斜、自发性寰椎半脱位、流行性肌张力障碍综合征、各类神经性疼痛、各类病症所致的运动功能障碍等。

3. **消化系统疾病：**痢疾、肠炎、胃肠型感冒等。

4. **其他疾病：**痤疮、痛经、早发型重度子痫前期、糖尿病合并高血压危象、膝关节外侧肿胀、突发性耳聋等。

五、应用经验采撷

寒邪凝滞经脉偏重者，可加附子、细辛、独活；有外伤史夹有瘀血体征者，可加鸡血藤、土鳖虫、当归；腰腿疼痛明显者，可加黄芪、狗脊、牛膝、地龙、乳香、没药；全身皮肤瘙痒、周围有红晕者，可加赤芍、丹皮、荆芥、当归；治疗鼻炎、鼻窦炎，可加桔梗、薏苡仁、辛夷。

六、使用注意

葛根汤治疗太阳病和太阳阳明合病。若病已传入阳明，而见“烦热”“渴饮”“胃家实”等症，则不可用。

葛根加半夏汤

一、原文

太阳与阳明合病，不下利，但呕者，葛根加半夏汤主之。(《伤寒论》第33条)

葛根四两　麻黄三两，去节　生姜二两，切　甘草二两，炙　芍药二两　桂枝二两，去皮　大枣十二枚，擘　半夏半升，洗

上八味，以水一斗，先煮葛根、麻黄，减二升，去白沫，内诸药，煮取三升，去滓，温服一升，复取微似汗。

二、临证要点

本方主治太阳与阳明伤寒证，病机特点为外感风寒，寒邪客于阳明，

胃气上逆。以恶寒发热，无汗，项背强直拘急，头身痛，胃脘疼痛，呕吐或吐清水，舌淡苔白，脉浮或紧为临证要点。

三、临床应用案例举验

案1：高热

患者，女，27岁。患者5天前开始发热，自行服药（具体用药不详），当时热退，但次日又发热。后在某医院治疗，输液后热退，之后连续反复发热，最高温度39.5℃，西医诊断为高热。刻下症：头痛，畏寒，双侧太阳穴、前额拘痛。傍晚时发热，输液后热退，之后又发热，凌晨1点左右出汗后热退，次日傍晚再发热，发热时全身痛。伴呕吐，口渴，小便少，大便3日一行，呈羊粪状干硬。舌色瘀紫，有齿痕，苔薄白，右脉浮弦紧数，左脉浮弦细紧数。中医诊断为发热，证属太阳阳明合病。方用葛根加半夏汤：葛根18g，麻黄9g，炙甘草6g，白芍6g，桂枝6g，生姜10g，姜半夏10g，大枣5枚。4剂，水煎服，日1剂。随后回访：服药1剂后热退，2剂后痊愈。

案2：颈椎病

患者，女，34岁。主诉：颈椎病10年余，反复头晕，加重1周。刻下症：头晕，天旋地转，恶心欲吐，上肢麻木，又逢月经来潮，腹痛隐隐，经色偏暗，经量可，纳可，睡眠差，大便溏。舌暗红苔薄白，脉弦细。中医诊断为眩晕，考虑其颈项不利，乃太阳经气不利；恶心、欲吐，腹痛、大便溏，乃阳明脾胃受损。治宜营卫和调，气血顺畅，太阳阳明表里双解。方用葛根加半夏汤加减：葛根15g，麻黄10g，桂枝10g，生姜10g，白芍10g，大枣4枚，炙甘草6g，半夏12g，羌活10g，元胡10g，当归10g，香附6g。服7剂后症状明显缓解。

案3：妊娠期荨麻疹

周某，女，25岁。主诉：全身起红斑、风团伴瘙痒半月余。就诊时妊娠41天。刻下症：皮疹红斑、风团以躯体、四肢为主，时隐时现，瘙痒难受。伴恶心、呕吐，舌淡红，苔薄白，脉细滑。中医诊断为瘾疹。治以疏风解肌，和营降逆。方用葛根汤加半夏汤加减：葛根12g，炙麻黄、桂枝、炙甘草、蝉蜕各5g，炒芍药6g，大枣10个，生姜4片，白蒺藜、防风各10g。7剂，水煎服，日1剂。

复诊：荨麻疹已经完全消退，仍恶心、口淡、多唾，舌脉如前。治当疏风和胃降逆。方用香苏散加味：香附、佛手、防风各 6g，苏梗、陈皮、半夏各 10g，炙甘草、砂仁（冲）各 5g。服 5 剂后痊愈。

四、现代应用

1. **呼吸系统疾病**：上呼吸道感染、哮喘等。

2. **消化系统疾病**：痢疾、消化性溃疡、慢性胃炎等。

3. **其他疾病**：麻疹、荨麻疹、痛风、颈椎病、眶上神经痛、急性肾小球肾炎等。

五、应用经验采撷

呕吐症状重者，可加姜竹茹、枳实、陈皮、苍术；胃脘疼痛甚者，可加香附、砂仁；大便干结者，可加大黄、厚朴、枳实。

六、使用注意

阳明里实证呕吐者，不宜用本方。

葛根芩连汤

一、原文

太阳病，桂枝证，医反下之，利遂不止，脉促者，表未解也；喘而汗出者，葛根黄芩黄连汤主之。(《伤寒论》第 34 条）

葛根半斤　甘草二两，炙　黄芩三两　黄连三两

上四味，以水八升，先煮葛根，减二升，内诸药，煮取二升，去滓，分温再服。

二、临证要点

本方主治表证未解，邪热入里之邪热下利证，病机特点为表邪未解，里热已炽，表里俱热，热迫阳明。以发热有汗，下利，大便黏腻不爽，肛门灼热，胸脘烦热，喘而汗出，口干鼻燥，但欲漱水不欲咽，舌红苔黄，

脉数或促为临证要点。

三、临床应用案例举验

案 1：直肠炎

梁某，男，19 岁。主诉：腹痛、腹泻 1 个月。现病史：患者 1 个月前无明显诱因出现腹痛、腹泻，伴有脓血便。外院查肠镜示：直肠出血、炎症。诊断为直肠炎，给予消炎药治疗，服用 14 天，诸症未缓解，求诊于中医。刻下症：腹痛欲便、腹泻，里急后重，每天大便 10 余次，脓血便，伴有大量黏液，腰骶部疼痛。纳食可，小便正常。苔黄厚腻，脉弦滑数。西医诊断：直肠炎；中医诊断：痢疾，证属肠道湿热。处方：葛根 30g，黄芩 60g，黄连 60g，炙甘草 30g，炒白术 30g，白芍 60g，黄芪 30g，白头翁 30g，白矾 9g，生姜 3 片。14 剂，水煎服，每日 1 剂。

二诊：腹痛消失，脓血便消失，大便每天 3~4 次。用上方加木香 15g。水煎服，每日 1 剂，继续服用 14 剂。

三诊：腹痛、腹泻已愈，大便每天 1~2 次，便常规查均为阴性。

案 2：糖尿病

段某，男，56 岁，患 2 型糖尿病 7 年余，现采用胰岛素治疗。目前空腹血糖约为 9mmol/L，餐后 2 小时血糖 18mmol/L，尿蛋白阳性。刻下症：口干不欲饮，心中烦热，倦怠疲乏，体重减轻，睡眠不佳，大便尚可，双足发麻。脉沉滑而弱，舌淡苔少。中医诊断为消渴。治以清热益气养阴，兼以活血化瘀。方用葛根芩连汤合六味地黄丸加减：葛根 30g，川黄连 15g，炒黄芩 15g，黄柏 20g，生甘草 20g，生黄芪 20g，茯苓 20g，泽泻 15g，白芍 15g，法半夏 20g，山萸肉 15g，三七粉 5g，丹参 15g，夏枯草 20g，蝉蜕 10g，炒酸枣仁 20g。10 剂，水煎服，日 1 剂。

复诊：患者诉气力增，心中烦热大减，空腹血糖 7.8mmol/L，餐后 2 小时血糖 17mmol/L，口干、睡眠改善，但双足仍有麻木，偶有视物模糊、头晕。考虑患者血瘀较重，故将原方丹参加至 30g，同时加用菊花 10g、蔓荆子 10g，服用 14 剂。其后患者体重稳定，血糖稳中有降，症状基本消失。

案 3：脑血栓

张某，男，50 岁。主诉：反复头晕、头胀 2 年余。患者 2 年前做 CT，提示脑血栓，时常头晕头胀，血压正常，当地中医给予羚羊角片，症状能够暂时缓解，头热时，服用解热止痛片能够缓解。刻下症：头晕头胀，烘汗易出，眠多无梦，饮多（患者喜饮茶，可能与其习惯有关），纳可，大便易稀，面色暗红，面部血丝明显，舌质红，脉弦。患者因脑血栓而心事颇重，担心半身不遂。嘱患者不必过分担心。中医诊断为眩晕，予以葛根芩连汤加味：葛根30g，黄芩10g，黄连5g，甘草5g，干姜20g，大枣20g，川牛膝15g。10剂，水煎服，每日1剂，分2次服。服药期间，忌茶。复诊反馈，诸症消失。

案4：萎缩性鼻炎

洪某，男，45岁。主诉：反复鼻中流脓浊涕半年余。外院诊断为萎缩性鼻炎，以青霉素治疗，但未见明显好转。刻下症：鼻中流脓浊涕，患者经常鼻塞不闻香臭，自觉和他觉均发现鼻中有臭味，头痛头昏。舌质红，苔薄黄，脉弦右寸浮。中医诊断为鼻渊。治当清解阳明热邪，排腐利脓。方用葛根芩连汤加味：葛根10g，黄芩10g，黄连10g，生甘草6g，白芷6g，鱼腥草10g，金荞麦15g，六神曲10g。服7剂，头昏、头痛减轻，鼻塞味臭亦见好转。继服20剂，鼻臭鼻塞、鼻中流脓水痊愈，诸症消失。随访3年，未见复发。

案5：神经性舌炎

孙某，女，38岁。主诉：舌中部溃疡，疼痛难忍，剧烈如刀割1天。外院诊断为神经性舌炎，先以抗生素治疗，并外吹中药冰硼散止痛，未见明显疗效，仍然疼痛剧烈，甚则夜不能寐，遂来就诊。刻下症：满舌生疮，中间尤甚，环唇裂纹，不能吮饮，舌痛如麻，正午加重，身微热，常烦躁不安，口渴不得饮，大便溏而臭，小便黄，脉洪而数。中医诊断为舌疡。治当清解阳明热邪，生津止痛。拟葛根芩连汤加味：葛根10g，黄芩10g，黄连6g，生甘草6g，芦根10g，神曲10g。5剂，水煎服，每日1剂。复诊时舌痛已止，仍有溃疡，再进5剂，溃疡已消。

案6：运动神经元病

李某，男，52岁。主诉：言语不利1年余，双下肢乏力1周余。患者1年前因咽痛引起全身不适，继则语言不利。曾至外院神经内科治疗，CT、MRI均示头颅无异常病变，诊断为运动神经元病。以补阳还五汤、地黄饮子治疗，疗效不显。转至西医院神经内科，给予抗生素、激素、维生素等治疗1月余无明显效果。患者病情加剧，遂来就诊。刻下症：双下肢痿软无力，肌肉酸痛，走路前倾，手颤抖不止，舌体转动不灵活，舌痿不能伸出，发声困难，纳食尚可，但吞咽困难，胸闷，神志清，口干口渴，自汗盗汗，怕热烦躁，夜不安寐，大便溏，每日2次，小便黄而量多。舌红，苔黄稍厚，脉浮弦数。中医诊断为痿证，证属太阳未解，邪陷阳明经脉。予以银翘马勃散合葛根芩连汤加味：银花12g，连翘12g，马勃10g(布包)，射干10g，牛蒡子6g，葛根10g，黄芩10g，黄连6g，生甘草6g，姜黄10g，海桐皮10g，夜交藤15g。7剂，水煎服。药后明显好转，继服7剂后改善明显，要求带中药30剂出院。1个月后复诊，病情已控制，诸症皆减轻，未见进一步发展，生活可自理。

四、现代应用

1. **消化系统疾病：**细菌性痢疾、病毒性肠炎、慢性结肠炎、放射性结肠炎、上消化道出血、伪膜性肠炎、肠易激综合征、消化道肿瘤所致腹泻、溃疡性结肠炎、急性出血性坏死性小肠炎、大肠癌、急性非感染性腹泻、急性胃肠炎、糖尿病性腹泻、脱肛等。

2. **呼吸系统疾病：**传染性非典型性肺炎、支气管哮喘、肺炎、肺源性心脏病等。

3. **心血管系统疾病：**颈动脉粥样硬化、冠心病等。

4. **神经系统疾病：**颈源性头痛、偏头痛、三叉神经痛、枕神经痛等。

5. **内分泌系统疾病：**糖尿病等。

6. **儿科疾病：**小儿厌食症、疱疹性咽峡炎、麻疹、流行性腮腺炎、手足口病、猩红热等。

7. **妇科疾病：**妊娠泄泻、带下病、阴道炎、更年期综合征等。

8. **其他疾病：**前列腺炎、颈椎病、白塞综合征、过敏性紫癜、慢性鼻窦炎、萎缩性鼻炎、急性扁桃体炎、慢性牙周炎、慢性唇炎、神经性舌炎、舌痿等。

五、应用经验采撷

便秘或大便黏臭者，可加大黄；糖尿病导致腰腿无力、下肢皮肤变色者，或性功能障碍者，可加怀牛膝。该方治下利可与经方合用，如理中汤、白头翁汤、黄芩汤等，当阳明湿热下注合病太阴脾虚，常见于病情反复不愈、迁延日久的患者，可与理中汤合方；当湿热下注与中气下陷合而致病，证属虚实错杂的患者，可与补中益气汤合方。

六、使用注意

舌淡，脉弱，以及精神倦怠而脉沉缓者慎用。

奔豚汤

一、原文

师曰：病有奔豚，有吐脓，有惊怖，有火邪，此四部病，皆从惊发得之。(《金匮要略·奔豚气病脉证治第八》第 1 条)

师曰：奔豚病，从少腹起，上冲咽喉，发作欲死，复还止，皆从惊恐得之。(《金匮要略·奔豚气病脉证治第八》第 2 条)

奔豚气上冲胸，腹痛，往来寒热，奔豚汤主之。(《金匮要略·奔豚气病脉证治第八》第 3 条)

甘草　川芎　当归各二两　半夏四两　黄芩二两　生葛根五两　芍药二两　生姜四两　甘李根白皮一升

上九味，以水二斗，煮取五升，温服一升，日三夜一服。

二、临证要点

本方主治奔豚证，病机特点为惊恐恼怒，肝气郁结化热，随冲气上逆，少阳胆气不和。以气从少腹上冲胸或至咽喉，胸膈胀闷，噫逆呕呃，时作时止，腹痛，或往来寒热，口苦咽干，或心烦易怒，舌红苔白微黄，脉弦或数为临证要点。

三、临床应用案例举验

案 1：慢性胃炎

梁某，男，61 岁。主诉：连续性打嗝 4 年余。打嗝从晨起开始，直至凌晨一两点钟方休，自感痛苦异常。呃逆一次连打四五个，言有气从胃中上冲，气急甚则难以喘息。刻下症：来诊片刻，只言片语间已呃逆频频。

自觉胸部来回窜痛，服多潘立酮无效。平素脾气急躁，易口干，纳差，二便调，舌暗苔白，脉左弦右沉。中医诊断为呃逆，证属肝气上冲，肝胃不和。治以养血疏肝，平冲降逆。方用奔豚汤化裁：川芎 10g，黄芩 15g，半夏 15g，葛根 25g（先煎），当归 10g，白芍 20g，山萸肉 30g，代赭石 30g，甘草 10g，生姜 3 片，大枣 5 枚。7 剂，水煎服，每日 1 剂。次日患者来电，1 剂药下，4 年呃逆已停。速效之神，始料未及。

案 2：冠心病

患者，女，58 岁。主诉：阵发性气上冲胸 3 个月。患者平素性情急躁，每遇困难常悲伤啼泣，3 个月前发作性气上冲胸，轻则左少腹作胀，严重时气上冲至颠顶而头晕，顷刻神识模糊，不省人事。心电图提示：广泛心肌供血不足。西医诊断为冠心病，治疗无效，遂来就诊。刻下症：脐下悸动作胀，气上冲。患者悲伤欲哭，失眠，头晕，乏力，纳差，烧心。时便秘难解，时溏泻不止，口苦尿赤。舌瘦薄，舌质红苔薄白，脉弦细无力。中医诊断为奔豚。治以养血平冲，宁心安神。方用奔豚汤合甘麦大枣汤加减：川芎 6g，当归 15g，白芍 18g，黄芩 6g，生葛根 15g，清半夏 6g，生百合 20g，生甘草 9g，小麦 30g，大枣 6 个，炒枣仁 18g，丹参 9g，石菖蒲 4g，茯苓 12g，炒鸡内金 6g。7 剂，水煎服，每日 1 剂。7 剂后气上冲已平，遂以甘麦大枣汤安神补中。随访 2 个月奔豚未再发。

案 3：高血压

李某，女，53 岁。主诉：头痛、眩晕 1 周。1 周前因情志不畅渐感头痛、眩晕。既往有高血压病史 2 年。刻下症：面部潮热出汗，两胁闷胀不适，恶心欲吐，嗳气纳差，口苦。舌红苔薄黄，脉弦细数。中医诊断为头痛。方用奔豚汤加减：黄芩 15g，白芍 15g，川芎 15g，当归 15g，菊花 15g，钩藤 15g，天麻 15g，杜仲 15g，半夏 12g，竹茹 12g，葛根 20g，炒麦芽 20g，甘草 6g。服 2 剂后，自觉头痛、眩晕减轻。服 5 剂后诸症消失。后以此方服用 3 个多月，多次查血压均正常。

案 4：急性角膜炎

沈某，男，50 岁。患者因“左眼红肿、疼痛及视物模糊 2 天”到外院就诊，西医诊断为急性角膜炎。不日患者自觉腹胀，气从少腹上窜心胸及咽喉，胸闷憋气，痛苦异常，每日发作 3~4 次。刻下症：神情焦虑，呼吸急促，表情痛苦，左眼目睛红赤，舌红苔黄，脉弦数。西医诊断：急性角膜炎；中医诊断：奔豚气。收住入院，给予静脉输液，以青霉素抗炎，以双黄连粉针清热解毒，以能量合剂加维生素C以对症支持治疗，以利福平眼药水外用点眼。中药处方以奔豚汤加味：当归9g，川芎9g，半夏9g，黄芩9g，生葛根15g，白芍12g，炒酸枣仁10g，李根白皮9g，天花粉10g，甘草5g。5剂，水煎服，每日1剂，住院治疗5天后，诸症消失，眼疾好转而出院。

四、现代应用

1. **消化系统疾病：**慢性胃炎、顽固性呃逆、慢性肝炎、肠炎、肠易激综合征等。

2. **神经系统疾病：**自主神经功能紊乱、胃肠自主神经功能紊乱、抑郁性神经症、失眠症等。

3. **心血管系统疾病：**冠心病等。

4. **小儿疾病：**小儿发热、扁桃体炎、惊厥、疝气等。

5. **其他疾病：**感冒、头痛、肋间神经痛、更年期综合征、急性角膜炎等。

五、应用经验采撷

该方治疗冠心病、胸痹心痛者配合通阳宽胸之品，有心慌者加枣仁、龙齿、牡蛎；气虚甚者加用人参、白术、黄芪；阳虚甚而汗出肢冷，脉结或代者，可加附片、桂枝、煅龙骨、煅牡蛎；心阴亏虚者，可加天冬、枣仁、远志、五味子。治疗更年期综合征，肝气郁结者，可加柴胡、枳壳、木香；肝郁化火者，可加丹皮、栀子；痰气郁结者，可加陈皮、厚朴、茯苓。

六、使用注意

奔豚汤方中李根白皮为主药，临床如无此药，可用川楝子、山茱萸代替。

第四章　五苓散及其类方

五苓散

一、原文

太阳病，发汗后，大汗出，胃中干，烦躁不得眠，欲得饮水者，少少与饮之，令胃气和则愈。若脉浮，小便不利，微热消渴者，五苓散主之。(《伤寒论》第71条)

伤寒汗出而渴者，五苓散主之；不渴者，茯苓甘草汤主之。(《伤寒论》第73条)

中风发热，六七日不解而烦，有表里证，渴欲饮水，水入则吐者，名曰水逆，五苓散主之。(《伤寒论》第74条)

猪苓十八铢，去皮　泽泻一两六铢　白术十八铢　茯苓十八铢　桂枝半两，去皮

上五味，捣为散，以白饮和服方寸匕，日三服。多饮暖水，汗出愈。如法将息。

二、临证要点

本方主治消渴病，病机特点为水道失调，膀胱气化不利。以口渴、小便不利为临证要点。膀胱气化失职，则小便不利，因津不上承为气化不利所致，虽大量饮水，也无助于气化输布，口渴不能除。

三、临床应用案例举验

案1：泌尿系感染

孙某，男，28岁。主诉：尿灼热1周。患者1周前饮酒后出现尿灼热，未予诊治，因症状不能自行缓解而来诊。刻诊：尿灼热，尿不尽，腰酸，汗出多，口中和，无盗汗，大便稀，舌淡苔白，脉沉弱数。体征：无发热，双肾区无叩击痛，下腹无压痛。西医诊断：尿路感染；中医诊断：淋证，证属太阳表虚、太阴停饮兼阳明郁热。方用五苓散：桂枝10g，茯苓12g，

猪苓 10g，泽泻 10g，苍术 10g。7 剂，每天 1 剂，水煎分 2 次温服，7 剂服完，患者尿灼热、尿不尽症状消失，大便正常，腰酸不明显。

案 2：视网膜水肿

王某，男，42 岁。主诉：左眼视糊，眼前黑影遮住已 2 周。西医诊断为中心性视网膜脉络膜炎，用药未见好转。检查：左眼视力 0.5，眼底黄斑水肿，中心窝反光消失。因患者无其他明显体征，根据眼底水肿，乃予以五苓散：猪苓、茯苓、白术、泽泻各 12g，桂枝 3g。服 5 剂后，自觉眼前黑影变淡，视力增进至 0.7。续服原方 3 周，眼底黄斑部水肿退，中心光反射出现，眼前黑影消失，视力恢复正常。

案 3：膝关节慢性滑膜炎

江某，女，53 岁。患者 2 周前因劳损出现左膝酸痛不适，经口服双氯芬酸钠、外用镇痛膏等治疗未见好转，近日肿痛加重，行走不便。查体：左膝肿胀，压痛，浮髌试验阳性，舌淡红、苔白腻，脉濡缓。X 线检查：左膝退行性改变。此属感受风寒湿邪，湿邪偏重，稽留关节，故致关节肿胀，活动不利。治宜利水消肿，通络除湿。方用五苓散加味：泽泻 25g，猪苓 15g，白术 15g，茯苓 15g，桂枝 10g，独活 15g，川牛膝 10g，黄芪 20g，地龙 10g。5 剂，每日 1 剂，水煎 2 次早晚分服。服 5 剂后肿痛明显减轻，上方加续断 15g，再进 5 剂后而痊愈。随访半年无复发。

四、现代应用

本方为治疗太阳病里证的基础方，与水液代谢失常相关的疾病，或为蓄水，或为水逆，或为水肿，或为痰饮，或为泄泻等，属水湿内盛者，均可辨证使用五苓散。

1. **肾系疾病：**肾炎水肿、糖尿病肾病、尿潴留、特发性水肿、透析失衡综合征、肾积水、尿崩症、泌尿系感染等。

2. **脾胃肝系疾病：**急性胃肠炎、腹水、黄疸、肝硬化腹水、痢疾等。

3. **心肺系统疾病：**阳虚水泛型心力衰竭或喘嗽、心包积液、慢性充血性心力衰竭、眩晕、心源性黄疸、结核性胸水、心源性水肿等。

4. **儿科疾病：**小儿腹泻，小儿湿疹，丘疹性荨麻疹，小儿遗尿、尿频等。

5. **妇产科疾病：**卵巢过度刺激综合征、阴痒、绝经前后诸证、妊娠高血压等。

6. 眼科疾病：眼睑非炎症性水肿、眼睑湿疹、球结膜淋巴液潴留、视网膜水肿等。

7. 其他疾病：癫痫、脑积水、颅内高压、梅尼埃病、高脂血症、关节滑膜炎等。

五、应用经验采撷

历代医家从五苓散化裁出很多著名方剂。除《金匮要略》中的茵陈五苓散外，后世医家还提出了加味五苓汤、加减五苓汤（《济生方》）、茯苓汤（《兰室秘藏》）、四苓汤（《丹溪心法》）、茯苓琥珀汤、茯苓渗湿汤（《卫生宝鉴》）、春泽汤（《证治准绳》）、加味四苓散（《寿世保元》）、茴楝五苓散（《医宗金鉴》）等常用方剂。

本方不必煎煮，以稻米粥水调散服用，药后多饮暖水，助药力以行津液，利水则气化通行，开鬼门（汗出），洁净府（小便利），蓄水得除，故“汗出愈”。

常用加减：水湿内停兼表证者，加羌活、生姜、柴胡；素体虚弱而湿邪内停，或湿邪久居耗伤正气者，加人参、当归、川芎、阿胶、麦冬；湿邪寒化或与寒相合者，加附子、干姜、草果、厚朴、陈皮、半夏；湿阻气滞者，加川楝子、青皮、陈皮、茴香、槟榔；湿邪久居而化热，或湿与热结者，加茵陈、栀子、黄芩、黄连、木通、防己；若湿邪更盛，或兼湿阻中焦者，加滑石、车前、琥珀、车前子、苍术、木通；湿邪内停兼血瘀不行者，加桃仁、红花、黑白丑；水湿之邪与时气相结而致结胸，或胞衣不出者，加厚朴、芒硝；痰火搏结，上蒙心窍而致神志失常者，加辰砂、黄芩、黄连，赤茯苓代茯苓，肉桂代桂枝。

茵陈五苓散

一、原文

黄疸病，茵陈五苓散主之。（《金匮要略·黄疸病脉证并治第十五》第18条）

茵陈蒿末十分　五苓散五分，方见痰饮中

上二味和，先食饮方寸匕，日三服。

二、临证要点

本方主治黄疸病之湿热黄疸证，病机特点为湿重于热，小便不利。以黄疸兼有小便不利，胸脘痞满，口淡不渴，舌苔厚腻为临证要点。

三、临床应用案例举验

案 1：黄疸型腹水

施某，男，55 岁。因“反复乏力纳差腹胀 3 年余，再发伴黑便 4 天”入院。诊断：酒精性肝硬化失代偿期，合并消化道出血、腹水、黄疸、凝血功能障碍。总胆红素最高 289.3μmol/L，B 超示肝肾隐窝、脾肾隐窝和下腹部可见液性暗区，前后径分别约 8.0cm、8.0cm 和 11.0cm。西医予以常规治疗，症状缓解不明显。故合用中医治疗。诊见：患者多年肝病，全身肤色暗黄无光泽，眼白色黄，乏力腹胀，胃纳一般，口干，大便 1 日 3 次、偏烂，小便不利，腹胀如鼓，矢气不畅，四肢头面不肿，舌红、苔白腻，脉沉缓。中医诊断：太阴之黄疸，湿重于热。方用茵陈五苓散加减：茵陈、白茅根各 30g，生白芍、茯苓、炒莱菔子、猪苓各 15g，柴胡、生鸡内金各 12g，泽泻 10g，白术、陈皮、槟榔各 9g，三棱、莪术各 6g。5 剂后，症状明显好转。经 2 周治疗，诸症悉退。B 超示肝周和脾周均见液性暗区，宽分别为 2.0cm 和 1.0cm；下腹腔见游离液性暗区，前后径约 8.0cm。

案 2：足汗多症

张某，女，12 岁，足心出汗 6 年。患儿 6 年前即足心汗多，伴脚臭、两目干涩、偏食、夜晚磨牙。大便日 1~2 行，偏干，余尚可。脉细，舌红，苔薄白。证属脾虚湿聚，肝肾阴虚。治宜健脾祛湿，滋养肝肾。方投茵陈五苓散、一贯煎合二至丸加味：泽泻 24g，桂枝 4g，茯苓 20g，白术 10g，猪苓 10g，茵陈蒿 20g，薏苡仁 20g，生地黄 15g，当归 10g，川楝子 8g，北沙参 10g，麦冬 10g，枸杞子 15g，女贞子 15g，墨旱莲 15g，桑叶 10g，沙苑子 10g，焦山楂 15g。7 剂，每日 1 剂，水煎分 2 次温服。药尽二诊，述服上方后，足心出汗明显改善，脚臭减轻。脉细，舌红，苔白而润。守上方加菊花 10g，又 7 剂，以资巩固。

案3：多发性神经炎

徐某，女，56岁。自诉20年前，因患泌尿系感染服用呋喃妥因1周后，手足指节疼痛、渐及肘膝遂至肢端感觉异样，诊为“末梢神经炎”，经西药治疗，未获小愈。来诊时，肢端至肘膝浮肿、麻木不仁，皮下犹如蚁行，手不能握物，四末清冷，遇热反甚、头皮浮肿，按之凹陷，发疏皮亮，行走不便，纳呆腹胀、溲便清调。舌体胖大有齿痕，苔滑腻，脉象缓滑，据脉论证，乃脾胃虚弱，化源不足，寒湿乘虚而入，浸渍肌肤经络所致。投以茵陈五苓散加减：茵陈15g，茯苓20g，猪苓10g，泽泻15g，白术15g，桑枝25g，羌活10g，秦艽10g，葛根15g，威灵仙15g，防风10g，忍冬藤20g。嘱服3剂。

二诊：患者欢喜来告3剂服尽，浮肿已消，手足略有知觉，遂于上方去茵陈，加丝瓜络10g、钩藤15g，嘱服10剂。

三诊：浮肿已消，手足知觉基本如常，身轻神爽。遂于原方去茵陈，加菟丝子15g、枸杞子15g，以善其后，随访半年余未再复发。

四、现代应用

肝细胞性黄疸、肝硬化腹水、高脂血症、药物性肝病、糖尿病、湿疹、甲状腺功能亢进症等证属湿热内蕴者。

五、应用经验采撷

伴寒热往来、头痛口苦者，加柴胡、黄芩、龙胆草；伴胁痛、脘腹胀满者，加郁金、枳实、川楝子、延胡索；恶心呕吐、食少纳呆者，加竹茹、半夏、焦山楂、焦六曲；倦怠乏力较明显者，加党参、生薏苡仁。

苓桂术甘汤

一、原文

伤寒，若吐，若下后，心下逆满，气上冲胸，起则头眩，脉沉紧，发汗则动经，身为振振摇者，茯苓桂枝白术甘草汤主之。(《伤寒论》第67条)

心下有痰饮，胸胁支满，目眩，苓桂术甘汤主之。(《金匮要略·痰饮

咳嗽病脉证并治第十二》第16条）

茯苓四两　桂枝三两，去皮　白术　甘草炙，各二两

上四味，以水六升，煮取三升，去滓，分温三服。

二、临证要点

本方主治痰饮病，是张仲景“病痰饮者，当以温药和之”的代表方剂。以胸胁支满，目眩心悸为临证要点。病位在中焦。

三、临床应用案例举验

案1：内耳眩晕症

张某，男，48岁，患内耳眩晕症已近5年，近1个月来持续眩晕，自觉天地旋转，如坐舟船，头晕欲仆，视物旋转，胸中烦满，呕逆泛恶，身体困重，不思饮食，舌苔白滑，舌质暗，脉沉细。中医辨证属脾失健运，痰湿内停，水饮上犯，胃失和降。治以健脾化痰，温阳利水，降逆和中。处方：云苓30g，桂枝10g，白术12g，甘草6g，泽泻25g，钩藤20g，菊花15g，5剂。

二诊：头晕明显好转，呕吐止，纳食增加，精神渐振，原方续进6剂后眩晕痊愈。

案2：紧张性头痛症

苏某，女，51岁。自诉患混合性头痛10余年，查颅脑CT/MRI等均无异常表现，曾延请众多中西医诊治无效，近年来头痛发作趋频，程度日渐剧烈，每因劳累、受凉、抑郁而诱发，近1月来几乎每日必发2~3次，发作多在午前或傍晚后，入寐后即安然无事，发时均始感背膂正中大若手掌之区域发凉，该处皮肉犹若被人抓起之状，紧绷痛旋即沿着后项、头枕经颠顶而迅速抵达眼球，满头紧绷胀重疼痛，两眼球犹如有物从内挤压呈外脱之状，以致不得不以头抵墙，双手捂眼，甚感恐惧、痛苦，其时只能求助于高频电针刺背、项、头、眼等处穴位才得以逐趋缓解，缓解时间短则1~2小时，长则5~6小时，不发时仍感时心悸，常太息，偶干呕、吐涎沫，刻下为头痛缓解期，舌质红，边有齿痕与瘀点，苔薄白而润，脉左弦右缓而兼滑小。

查阅前医处方，几乎遍涉治疗头痛的所有方法，思之良久，乃悟其证当为脾虚饮停心下，肝寒挟饮上逆，延久入络，兼挟痰瘀作祟，遂治用苓

桂术甘汤（茯苓、桂枝、炒白术、炙甘草各10g）合吴茱萸汤加川芎、当归各10g，3剂，每天1.5剂，水煎取汁，日3服，并告之药后可能因瘀血的触动而使头痛暂时加剧。

二诊：药后首日果然曾发剧烈头痛1次，次日又发程度甚轻的头痛1次，余症悉减，苔脉如前，予原方加藏红花（分吞）1g，10剂，每天1剂，水煎取汁，日2服。

三诊：诉仅偶而头痛，苔薄白，脉弦缓，再予原方15剂，并嘱汤剂尽即改用《世医得效方》十味温胆汤改制颗粒剂继服之，1年后电话告知头痛未再复发。

案3：经期浮肿症

王某，女，29岁，孕4产1，人工流产3次。14岁初潮，平素月经周期34~37日，每次持续4~6天。自诉于3次人流后感精神日差，平素肢倦神疲，畏寒肢冷，食欲欠佳，食少，饮食稍有不慎即腹泻便溏，经期推迟，经量中等，色淡。近1年来且在经期中出现面部浮肿，晨起加重。诊见患者面白、双下肢浮肿，按之没指，双睑浮肿，舌质淡，苔薄白，脉沉缓。诊断为经行浮肿，辨证属脾肾阳虚。遂投以温肾健脾利水之剂，方用苓桂术甘汤加味：茯苓12g，桂枝10g，白术15g，甘草6g，补骨脂15g，巴戟天15g，五加皮12g，川芎9g。每日1剂，水煎分2次服。服药3剂后颜面浮肿明显好转，精神转佳，腰酸、肢冷畏寒略见好转。效不更方，继服2剂。然后嘱患者于经后服六味地黄丸合归脾丸至下次月经来潮。随访1年未见复发。

四、现代应用

慢性支气管炎、支气管哮喘、心源性水肿、特发性水肿、慢性肾小球肾炎、肾病综合征、梅尼埃病、心包积液、风湿性关节炎、病毒性心肌炎等证属痰饮内停者。

五、应用经验采撷

若呕吐痰水，加制半夏；若痰多，加制半夏、陈皮；若气虚，加党参、黄芪；若脾阳不足、湿盛泄泻，加苍术、厚朴、陈皮、甘草；若心下痞或腹中有水声，加枳实。

苓桂甘枣汤

一、原文

发汗后，其人脐下悸者，欲作奔豚，茯苓桂枝甘草大枣汤主之。(《伤寒论》第65条)

发汗后，脐下悸者，欲作奔豚，茯苓桂枝甘草大枣汤主之。(《金匮要略·奔豚气病脉证治第八》第4条)

茯苓半斤　桂枝四两，去皮　甘草二两，炙　大枣十五枚，擘

上四味，以甘澜水一斗，先煮茯苓减二升，内诸药，煮取三升，去滓，温服一升，日三服。

作甘澜水法：取水二斗，置大盆内，以杓扬之，水上有珠子五六千颗相逐，取用之。

二、临证要点

本方主治欲作奔豚证。以“脐下悸，欲作奔豚”为临证要点。

三、临床应用案例举验

案1：抑郁症

患者，女，59岁。患者长期患抑郁症，常常夜不安寐，情绪低落，精神不振，平时服用抗抑郁药。近1个月来，自觉有气从脐腹上冲，至胸胁时止，致胸胁极其满闷，难以耐受，时发时止。近1周来，腹气上冲胸胁，有愈演愈烈之势，并伴惊恐不安。诊见：面色清白，两睑虚浮，夜不安寐且易醒，白昼神疲喜卧，肢软乏力，少气懒言，纳食较少，大便亦少、不干，每四五日一行，脘腹时胀，饱食或喝水后即全身怕冷，自觉有气从脐腹上冲胸胁，至胸胁满闷难忍，时发时止，苦不堪言。舌质偏紫暗，舌苔薄白腻微糙，脉细涩。诊断为抑郁症，此为肝气郁结，气滞血瘀，肝气、胃气挟水饮上冲胸胁所致。治当疏肝理气，活血化瘀，健脾化饮，降逆平冲。方拟奔豚汤合茯苓桂枝甘草大枣汤加减：醋柴胡10g，酒当归10g，炒白芍30g，川芎10g，酒黄芩10g，干姜5g，法半夏10g，桂枝10g，茯苓30g，炙甘草10g，大枣30g，玫瑰花5g，代代花5g，绿

萼梅 5g，炒白术 15g，合欢皮 15g。每日 1 剂，早晚饭后 1 小时服用。7 剂。

复诊：患者药后腹气上冲胸胁明显缓解，偶有发作，但一过即散，可以承受。夜寐好转，怕冷亦失，精神转振。原方再进 7 剂以资巩固。

案 2：神经性心悸症

黄某，男，43 岁。3 个月前因劳动汗出受风后，即感身痛心悸，经服感冒清热冲剂，身痛缓解，但心悸日益加重，气短乏力、多汗，以致不能劳动。经某医院内科诊为冠状动脉供血不全，常规服药半个月，效果不显。又经中医诊治，服用益气养血、补心健脾药 20 余剂，仍不效。转来试治。观其面色㿠白，精神不振。察询病情，发作之前，自觉有一股凉气从少腹上冲至胸，随之心悸不休、坐卧不安，须手按心胸部始舒，喜暖恶寒，口不渴，脉象沉细小数而无力，舌淡红、苔薄白而润滑。辨为心阳不足，水气上乘证。治以温通心阳，化气行水。处方：茯苓 24g，桂枝 12g，炙甘草 6g，大枣 15 枚。嘱 1 剂煎 3 次，日 3 服。服药 2 剂后症大减，继服 2 剂，病即痊愈。

案 3：咽异感症

祁某，男，24 岁。患者咽部梗噎不适 2 周。刻诊：患者自觉咽部堵闷，似有异物存于食道；腹胀畏凉，时自觉腹中有气体向咽部滚动；周身乏力，偶有心悸，纳差，寐欠安；大便日行 1 次，质软，小便调；舌淡苔白，脉细弦；当日行胃镜检查，西医诊断为慢性胃炎。中医诊断为奔豚，证属心阳虚证。治宜温通心阳，化气行水。方用苓桂术甘汤加减：党参 15g，茯苓 30g，炒白术 20g，桂枝 10g，白芍 15g，生甘草 20g，干姜 5g，苏梗 10g，木香 10g，枳壳 10g，厚朴 10g，白豆蔻 10g，荜茇 10g，荜澄茄 10g，生麦芽 30g，鸡内金 10g，吴茱萸 3g，黄连 5g。每日 1 剂，水煎服。

二诊：患者服药 2 剂，自觉腹中气体向咽部滚动之感大减，咽部堵闷缓解，纳食尚可，夜寐欠安，舌淡红、苔白，脉细略弦，效不更方，仍予原方 3 剂。患者前后共服药 5 剂，病愈。

四、现代应用

痰饮眩晕、自主神经功能紊乱、神经官能症、神经性心悸、功能性消化不良、更年期综合征、假性癫痫、慢性胃炎、慢性肾炎等。

五、应用经验采撷

下焦阳虚甚者，改桂枝为肉桂；腰酸、耳鸣等阴虚者，加麦冬、枸杞子。

茯苓甘草汤

一、原文

伤寒汗出而渴者，五苓散主之；不渴者，茯苓甘草汤主之。(《伤寒论》第73条)

伤寒厥而心下悸，宜先治水，当服茯苓甘草汤，却治其厥。不尔，水渍入胃，必作利也。(《伤寒论》第356条)

茯苓二两　桂枝二两，去皮　甘草一两，炙　生姜三两，切

上四味，以水四升，煮取二升，去滓，分温三服。

二、临证要点

本方主治水停中焦证，病机特点为胃气不足，水停胃里。以口不渴，心下悸（胃中振水音），小便不利为临证要点。

三、临床应用案例举验

案1：慢性胃炎

武某，女，30岁，头晕、呕吐间断发作5年，复发加重3天。5年来稍饮食不当或过食油腻则头晕目眩，恶心呕吐，心慌汗出，吐后头晕减轻，诸症可缓，吐物多为不消化之物及清水。平素饮食偏少，喜进清淡稀饮，饮量不多。心电图示：窦性心律不齐。胃镜：慢性浅表性胃炎。近因略食油腻，病情复发加重，出现头晕目眩，静卧不敢行走，动则欲吐，吐则多清水痰涎，吐后诸症不减，并心慌、额汗出，舌红、苔白多津，脉弦滑。证属胃虚水停，食滞中阻。治宜健胃消食化饮。方用茯苓甘草汤加味：茯苓30g，桂枝5g，焦三仙各13g，萆薢、炙甘草各9g，生姜2片。3剂，每日1剂，少量多次分服。药后头晕消失，诸症悉除。后以茯苓桂枝白术甘草

汤善后，至今未见复发。

案 2：咳嗽

周某，女，62 岁，自诉因外感而至咳嗽，头身疼痛。初见鼻塞流涕，继而恶寒发热，咳嗽头痛，全身不适，自服止咳及抗感冒等西药，唯咳嗽不愈，而余症减轻。后到某医院就诊，诊为气管炎，予以静脉滴注“消炎药”（具体药物不详）2 天，症状未见好转，自觉咳嗽加重，夜间尤甚，咳嗽时小便自出，胸闷气短。刻诊：痛苦面容，精神萎靡，形体虚弱，咳嗽遗尿，手足不温，口淡不渴。舌质淡，苔薄白，脉沉细而弱。四诊合参，证属脾肾阳虚，肺失宣肃。治以温阳补肾，益气宣肺。方用茯苓甘草汤加味：炙黄芪 15g，党参 15g，五味子 10g，紫菀 10g，桔梗 10g，茯苓 15g，桂枝 10g，炙甘草 6g，生姜 3g。3 剂，水煎服，日 1 剂。3 剂后，诸症大减，精神转佳。方已中病，守上方加菟丝子 10g，再服 5 剂。药尽咳愈，小便无异常，诸症消失，随访半年无此患。

案 3：妊娠恶阻

柳某，女，30 岁。患者诉妊娠 50 天，恶心、口淡 1 周，胃纳不振，喜热饮，饮入不舒。舌淡红，苔薄腻，脉细滑。治宜温中化饮，和胃降逆。方用苓桂术甘汤合小半夏汤、橘皮汤；茯苓 10g，桂枝 6g，白术 12g，炙甘草 6g，生姜 5 片，半夏 12g，陈皮 9g。5 剂。

二诊：恶心减轻，进食后稍著，身冷，口淡多涎，晨起腰痛明显，舌淡红，苔薄白，脉细。治宜温中化饮，扶阳和胃。方用苓桂术甘汤合四逆汤加味：茯苓 10g，桂枝 6g，白术 12g，炙甘草 6g，淡附片 6g，干姜 5g，半夏 15g。5 剂。

三诊：恶阻消失，身冷除，晨起空腹时胃脘隐痛，进食后缓解，舌淡红，苔薄白，脉细。治宜温中健脾，调气和胃。方用小建中汤合小半夏汤加味：桂枝 6g，炒白芍 12g，炙甘草 6g，饴糖 30g（冲），生姜 6g，大枣 6 个，半夏 15g，淡附片 6g，砂仁（冲）5g。5 剂。诸症消失而愈。

四、现代应用

慢性胃炎、胃潴留、功能性消化不良、便秘、肺动脉高压等，凡证属寒饮停滞胃脘者，皆可以本方为基本方加减治之。

五、应用经验采撷

合并心慌者，加黑枣；烦躁不安、脘闷、冲逆者，加白术、枳实；食滞中阻者，加焦三仙、萆薢。

甘姜苓术汤

一、原文

肾着之病，其人身体重，腰中冷，如坐水中，形如水状，反不渴，小便自利，饮食如故，病属下焦。身劳汗出，衣里冷湿，久久得之。腰以下冷痛，腹重如带五千钱，甘姜苓术汤主之。(《金匮要略·五脏风寒积聚病脉证并治第十一》第16条)

甘草　白术各二两　干姜　茯苓各四两

上四味，以水五升，煮取三升，分温三服，腰中即温。

二、临证要点

本方主治肾着之病。以腰以下冷痛，腹重如带五千钱，不渴，小便自利为临证要点。病位属下焦。

三、临床应用案例举验

案1：腰痛症

徐某，女，29岁。主诉：臀部冷痛2年。2年前生小孩时，正值酷暑之际，患者满月就席地睡了一夜，继则出现臀部冷痛，得温则减，余无不适。舌淡苔白津润，脉缓。所求中医诊治多以风湿痹痛脾阳虚辨证，方用独活寄生汤或香砂六君子汤等加减，均不见效。辨为寒湿阻滞之肾着。治宜温运寒湿。方用肾着汤：白术15g，茯苓15g，干姜12g，炙甘草8g，2剂。

二诊：冷痛已大大减轻。守方加味：白术15g，茯苓15g，干姜12g，炙甘草8g，鹿角片20g，2剂。病痊愈。

案2：带下病

杨某，女，36岁，白带量多1年余。患者因工作环境湿冷，带下清稀如水，腰部酸胀如坐水中，小便清长，大便鹜溏，阴道觉冷，小腹不温坠重，面微青白，舌淡、苔少而滑，脉细。此为寒湿侵袭，阳气受伤，不能温煦，带脉不固。治宜温阳散寒，燠土胜水，除湿固带。方用甘姜苓术汤加味：炙甘草6g，干姜12g，炒白术30g，茯苓30g，熟附子9g。5剂，每日1剂，开水煎服。后仍以此方为主，随证略作加减，调治而愈。

复诊：服完上药，白带明显减少，小腹渐温，阴冷已除，大便成形，小便正常。再以上方去熟附子，续服8剂，白带及其他诸症尽除，告愈。

案3：产后痹证

李某，女，28岁。主诉：自然流产1次，腰部痛5个月。流产后出现畏风寒，腰背汗多，足跟痛，腰骶及右膝冷痛，自诉有冷入骨髓感，腰酸乏力，伴“沉重”感，夜寐多梦，醒后无力，手胀、握拳不紧，口中黏腻。经间期白带多，夹血污。既往月经规则，周期30天，行经6~7天，量中。经前1天及经期第1、2天有痛经。曾多次于风湿免疫专科就诊，抗核抗体谱及类风湿三项未见异常，曾诊断为“盆腔炎性后遗症”。舌脉：舌淡红苔薄润，脉滑细右略沉。中医诊断为产后身痛，证属脾肾阳虚，寒湿侵袭。治以温脾助阳，祛湿止痛。方用甘姜苓术汤合麻黄附子细辛汤：干姜20g，茯苓30g，苍术30g，炙甘草15g，炙麻黄6g，细辛6g，附子15g，生龙骨20g，生牡蛎30g，桑寄生20g。6剂，水煎服。

二诊：患者自述病情有好转，然腰骶膝冷痛不减反增，故将干姜增至40g，附子增至20g，细辛增至9g，14剂，水煎服。

三诊：患者自述前诊后诸症，尤其是腰骶冷减半。痛经减，经后带多夹血污未作。处方：前方去细辛，加鹿角片10g，附子增至30g，7剂，水煎服。药后诸症大减，后腰骶冷痛、便烂等症状未作，且数月后二胎顺产1子。

四、现代应用

风湿性关节炎、坐骨神经痛等证属寒湿者；滑精、带下、妊娠下肢浮肿，或老年人小便失禁，男女遗尿，妇女年久腰冷带下等证属脾阳不足而有寒湿者。

五、应用经验采撷

本方又名肾着汤（《备急千金要方·卷十九》）、甘草汤（《外台秘要·卷十七》引《古今录验》)、除湿汤(《三因极一病证方论·卷九》)。

《三因极一病证方论·卷十七》之“肾着汤”,主治妊娠腰脚肿痛,为本方加杏仁,锉为散服。

《陈素庵妇科补解·卷三》之“肾着汤”,主治妊娠胎水肿满,为本方去干姜,加香附、陈皮、川芎、木香、黄芩、苏叶、当归、白芍、腹皮、羌活、苍术。

《血证论·卷八》之“肾着汤”,主治“腰以下冷痛,腹重如带五千钱”,为本方去干姜,加红枣。

《易简方》之“肾着汤”,主治腰重而冷疼,为本方加苍术。

《杂病源流犀烛·卷十六》之“肾着汤”,主治女痨疸,薄暮发热恶寒,额黑微汗,手足热,腹胀如水,小腹满急,大便时溏,身目黄赤,小便不利。为本方去干姜,加升麻、防风、苍术、羌活、独活、猪苓、柴胡、葛根、泽泻、人参、神曲、黄柏。

猪苓汤

一、原文

若脉浮发热,渴欲饮水,小便不利者,猪苓汤主之。(《伤寒论》第223条)

阳明病,汗出多而渴者,不可与猪苓汤,以汗多胃中燥,猪苓汤复利其小便故也。(《伤寒论》第224条)

少阴病,下利六七日,咳而呕渴,心烦不得眠者,猪苓汤主之。(《伤寒论》第319条)

猪苓去皮　茯苓、泽泻、阿胶、滑石碎,各一两

上五味,以水四升,先煮四物,取二升,去滓,内阿胶烊消,温服七合,日三服。

呕吐而病在膈上,后思水者,解,急与之;思水者,猪苓散主之。(《金匮要略·呕吐哕下利病脉证治第十七》第13条)

猪苓、茯苓、白术各等分

上三味,杵为散,饮服方寸匕,日三服。

二、临证要点

本方是治疗水道失调，下焦津伤证的代表方剂。以小便不利，发热，口渴欲饮为临证要点。

《三因极一病证方论·卷十一》称猪苓散为“三物猪苓散”，言其主治呕吐，以膈上有停饮，吐后欲饮水为临证要点。

三、临床应用案例举验

案 1：乳糜尿

茆某，女，47 岁。患者有乳糜尿病史 12 年，双侧乳腺小叶增生症病史 3 年。4 个月前患者因劳累而致小便浑浊，白如米泔，夹有白色凝块，伴头晕脑胀，午后潮热，腰膝酸痛，舌质红苔黄腻，脉濡细。查尿常规呈乳白色，浑浊，蛋白（+++），红细胞（+++）。乳糜定性试验阳性。四诊合参，证属阴虚湿热下注，拟养阴清热利湿为治。方以猪苓汤加味：猪苓、茯苓、泽泻、滑石各 15g，阿胶 10g，青蒿 60g。日 1 剂，水煎分 2 次服。1 剂后，小便转清，复查尿常规正常，乳糜定性试验阴性，余症亦减轻。服药 10 剂后，诸症皆失。守方继进 20 剂，乳糜尿病情稳定，且患者欣喜来告：双侧乳腺小叶增生症亦愈。

案 2：失眠

吴某，女，35 岁。患者头昏失眠 2 个月余，头昏厉害时伴视物旋转，但不呕吐，走路需人搀扶，胆小易惊，不敢过马路，失眠多梦，口渴不欲多饮。曾用养阴安神、补气养血安神等方剂，治疗无效，又用西药镇静剂，亦无好转。某医院内科及神经科检查无异常发现，诊断为神经官能症。来诊时症如上述，小便黄短偶有热感，大便偏干，口稍黏，面隐红，舌红苔白，脉沉细弦，尺脉更沉。证属下焦湿热伤阴，肾阴不能上济心火，以致心肾不交。拟用猪苓汤加减：猪苓 10g，茯苓 10g，滑石 15g（布包），泽泻 10g，阿胶 10g（另烊），夜交藤 10g，酸枣仁 10g。5 剂，每日 1 剂。

二诊：服上方后，小便转长、转清，偶有灼热感，心悸、失眠、头昏均减轻，仍守原方再进 5 剂。以后患者曾来诊几次，因病情逐日好转，病因病位未变，故守原方不变，共服药 25 剂，诸症消失。

案3：心力衰竭

张某，女，76岁。患者喘息短气、下肢水肿1个月，加重3日。既往有风湿性心脏病、慢性胆囊炎、胆结石病史。刻诊：患者经人扶入病室，两颧潮红（二尖瓣面容），稍咳，胁痛，纳差，便秘，下肢水肿，按之没指，舌红，苔微腻，脉涩（心房颤动）。西医诊断为心力衰竭，心功能Ⅳ级。中医诊断为喘证之虚喘，辨证为水气上凌心肺。予以猪苓汤化裁：猪苓10g，茯苓30g，泽泻10g，滑石10g，杏仁10g，薏苡仁30g，白茅根10g，浙贝母10g，桔梗10g，焦三仙各10g，生甘草8g，清半夏10g。水煎服，日1剂。6剂。

二诊：服药1周，上症稍减轻，舌中部少苔，此水湿得利、阴伤已显之象，故上方去清半夏、焦三仙，加阿胶（烊化兑服）10g、山药30g、鸡内金10g。6剂。

三诊：上症明显减轻，稍有喘息短气，下肢水肿消失，面色如常，纳可，二便调，舌红，苔薄白，脉结（室性期前收缩）。诸症减轻，上方去白茅根，加柏子仁10g，6剂，以巩固疗效。

案4：慢性肾功能衰竭呕吐症

患者，女，51岁。患者于8年前无明显诱因出现晨起恶心、干呕、纳差，劳累久站后出现双下肢水肿，休息后可缓解，伴皮肤瘙痒。曾被诊断为“慢性肾衰竭尿毒症期”。近1个月来伴头痛、咳嗽，咳痰，黄白黏痰，反复恶心呕吐，纳差，倦怠乏力，腰膝酸困，畏寒，劳累久站后易出现下肢水肿，小便量少，色淡黄，夜尿1~2次，大便正常，舌质淡，苔黄厚微燥，脉浮滑。西医诊断：慢性肾功能衰竭五期，肾性贫血，肾性高血压；上呼吸道感染。中医诊断：关格，证属脾肾亏虚，浊邪内蕴。处以四君子汤和苏叶黄连汤加减治疗后，患者诸症不减，进食及药物俱吐而不能入。遂予猪苓散：猪苓30g，茯苓30g，白术30g。研末，每次6g，温水冲服，每日3次。

二诊：恶心明显减轻，能进食，但仍纳差，倦怠乏力，头痛，咳嗽，咳痰，黄白黏痰，腰膝酸困，畏寒，劳累久站后易出现下肢水肿，小便量少，色淡黄，夜尿1~2次，大便正常，舌质淡，苔黄厚微燥，脉浮滑。处以苏叶黄连汤合四君子汤加减，健脾益肾、降逆化浊为主。方药：党参12g，麸炒白术9g，茯苓15g，紫苏叶9g，黄连6g，炙甘草6g，砂仁6g，清半夏 9g，干姜 10g，陈皮 10g。7 剂，每日 1 剂，水煎分 2 次服。

三诊：恶心及呕吐消失，饮食好转，仍感倦怠乏力，偶发头痛，无咳嗽、咳痰，腰膝酸困，小便量可，色淡黄，夜尿 1~2 次，大便正常，舌质淡，苔白腻，脉濡滑。复查肾功能，血肌酐降至 718μmol/L，因经济原因要求出院，遂带上药出院。

四、现代应用

泌尿系感染、肾炎、乳糜尿、流行性出血热、产后癃闭等小便不利兼阴虚有热者，呕吐，妊娠恶阻，腹泻，小儿单纯性消化不良，肝硬化腹水，玻璃体积血等。

五、应用经验采撷

（1）猪苓汤常用加减：若治热淋，加栀子、车前子；若治血淋，加白茅根、大蓟、小蓟。

（2）《异授眼科·卷一》之“猪苓汤”，主治肾虚目有黑花，如飞蝉蝇。方剂组成：五味子、熟地、猪苓、肉苁蓉、枸杞子、覆盆子。

（3）《麻科活人·卷三》之“猪苓汤”，主治麻证泄泻。为本方茯苓改赤苓，加甘草。

（4）《温疫论·卷上》之“猪苓汤”，主治温疫邪干膀胱气分，独小便急数，或白膏如马遗。为本方去茯苓、阿胶，加甘草、木通、车前。

（5）《增补万病回春·卷四》之“猪苓汤”，主治热结小便不通。为本方去茯苓、阿胶，加木通、枳壳、黄柏、牛膝、麦门冬、瞿麦、车前子、甘草、萹蓄叶。

（6）《痘疹全书·卷下》之“猪苓汤”，主治疹毒发热自利者，病人用力催便脱肛。为本方去阿胶，茯苓改赤苓，加甘草、黄连、升麻。

（7）《太平圣惠方·卷十七》之“猪苓散”，主治热病，狂言烦渴。方剂组成：猪苓、白鲜皮、龙胆、泽泻、赤茯苓、麦门冬、黄芩、人参、甘草。

（8）《银海精微·卷一》之“猪苓散”，主治肾水衰，行动举止则眼中神水之中荡漾，有黑影如蝇翅。方剂组成：木猪苓、车前子、木通、大黄、栀子、黑狗脊、滑石、萹蓄、苍术。

第五章　栀子豉汤及其类方

栀子豉汤

一、原文

发汗后，水药不得入口为逆，若更发汗，必吐下不止。发汗、吐下后，虚烦不得眠，若剧者，必反复颠倒，心中懊恼，栀子豉汤主之；若少气者，栀子甘草豉汤主之；若呕者，栀子生姜豉汤主之。(《伤寒论》第76条)

栀子豉汤方

栀子十四个，擘　香豉四合，绵裹

上二味，以水四升，先煮栀子，得二升半，内豉，煮取一升半，去滓，分为二服，温进一服，得吐者，止后服。

栀子甘草豉汤方

栀子十四个，擘　甘草二两，炙　香豉四合，绵裹

上三味，以水四升，先煮栀子、甘草，取二升半，内豉，煮取一升半，去滓，分二服，温进一服，得吐者，止后服。

栀子生姜豉汤方

栀子十四个，擘　生姜五两　香豉四合，绵裹

上三味，以水四升，先煮栀子、生姜取二升半，内豉，煮取一升半，去滓，分二服，温进一服，得吐者，止后服。

二、临证要点

本方主治热郁胸膈。以心烦不得眠，心中懊恼，反复颠倒，或胸中窒，或心中结痛为临证要点。

三、临床应用案例举验

案1：心悸

王某，男，56岁。患者患阵发性心动过速5年，近日加重。症见胸憋

心慌，食后嗳气不舒，腹胀便干，舌暗红、苔白厚腻，脉象弦滑。诊为心悸，证属心胃不和。治拟通心和胃。处方：炒栀子、沙参各 9g，豆豉、炙甘草各 7g，厚朴 3g。3 剂，每日 1 剂，水煎服。

二诊：服药后自觉心慌发作次数较前减少，持续时间较短，程度较前减轻，胸憋、食后嗳气、腹胀症状均减，大便调和。上方减炒栀子为 7g、淡豆豉为 5g，5 剂。

三诊：药后胸憋、腹胀、嗳气症除，心慌无再发作，继服上方 5 剂，以巩固疗效。并嘱患者注意休息，保持情绪稳定。

案 2：黄疸

李某，男，27 岁。主诉：右肋下胀痛 5 天。诊见：右肋下胀痛，恶心厌食，大便灰白，小便色黄。查：颜面泛黄，白睛黄染，舌暗红、苔黄腻，脉缓。黄疸指数 425μmol/L，直接胆红素（++），间接胆红素（+++）。诊为黄疸，证属中焦湿热。治拟清热，利湿，退黄。处方：淡豆豉 10g，栀子 7g，茵陈 20g，大黄 3g，白茅根 30g。3 剂，每日 1 剂，水煎服。

二诊：药后右肋下疼痛减轻，纳谷量增，大便色较深，小便色转淡，继服上方 4 剂。

三诊：自述服药后，右肋下偶有微痛，纳食适量，二便色接近于正常，汗多。观其精神佳，面色，目珠黄染明显退去，上方加滑石 12g、淡竹叶 4g、秦艽 9g，再服 4 剂。

四诊：自述右肋下微有不适，饮食可，二便正常，汗出减少，颜面、目珠黄已基本退净。再服上方 4 剂以善其后。

案 3：失眠

刘某，女，53 岁。主诉：失眠 7 年余，反复发作。昨天整夜未睡。诊见：彻夜不眠，心烦纳呆，手足心热，舌暗淡、苔白黄腻，脉缓。诊为失眠，证属湿热中阻。治以清热祛湿，畅通气机。处方：淡豆豉、半夏、紫苏叶各 7g，炒栀子 4g，生薏苡仁 15g，黄连 3g。4 剂，每日 1 剂，水煎服。

二诊：药后已能安然入睡，但睡眠较轻，伴随症状均减轻。继上方服 4 剂，以巩固疗效。

四、现代应用

现代临床常用本方治疗内科之自主神经功能紊乱、神经官能症、胃炎、肝炎、胆囊炎、肠伤寒、副伤寒、病毒性心肌炎等，外科之痤疮，妇科之经前鼻衄、妊娠恶阻，儿科之夜啼等。

此外，本方还有抑菌、镇静、降压、利胆、利尿、止血、助消化等作用。

五、应用经验采撷

1. **临证鉴别：**栀子豉汤证，名以虚烦，是言热邪未与有形的病理产物相结，此处要与水热互结的大结胸证、燥热结滞肠道的大承气汤证、湿热郁结的阳明发黄证之实烦区别开来。

2. **变证：**证属热郁胸膈，治当用栀子豉汤清宣郁热；若由于误治损伤正气及火热伤气所致，症见心烦而兼少气者，治当用栀子甘草豉汤清宣郁热，兼以益气；若由于胸膈郁热下扰胃脘，导致胃失和降，治当用栀子生姜豉汤清宣郁热，兼以降逆和胃止呕。

六、使用注意

虚寒便溏者当慎用栀子豉汤，否则，服后必致中阳更衰，泻利更甚。

栀子干姜汤

一、原文

伤寒，医以丸药大下之，身热不去，微烦者，栀子干姜汤主之。(《伤寒论》第80条)

栀子干姜汤方

栀子十四个，擘　干姜二两

上二味，以水三升半，煮取一升半，去滓，分二服，温进一服，得吐者，止后服。

二、临证要点

本方主治胸膈有热，中焦有寒。以身热不去，微有心烦，或有腹满时痛，食少下利等为临证要点。

三、临床应用案例举验

案 1：胃肠炎

李某，男，42 岁。患者胃痛伴呕吐、腹泻 10 日。10 日前因食不洁海鲜，发生严重恶心、呕吐、腹痛、泄泻。经西医输液，服小檗碱、诺氟沙星等治疗 5 日后，症状明显好转，但大便仍溏泄，且感胃中寒冷隐痛不止。近 5 日来常感心中烦热不安，胃中寒冷隐痛大便溏泄，日 3~4 次。舌质淡红，苔白微腻，脉弦细。辨证为上热中寒。治宜清上温中。方用栀子干姜汤：生栀子 15g，淡干姜 10g。日 1 剂。上方连服 3 日，患者即感心中烦热去，胃中冷痛止，大便也成形。

案 2：噎塞（食管憩室）

卢某，女，55 岁。患者胸憋、嗳逆、吞咽噎塞由偶作至频发，由轻微至明显，已 3 个月余。做 X 线造影，显示食管憩室 2 处，钡剂充盈 1cm 左右。患者感胸部发热，口苦口干，胃纳可，吞咽时胸部有压迫、窒塞感，甚则汗出心烦，心下沉重，烧灼，时恶心，大便溏而不畅，一两日一行，食水果、油腻即肠鸣泄泻，神疲乏力，上午尤甚。舌尖红，苔薄白。诊得脉沉滑，腹软无压痛。予以栀子干姜汤：栀子 10g，干姜 10g，炙甘草 10g，5 剂。

二诊：噎塞明显减轻，仍口苦便溏，舌脉如前，守方续服。

三诊：上方已服 30 剂，噎塞偶见，大便成形，时恶心，原方加半夏 15g。之后，烦热加豆豉，恶心加半夏，神疲加党参。噎膈、灼心、便溏遂依次消失。治疗 3 个月余，共服 60 剂，复做 X 线检查，病灶处微有钡影，憩室几至不见。

案 3：肠炎

黄某，男。患者夏病泄泻 10 余日，服用氯霉素后，利止而腹胀，食则更甚，且时作呕，口苦舌绛，苔微黄，不渴，胸腹痞胀，发热烦躁，大便正常，小便清利。处方：栀子 9g，干姜 9g。服 3 剂后诸症明显改善，继服

6剂而愈。

四、现代应用

消化系统疾病如胃肠炎、细菌性痢疾、肝炎、胆囊炎、口腔溃疡属上热中寒者。

五、应用经验采撷

如遇上焦热郁，中下焦又有虚寒病变者，可仿栀子干姜法，用栀子清上热以除烦，用干姜温中阳以除寒，寒温并用，可保两全。

栀子厚朴汤

一、原文

伤寒下后，心烦，腹满，卧起不安者，栀子厚朴汤主之。(《伤寒论》第79条)

栀子十四个，擘　厚朴四两，炙，去皮　枳实四枚，水浸，炙令黄

上三味，以水三升半，煮取一升半，去滓。分二服，温进一服，得吐者，止后服。

二、临证要点

本方主治热郁胸腹证。以心烦，脘腹胀满，或胸闷，卧起不安，或食欲不振，或呕吐，舌红，苔黄，脉数为临证要点。

三、临床应用案例举验

案1：神经官能症

曹某，女，72岁。患者心烦持续2年，近日来有逐渐加重之势。西医诊断为神经官能症，给予镇静安神药，未见好转，转请中医治疗。刻下症：心烦、苦不堪言，家人体恤其情，谨慎扶持，亦不能称其心，反遭斥呵，烦躁不宁，焦虑不安，烦急时欲用棍棒捶打胸腹方略觉舒畅。脐部筑动上冲于心，筑则心烦愈重，并有脘腹胀满如物阻塞之感，伴失眠、惊惕不安，

呕恶纳呆，大便不调，溺黄。舌尖红，苔腻，脉弦滑。证属火郁胸膈，下迫胃肠。治宜宣郁清热，下气除满。处方：栀子14g，枳实10g，厚朴15g。7剂药后，心烦减半，心胸豁然畅通，性情渐趋平稳安静，夜能寐，食渐增，获此殊效，病家称奇，又自进7剂。复诊时诉仍有睡眠多梦，口舌干燥，口苦太息，小便黄赤等热未全解之症。转方用柴芩温胆汤合栀子厚朴场清化痰热，治疗月余而病除。

案2：精神分裂症

萧某，男，17岁。患者于1983年因受刺激致精神失常，狂言奔走。1986年病情加重，被某精神病院诊为"精神分裂症"，经用镇静剂等治疗可暂时缓解，近1个月又因情志不遂而复发。现症：脘腹痞满，卧起不安，甚则彻夜不眠，稍不遂愿即怒不可遏，詈骂不休，心烦口渴，溲黄便干，舌质红、苔黄，脉滑数。辨为热郁胸膈，痰蒙心窍，腑气不通，神明逆乱。治宜清热除烦，镇心涤痰。方药：栀子20g，枳实12g，厚朴15g，生铁落30g（先煎）。日1剂，水煎早晚顿服。3剂后便泻如风泡，日3~5次，臭秽异常，狂躁遂减，诊其舌质红，苔薄黄，脉弦数。效不更方，仍宗上方加麦冬15g养心安神，继进7剂。药后精神状态明显好转，安然入睡，但仍心烦、寐差、腹满，脉舌同前，以上方加减，继进20剂，诸症若失，病告痊愈。10年后信访未复发，现在某院校读书，成绩优良。

案3：传染性肝炎

李某，男，27岁。近1个月来脘腹胀满，右胁下隐痛，心烦失眠，卧起不安，经常自服安眠药才能入睡。1周前恶心呕吐，口苦口渴，厌油腻，小便短黄，大便秘结。近期在某医院查肝功能异常，诊为"急性黄疸型肝炎"，查眼白睛及全身皮肤轻度黄染，舌质红，苔黄腻，脉滑数。诊为黄疸之阳黄，证属湿热熏蒸，热重于湿。治宜清热利湿除烦，行气宽中消满。方药：生山栀15g，枳实10g，厚朴10g，茵陈蒿30g。水煎服，日1剂。服药7剂后，口苦及腹满减轻，纳可，心情舒畅，安卧如常。继以原方及甘露消毒丹加减交替服用2个月余而愈。1年后追访，曾在某医院多次复查肝功能皆正常，至今体健。

四、现代应用

焦虑症、抑郁症、神经症、睡眠障碍、精神分裂症、老年性痴呆、围绝经期综合征、急性食管黏膜损伤、食管炎、急慢性胃炎、慢性支气管炎、支气管哮喘、胆囊炎、胆道感染等。

五、应用经验采撷

胸闷烦躁、多汗者，加连翘 30g；胸闷气喘、腹胀腹痛者，合半夏厚朴汤；上腹满痛、呕吐者，合大柴胡汤；睡眠障碍、眩晕、心悸、易惊恐者，合温胆汤；黄疸者，合茵陈蒿汤。

六、使用注意

本方久服，可能致眼圈发黑或面色发青，停服后可以消退。有报道称栀子内服可出现荨麻疹或粟粒样丘疹的过敏反应。

栀子柏皮汤

一、原文

伤寒身黄发热，栀子柏皮汤主之。(《伤寒论》第 261 条)

肥栀子十五个，擘　甘草一两，炙　黄柏二两

上三味，以水四升，煮取一升半，去滓。分温再服。

二、临证要点

本方以全身发黄，发热不退，口渴，里无结滞为临证要点。

三、临床应用案例举验

案 1：靶向药物应用后起皮疹

患者，男，72 岁，2015 年 10 月确诊为肺腺癌、胸膜转移。2015 年 11 月开始化疗 4 周期。2016 年 4 月复查提示病情进展，改为口服吉非替尼治疗，出现背部、头部红色皮疹，高出皮肤，有黄头，瘙痒，纳眠差，二便可。舌质暗红，苔薄黄腻，脉滑。处方：栀子 60g，黄柏 30g，甘草 15g。水煎湿敷患处，7 天后，患处皮疹全消，自觉无瘙痒，疗效良好。

案2：黄疸

曹某，男，42岁，患早期肝硬化，下午轻度潮热，胃脘满，巩膜及皮肤发黄，小便赤涩，查肝功能，血清胆红素547mmol/L，舌苔黄腻而黄，脉弦数。证属肝中郁热发黄，以栀子柏皮汤加疏肝和胃之剂治之。处方：生栀子10g，黄柏10g，茵陈蒿15g，桃仁15g，甘草3g。服药3剂，下午潮热不作，小便增加，眼睛及皮肤黄疸逐渐减轻，后服13剂，巩膜、皮肤和舌苔黄色均已显退，血清胆红素已降至51mmol/L以下，后以健脾和胃之剂调理。

案3：灌肠治疗放射性肠炎

患者，女，57岁，2016年10月确诊为宫颈鳞癌，并行放化疗治疗。2017年2月出现肛门疼痛下坠，便溏，排便次数增加，7~8次/日，舌质红，根部舌苔黄腻，脉滑。处方：栀子60g，黄柏30g，甘草15g。使用方法：水煎，灌肠。灌肠1周后，排便次数正常，肛门下坠疼痛明显缓解。

四、现代应用

急性黄疸型肝炎、胆囊炎、重症肝炎、胰腺炎等。

五、应用经验采撷

本方合茵陈蒿汤加黄芩、黄连可用于治疗重症肝炎、新生儿溶血性黄疸；本方加茵陈、茜草、郁金等可治钩端螺旋体病发黄。

六、使用注意

黄疸初起兼表证者，阳黄湿重热轻者不宜使用。

栀子大黄汤

一、原文

寸口脉浮而缓，浮则为风，缓则为痹。痹非中风，四肢苦烦，脾色必黄，瘀热以行。（《金匮要略·黄疸病脉证并治第十五》第1条）

心中懊侬而热，不能食，时欲吐，名曰酒疸。（《金匮要略·黄疸病脉

证并治第十五》第2条）

夫病酒黄疸，必小便不利，其候心中热，足下热，是其证也。（《金匮要略·黄疸病脉证并治第十五》第4条）

酒疸，心中热，欲吐者，吐之愈。（《金匮要略·黄疸病脉证并治第十五》第6条）

酒黄疸，心中懊侬或热痛，栀子大黄汤主之。（《金匮要略·黄疸病脉证并治第十五》第15条）

栀子十四枚　大黄一两　枳实五枚　豉一升

上四味，以水六升，煮取二升，分温三服。

二、临证要点

本方主治酒黄疸，病机特点为湿热内蕴，熏蒸于心。以心中懊恼，发热，不能食，时欲吐，心中热，足下热，身黄，小便不利，苔黄或兼腻，脉数为临证要点。

三、临床应用案例举验

案1：黄疸型肝炎

李某，男，46岁。患者因间断乏力、纳差11年，加重伴腹胀、尿黄5天入院。查体：神清，精神差，面色、皮肤、巩膜重度黄染，肝掌阳性、前胸可见蜘蛛痣3枚，心肺无异常，腹软，无压痛、反跳痛，肝、脾脏肋下未触及，双下肢轻度凹陷性水肿。舌质红，苔白厚腻，脉弦数。肝功能：ALT：215U/L，AST：211U/L，γ-GT：112U/L，TBIL：304μmol/L，DBIL：202μmol/L，HBV-M（乙肝病毒标志物）：HBsAg（+），HBeAg（+），HBcAb（+）。西医诊断：慢性乙型病毒性肝炎重度；中医诊断：黄疸证属湿热蕴结。治则：清热解毒，利湿退黄。予以茵陈蒿汤合栀子大黄汤加减：茵陈60g，栀子、枳实、大青叶、丹参各15g，大黄、延胡索、柴胡、川厚朴各10g，金钱草、白茅根、猪苓各30g，赤芍20g，泽泻12g，黄连6g。14剂，水煎服，每日1剂。

二诊：患者诉目黄、尿黄、腹胀、乏力、纳差明显减轻，舌淡红，苔白腻，脉沉细。效不更方，14剂，水煎服，每日1剂。

三诊：患者体力渐复，食欲明显好转，黄疸渐退，舌质淡，苔白，脉沉。复查肝功能：ALT：70U/L，AST：68U/L，γ-GT：79U/L，TBIL：72μmol/L，DBIL：40μmol/L。患者肝功能恢复良好，给予调整用药。处方：党参、黄芪、当归、茯苓、金钱草各15g，茵陈30g，栀子、柴胡、川厚朴各10g，白术、泽兰、丹参、白茅根各20g，郁金12g，20剂，水煎服，每日1剂。后复查肝功能恢复正常，症状缓解。

案2：老年便秘

陈母，90岁，年迈气虚，外感发热，发汗后热更甚。他医视其年迈气虚，以小建中汤甘温除热，发汗后热更甚，脉弦细数，舌苔白而干。综合分析：以小建中汤甘温除热，热益盛，阳明里热，误用温补，必增里热益甚发汗后热更甚，外邪传半表半里、里而转少阳、阳明，为少阳阳明合病，为小柴胡加石膏方证。予以小柴胡加石膏汤1剂，热退。第3天因过食厚味而复高热，心烦，口渴，腹胀，大便干，舌苔白而干，脉细数。过食厚味而复高热、便干，阳明里实热结。综合分析：此证为阳明余热与新邪相加，属栀子大黄汤证。处方：淡豆豉18g，大黄6g，枳实10g，栀子10g。上药服1剂而愈，嘱慎饮食，未再复发。

案3：胸痹

患者，女，79岁，胸闷、憋气反复发作12年，加重2天。现症：背部疼痛，咽干，口苦，头晕，夜间不能平卧，时有憋醒，偶有咳嗽，咳少量白黏痰，时有腹胀，纳可，眠差，小便黄赤，夜尿频，大便干，日1~2次，舌暗红，有瘀斑，苔黄腻，脉细数。证属热结血瘀。治以清热活血化瘀，活血化瘀。处方：栀子10g，淡豆豉10g，枳壳10g，酒大黄4g，桔梗10g，红花15g，瓜蒌30g，茜草15g，厚朴10g，薤白15g。水煎服，日1剂，分2次早晚服用。服药后，患者胸闷、憋气症状缓解，但仍时有咳嗽，且咳嗽时易发头晕，后背无疼痛，无口苦、咽干，尿频，大便调。继予原方6剂后，患者已无胸闷、憋气，无夜间憋醒，白天汗多，后背疼痛已愈。偶有咳嗽，无痰，偶有头晕，夜尿2~3次，大便日2次，成形。效不更方，继续服用原方5剂后，患者诸症消失。随访3个月，患者胸闷、憋气未见复发。

四、现代应用

酒精引起的慢性中毒、酒精性肝炎等，黄疸型肝炎，急、慢性肝炎，急性胰腺炎，心系病症，老年性便秘及其他疾病引起的便秘等。

五、应用经验采撷

清热利湿退黄，可与茵陈蒿汤合用；湿热盛者，可与葛根芩连汤合用；夹阴虚水气者，可与猪苓汤合用等。

其脉浮者先吐之，沉弦者先下之：其脉浮，病有上越之机，应先吐；其脉沉弦，沉弦为里实，应下之。

六、使用注意

本方为清热剂，以清解里热为主要作用，药性寒凉，多服、久服损伤阳气，故对于阳气不足，或脾胃虚弱者须慎用，如遇真寒假热证，当忌用，孕妇忌用。

茵陈蒿汤

一、原文

阳明病，发热汗出者，此为热越，不能发黄也。但头汗出，身无汗，剂颈而还，小便不利，渴引水浆者，此为瘀热在里，身必发黄，茵陈蒿汤主之。(《伤寒论》第 236 条)

伤寒七八日，身黄如橘子色，小便不利，腹微满者，茵陈蒿汤主之。(《伤寒论》第 260 条)

茵陈蒿六两　栀子十四枚，擘　大黄二两，去皮

上三味，以水一斗，先煮茵陈减六升，纳二味，煮取三升，去滓，分温三服，小便当利，尿如皂角汁，色正赤，一宿腹减，黄从小便去也。

二、临证要点

本方主治湿热黄疸。以一身面目俱黄，黄色鲜明，发热，无汗或但头汗出，口渴欲饮，恶心呕吐，腹微满，小便短赤，大便不爽或秘结，舌红苔黄腻，脉沉数或滑数有力为临证要点。

三、临床应用案例举验

案1：痤疮

患者，女，26岁，面部反复起疹5年余。患者5年前面部起疹，时轻时重，近来加重。现面部皮肤轻度油腻，双颊部散在炎性丘疹，皮损常于经前加重，近几个月来伴月经后错，纳食可，夜寐可，小便调，大便每日1次，偏干，舌尖红，苔白，脉滑。患者常食甜食，颜面轻度脂溢，颊部散在粟粒大小红色炎性毛囊性丘疹及小结节。辨证：湿热感毒，冲任不调。立法：清热解毒，调理冲任。处方：茵陈20g，连翘15g，丹参20g，野菊花15g，黄连6g，黄柏10g，当归10g，川芎6g，虎杖15g，北豆根6g，百部10g，泽兰12g，益母草12g，柴胡10g，白芍15g，大青叶15g，生大黄3g。14剂，水煎服，每日1剂。

二诊：药后症减，经前新生丘疹不多，无新发结节，颊部丘疹大部分消退，残留数个小结节，皮肤油腻明显减轻，纳可，大便每日1次。舌尖红，苔白，脉滑。前方加夏枯草20g，14剂，水煎服，每日1剂。

三诊：患者服药后，面部皮疹全部消退，近日因食辛辣之物，精神紧张，颊部又起数个丘疹，月经后错，纳食可，大便每日1次，偏干。舌边尖红，苔白，脉滑。前方去夏枯草。14剂，水煎服，每日1剂。

案2：黄疸

某患，男，27岁。患者于半个月前在街头摊点与朋友小聚吃不洁食物，3天前发现目黄、面黄、全身皮肤发黄、小便深黄，前往某医院肝病科就诊，经查肝功能：总胆红素、直接胆红素、ALT、AST、谷氨酰转肽酶、乳酸脱氢酶等指标均超标，间接胆红素、总蛋白、白蛋白、球蛋白、A/G、胆碱酯酶等指标尚属正常。尿三胆检查：胆红素、尿胆原、尿胆素3项指标均超标。诊断为急性黄疸型肝炎。刻诊：除了上述黄疸症状外，还有纳差、厌油、倦怠乏力、舌苔黄腻、脉象弦滑等，不发热，大便正常。辨证：饮食不洁，湿热内蕴，肝胆疏泄失司而发为黄疸，属湿热并重型。治法：清热利湿，泻胆退黄，疏肝和胃。方药：茵陈蒿15g，栀子10g，熟大黄10g，黄柏15g，茯苓20g，猪苓15g，泽泻10g，白术10g，桂枝5g，薏苡仁20g，柴胡10g，法半夏10g，甘草5g。6剂，每天1剂半。并嘱在家庭内部严格隔离，患者单住，餐具专用，严格消毒。

案 3：脂肪肝

某男，35 岁。8 年前查体发现 HBsAg（+），ALT 升高，经治疗好转，后时有反复，近日又感呕恶厌油，纳呆腹胀，大便不爽，小便黄赤，烦热口渴，困倦乏力。查肝功能：ALT：103U/L，TBIL：31.6μmol/L。B 超示脂肪肝，轻度脾大。查见巩膜轻度黄染，腹软，肝脾未及。舌红苔黄腻，脉弦滑略数。诊断：脂肪肝。治法：清热利湿。处以茵陈蒿汤加减：茵陈 15g，栀子 9g，大黄 3g，田基黄 30g，生甘草 3g，竹叶 9g，白茅根 30g，猪苓 15g，泽泻 9g，车前子 15g，败酱草 15g，板蓝根 15g，竹茹 12g，海蛤壳 15g，苍术 12g。水煎服，每日 1 剂。

二诊：服药 12 剂后，自感症状减轻，精神体力转佳，仍感纳呆腹胀，烦热口渴，舌红苔黄腻，脉沉弦滑。上方加决明子 15g、生山楂 15g。

三诊：又服 30 剂后除小便仍稍黄外，余症均消。查肝功能：ALT 正常，AST 正常，HBsAg（+）。B 超：脾正常，脂肪肝消失。嘱清淡饮食，并以原方水泛为丸，每次 10g，日 3 次，以图巩固。

四、现代应用

急性病毒性肝炎、黄疸型肝炎、重症肝炎、新生儿溶血、新生儿高胆红素血症、钩端螺旋体病、肝损伤性黄疸、过敏性皮炎、银屑病、荨麻疹、蚕豆黄、急性化脓性胆囊炎、小儿胆汁黏稠症、胆石症、血液透析伴皮肤瘙痒症等。

五、应用经验采撷

黄疸、身热、皮肤痒者，合栀子柏皮汤；胆道感染、腹痛腹胀者，合大柴胡汤；胆囊炎或寒热往来、胸胁苦满、默默不欲饮食、心烦喜呕者，合小柴胡汤。

六、使用注意

面色萎黄、神疲乏力、贫血、食欲不振、易腹泻、脉缓及心肾功能不全者慎用；黄疸色如烟熏者慎用。

枳实栀子豉汤

一、原文

大病瘥后，劳复者，枳实栀子豉汤主之。(《伤寒论》第393条)

枳实三枚，炙　栀子十四枚，擘　豉一升，锦裹

上三味，以清浆水七升，空煮取四升，内枳实、栀子，煮取二升，下豉，更煮五六沸，去滓，温分再服，覆令微似汗。若有宿食者，内大黄如博棋子大五六枚，服之愈。

二、临证要点

本方主治劳复证，病机特点为瘥后劳复，余热复集，气机痞塞。以身热心烦，心中懊侬，胸中窒塞，心下痞闷，纳呆口渴，舌红苔薄黄，脉数为临证要点。

三、临床应用案例举验

案1：急性胃炎

许某，女，28岁。主诉：胃脘部胀痛2天。患者1个月前患春温，治疗后病情缓解，一直食用易消化食物，今贪食不节，午后发生胃脘部疼痛，伴发热、心烦，不思饮食，头部眩晕，噫气不除，脉象浮大。宜与枳实栀子豉汤，以消滞清热。处以加味枳实栀子豉汤：枳实10g，生栀子10g，淡豆豉15g，建曲10g，广郁金6g，生山药15g，生姜、甘草各3g。1剂后热退而烦满大减，连服2剂，诸症消失。后以养阴清热和胃之剂调理而愈。

案2：顽固性呕吐

患者，男，46岁。主诉：呕吐1个月余。患者因车祸致左膝关节脱位伴前后交叉韧带、外侧副韧带断裂于2个月前行手术治疗，术后一般情况良好，1个月前后出现进食量少，至每餐进50g面食后（约半个馒头）将吃进食物全部呕吐出来，不能再进食，但吃水果不吐，4周后体重下降5kg，期间给予多潘立酮、西沙必利、甲氧氯普胺、维生素B_6等药物，症状无好转。舌红苔薄少津，脉弦微数。予以枳实栀子豉汤加减：生姜15g，半夏

15g，柴胡 15g，黄芩 10g，栀子 10g，枳实 10g（炙），淡豆豉 10g，旋覆花 5g，甘草 15g，大枣 15 枚。1 剂服下，患者出汗，略有恶心，未吐，可完整进食 3 餐，2 剂服下，患者无恶心呕吐，再巩固 1 剂，患者痊愈，饮食正常。

案 3：神经官能症

何某，女，29 岁。主诉：失眠多梦半年余。患者因惊吓过度，当晚夜不能寐，渐感胸闷、心悸、胃脘胀气，近半年来加重，现失眠多梦，最多睡三四个小时，甚至彻夜不寐，情绪不佳时，诸症更重，伴心烦发急，胸闷，胃脘胀，食欲不振，经期提前、色黑有块，二便正常，舌红苔白，脉沉弦。证属肝失疏泄，升降失常，气郁化火，心肾不交。治宜清心滋肾安神，疏肝和胃畅气。处方：栀子 9g，淡豆豉 15g，制何首乌 15g，麦冬 15g，丹参 20g，当归 9g，阿胶 9g，黄连 9g，炒酸枣 30g，枳实 9g，砂仁 10g，淡竹叶 5g，炙甘草 9g，鸡子黄 2 个。7 剂，水煎服。上药服毕，睡眠、饮食均有好转，心烦较前减轻。

四、现代应用

急、慢性胃炎，慢性肝炎，慢性胰腺炎，肋间神经痛等。

五、应用经验采撷

脾虚甚者，重用人参、白术以增强益气健脾之功；湿热重者，加黄芩；食积重、嗳腐吞酸明显者，加山楂、沉香、莱菔子、代赭石、瓦楞子；痞满而痛者，加木香、香附、槟榔；食欲不振者，加麦芽、谷芽、鸡内金等。

对于伤寒大病瘥后，正气未完全恢复，余热还未退尽的患者，不仅要注意起居，躲避风寒，还要慎养。

六、使用注意

本方中枳实为破气导滞之品，故精血亏虚者不宜常服，孕妇慎用。

第六章　四逆汤及其类方

干姜附子汤

一、原文

下之后，复发汗，昼日烦躁不得眠，夜而安静，不呕，不渴，无表证，脉沉微，身无大热者，干姜附子汤主之。(《伤寒论》第61条)

干姜一两　附子一枚，生用，去皮，切八片

上二味，以水三升，煮取一升，去滓，顿服。

二、临证要点

本方主治肾阳暴衰证。以昼日烦躁不得眠，夜而安静，身无大热，脉沉微为临证要点。

三、临床应用案例举验

案1：睡眠障碍

龚某，男，74岁。主诉：失眠半月余。患者因严重失眠住本院内科，主要症状为虚烦不安，昼日欲寐不得，晚间彻夜不眠已半月余，伴有肢末、口唇颤动。曾做头颅CT、脑电地形图、心电图等检查，西医诊断为老年性脑病，使用镇静剂后，症状反加重。现症：面色淡白，神志恍惚，精神萎靡，口干而不欲饮，舌淡红、苔薄白，脉象芤数。中医诊断为失眠，证属阳虚烦躁，有虚阳浮越之势。治宜急救回阳。重用干姜附子汤：附子100g（先煎），干姜50g，煎水250mL，顿服。当晚一觉达旦，次日醒来诸症消失，自述近半年来未曾如此熟睡过，第2天出院，为巩固疗效，带原方7剂回家续服。随访1年半，未再复发，早已从事田间劳动。

案2：帕金森病

李某，男，62岁。主诉：四肢反复痉挛，不时震颤半年余，先后辗转于各处求医，某医院诊断为帕金森病，服西药治疗无效，后又回家服养肝息风类方药50余剂，亦无好转。前来就诊时不能步行，双腿因痉挛无法迈步，由家属背来就诊，视其面色淡白，舌质淡，苔薄白，脉沉细而缓。中医诊断为痉病，证属脾阳虚衰。治宜温阳散寒，解痉缓急。处以干姜附子汤合芍药甘草汤加味：制附子50g（先煎），干姜20g，炒白术20g，白芍30g，炙甘草10g，木瓜15g，桂枝15g。1剂，水煎服。次日便步行前来复诊，续原方5剂以巩固疗效，随访至今一切正常。

案3：咳嗽

黄某，女，63岁。主诉：咳嗽半个月。半个月前因劳累后咳嗽不止，夜间尤甚，经清肺抑火片治疗1周后症状未见缓解，并伴腹泻不止，后自服感冒清热颗粒亦未好转，遂来就诊。现症：咳嗽无力，无痰，咽痛，牙齿痛，两足发冷，时汗出、烦躁，午后尤甚，头晕耳鸣，入夜则精神安静，无呕吐、口渴、腹泻之症。患者平素易感风寒，畏寒足冷，腰酸腿软，舌质红、水滑，苔少，脉沉细。治以回阳救逆，引火归原。予以干姜附子汤加减：炮附子5g，干姜10g，桂枝20g，白芍30g，生黄芪60g，防风10g。4剂。

二诊：患者诉咳嗽、头晕、烦躁均较前减轻，出现腹泻、下利清谷，舌淡红，津液较前减少，苔薄白，脉沉虚。予以前方炮附子、干姜加倍，加肉桂12g。5剂。

三诊：患者诉服药1剂后腹泻止，咳嗽、汗出足冷、腰酸均较前好转，已无烦躁、头晕、咽痛、牙齿痛诸症。舌淡红，苔薄白，脉弦。予以前方去肉桂，附子、干姜均减回一诊时剂量，加炙甘草10g。5剂，以巩固疗效。

案4：尿毒症不安腿综合征

刘某，男，52岁。主诉：规律血液透析2年，双下肢酸胀、蚁行感半年，加重10天。现自觉双下肢酸胀，深部蚁行、烧灼感，夜间尤甚，每至夜晚痛苦异常，需捏揉、拍打、走动缓解，夜寐不安。患者平素喜温恶寒，大便不实，舌质淡苔白，脉沉。实验室检查：血红蛋白102g/L，尿素氮15.01mmol/L，血肌酐698μmol/L，血钙2.14mmol/L，血磷2.01mmol/L。诊断为不安腿综合征。证属阳气虚，阴寒内盛，病入少阴。予以干姜附子汤加减：附子10g，干姜12g，薏苡仁30g，木瓜30g，白芍30g，甘草10g，乌梅12g，川牛膝30g，煅龙牡各30g（先煎）。水煎服，日1剂。7剂。

二诊：畏寒减轻，余症好转，初诊方加桂枝12g、细辛5g。7剂。

三诊：患者双下肢酸胀，深部蚁行、烧灼感明显改善，睡眠好转。上方去煅龙牡，加狗脊15g、川续断15g。14剂巩固疗效。门诊随访2个月，症状未复发。

案5：妊娠剧吐

马某，24岁。主诉：妊娠43天，口淡、恶心4天。患者纳差，二便正常，舌淡红，苔薄白，脉细。治宜温中和胃降逆。方用干姜附子汤加味：干姜5g，淡附片5g，半夏12g，陈皮9g，生姜5片，5剂。5天后复诊，恶心消失，胃纳苏，二便正常。B超提示宫内早孕存活，舌脉如上。守上方继进5剂，以巩固疗效。

四、现代应用

感染性休克，急、慢性心力衰竭，心动过缓，肝硬化腹水，慢性胃肠炎，慢性结肠炎，慢性肾炎，帕金森病，呼吸道感染，咽痛，失眠，妊娠剧吐等。

五、应用经验采撷

本方既可以作为一个方剂独立应用，也可作为一个药对，配伍应用于其他方剂中。若见畏寒怯冷、小便清长、腰脊酸冷等肾阳虚明显者，可合用四逆汤。治疗泄泻，若脾阳虚重者，合理中汤；若肾阳虚重者，合四神丸。治疗尿毒症并不宁腿综合征患者，可与当归芍药散或黄芪桂枝五物汤合用。

四逆汤

一、原文

伤寒，医下之，续得下利，清谷不止，身疼痛者，急当救里；后身疼痛，清便自调者，急当救表。救里宜四逆汤；救表宜桂枝汤。(《伤寒论》第91条)

脉浮而迟，表热里寒，下利清谷者，四逆汤主之。(《伤寒论》第225条)

少阴病，脉沉者，急温之，宜四逆汤。(《伤寒论》第323条)

大汗出，热不去，内拘急，四肢疼，又下利，厥逆而恶寒者，四逆汤主之。(《伤寒论》第 353 条)

大汗，若大下利而厥冷者，四逆汤主之。(《伤寒论》第 354 条)

下利腹胀满，身体疼痛者，先温其里，乃攻其表。温里宜四逆汤，攻表宜桂枝汤。(《伤寒论》第 372 条)

甘草二两，炙　干姜一两半　附子一枚，生用，去皮，破八片

上三味，以水三升，煮取一升二合，去滓。分温再服。强人可大附子一枚，干姜三两。

二、临证要点

本方主治肾阳虚衰，阴寒内盛证。以四肢厥逆，恶寒身蜷，自利口渴，小便清长，脉沉微细，但欲寐为临证要点。

三、临床应用案例举验

案 1：肺性脑病

王某，女，46 岁。患慢性支气管炎、肺气肿、肺源性心脏病 6 年余，1 周前感冒后诱发肺部感染合并呼吸衰竭，遂紧急入院抢救。经西医常规处理并行气管切开术治疗 4 天，病情未缓解，渐入昏迷状态，合并肺性脑病。刻诊：意识不清，痰鸣辘辘，阵发抽搐，四肢湿冷，舌红苔白腻，脉结代。此乃痰热壅肺、阳气散越之证。急予四逆汤合葶苈大枣泻肺汤：熟附片（先煎 30 分钟）、干姜各 15g，甘草 10g，炒葶苈子（布包）15g，大枣 6 枚。1 剂，煎汤胃管灌服，每 4 小时 1 次，每次 120mL。

二诊：诸症同前，昨夜腹泻 1 次，为黄色稀水便。上方加炒小米 30g（布包），继予 2 剂。

三诊：患者痰鸣减轻，抽搐停止，压其眼眶略有知觉。效不更方，上方继予 3 剂。

四诊：患者意识好转，呈昏睡状态，仍有痰鸣，四肢转暖，脉细数；昨日已停掉呼吸机，改用鼻导管吸氧，但血钾偏低。上方去掉甘草，继予 3 剂。

五诊：患者意识清醒，胃管拔除，脱离危险。因患者不愿继续服用中

药，遂予停服。后电话随访，患者已痊愈出院。

案2：冠状动脉介入后心绞痛

王某，男，69岁。主诉：发作性胸闷6个月，加重1个月余。患者于6个月前觉胸闷胸痛，活动后发作，休息后胸闷缓解。3个月前在某医院植入冠状动脉支架2个，1个月前症状复发，活动后胸闷气急，咽喉部有堵塞感，常规应用抗血小板聚集、抗凝、扩张冠状动脉、降血脂等药物后效果不佳，要求中药治疗。现症：气短，活动后胸骨后紧缩感，心前区不适，咽喉部有堵塞感，尤其饭后活动胸闷易发作，饮食正常，睡眠差，脉沉细，舌质淡，苔白。辨证属心阳不振。治宜温阳通脉。处方：附子9g（先煎），干姜15g，甘草6g，桂枝15g，细辛3g，白芍12g，紫苏梗10g。日1剂，水煎早晚2次服。5剂后症状减轻，仍感腹胀，大便干结，上方加莱菔子15g、白术30g、槟榔10g，继服10余剂后胸闷气急等症状消失。

案3：顽固性心力衰竭

孙某，男，75岁。主诉：间断喘促、水肿5年，加重2个月。患者原有Ⅲ度房室传导阻滞，于6年前植入永久性心脏起搏器，5年前又出现气短喘促，活动后加重，下肢水肿，反复住院治疗。近2个月症状加重，应用利尿剂、血管扩张药、血管紧张素转换酶抑制剂等效果不佳。现症：喘促不能平卧，四肢欠温，双下肢重度凹陷性水肿，按之如泥，脉沉细，舌质紫黯，苔少。辨证属心肾阳虚，水饮内盛。治宜温阳利水。处方：附子12g（先煎），干姜30g，甘草6g，白术10g，茯苓30g，泽泻30g，肉桂10g，黄芪50g。日1剂，水煎分早晚温服。服7剂后，胸闷、心慌好转，继服10剂胸闷、水肿消失。

案4：呕吐并发口腔溃疡

康某，男，70岁。主诉：呕吐并发口腔溃疡3天。患者因多发性胆囊结石并急性胆囊炎感染性休克，经住院治疗好转。3天前出现呕吐频作，口腔溃疡疼痛，经五官科会诊，予呋喃西林湿敷，口服多种维生素及静脉滴注利巴韦林等治疗，呕吐、口腔溃疡加重，邀中医会诊。现症：口吐涎水，口唇溃烂肿大，少气懒言，肢冷蜷卧，小便清利，身微热，天气炎热仍着厚衣，下肢浮肿，舌淡胖、苔白滑，脉细弱。证属阳虚阴盛，阴阳格拒。治宜温中回阳。拟用四逆汤加减：熟附子15g（先煎），干姜10g，党参20g，白术、黄柏各9g，炙甘草12g。4剂，水煎服。

4天后复诊：呕吐止，口腔溃疡已愈合，欲食，肢温，下肢浮肿消退，小便正常，舌淡红、苔薄白，脉细缓。以理中汤加味善后。

案5：咽炎

王某，女，51岁。主诉：咽痛10天。患者素体阳虚，近10天来咽喉疼痛，曾求诊于某医院耳鼻咽喉科，诊断为咽炎。曾用银翘及玄麦甘桔汤6剂未验。诊见患者语声低弱，手指冰凉，喜近火炉取暖。切其脉沉细，舌质淡白，苔薄白。咽部未见充血肿胀，扁桃体不肿大，口中多津液。辨证属阳虚寒盛。治以四逆汤加桔梗：炮附子6g，干姜3g，炙甘草10g，桔梗10g，每日1剂，水煎分3次温服。患者服药2剂后见效，咽痛减轻。效不更方，续服原方2剂，咽痛消除。

案6：神经官能症

李某，女，54岁。主诉：齿寒半年。自觉牙齿发凉半年，近来逐渐加重，伴头昏、耳鸣，背部、手脚发凉，纳差，便溏。西医诊断为神经官能症，选用谷维素、维生素B_1、神调1号等西药治疗，病情不减。又转某中医诊为阳气不足以摄阴，方用桂枝加龙骨牡蛎汤加味数剂，病情仍然不减。现症：面色㿠白，舌质淡，舌体胖嫩有齿痕，脉沉迟。证属肾阳虚。治宜温补肾阳。方药：附子（先煎）、胡桃肉各15g，干姜6g，甘草3g，补骨脂、杜仲各9g，水煎内服。服药2剂，症状减轻，药已中病，宗原方继服5剂，牙齿冷感消失，诸症均瘥。

案7：更年期焦虑症

庚某，女，50岁。主诉：心悸，心烦，头晕头痛，易紧张，胸闷憋气，腰、膝、背痛10年加重伴胃脘不适，食少纳呆2个月。3年前因子宫肌瘤行子宫切除术，1年后又因左乳腺增生行乳腺切除术。此后经常心悸、心烦，头晕头痛，伴潮热汗出，膝关节疼痛，夜寐差，大便干结，心烦易怒，皮肤瘙痒，先后就诊于消化科、神经内科、心内科、皮肤科等，进行多项检查，曾诊断为：神经症、失眠、神经衰弱、更年期综合征。服用中西药物不计其数，自认为已不可救药。现症：心悸，急躁易怒，易紧张，胸闷憋气，腰、膝、背痛，胃脘不适，食欲不振，膝关节疼痛，欲寐不能，大便干结，潮热汗出，心烦易怒，皮肤瘙痒，舌红苔薄黄乏津，脉弦中沉取细弱无力。中医诊断为郁证，证属少阴伏寒，肝肾阴虚。治则：温肾阳，安心神。方用四逆汤合甘麦大枣汤化裁：熟附子15g，干姜5g，炙甘草15g，大枣 15g，浮小麦 30g，补骨脂 15g，淫羊藿 15g，菟丝子 15g，日 1 剂，水煎服。

二诊：患者述服药 1 剂后睡眠好转，精神改善，5 剂药后，病愈一半。效不更方，原方继服。

三诊：患者诉所苦若失，脉和缓，故改四逆汤为四君子汤，继服 5 剂。

案 8：肺源性心脏病心力衰竭、呼吸衰竭合并脑危象

闫某，男，60 岁。主诉：暴喘痰壅，昏迷不醒。患者患有阻塞性肺气肿、肺源性心脏病代偿期 10 年。本次发病 1 周，某医院内科诊断为“肺源性心脏病心力衰竭、呼吸衰竭合并脑危象”，抢救 6 日，病危出院，准备后事。昨夜子时，突然暴喘痰壅，昏迷不醒。诊时见患者昏迷不醒，吸氧，面如死灰，唇、指、舌青紫，头汗如油，痰声辘辘，口鼻气冷，手冷过肘，足冷过膝，双下肢烂肿如泥，二便失禁，测不到血压，切脉散乱如雀啄屋漏，移时一动，下三部趺阳、太溪、太冲三脉，尚细弱可辨。急宜回阳固脱，豁痰开窍。方以大剂四逆汤加味：附子 150g，干姜、炙甘草各 60g，高丽参 30g（另炖浓汁兑服），生半夏 30g，生南星、菖蒲各 10g，净山萸肉 120g，生龙牡粉、活磁石粉各 30g，麝香 0.5g（分冲），鲜生姜 30g，大枣 10 枚，姜汁 1 小盅（兑入）。病情危急，上药加开水 1.5kg，武火急煎，随煎随灌，不分昼夜，频频喂服。

二诊：患者于半日一夜内服完上方 1 剂。子时过后汗敛喘定，厥冷退至肘膝以下，手足仍冰冷。面色由灰败转为萎黄，紫绀少退，痰鸣大减。呼之可睁眼，神识仍未清。六脉迟细弱代，48 次 / 分，已无雀啄屋漏之象，回生有望。原方加附子至 200g，余药不变，日夜连服 3 剂。

三诊：患者已醒，唯气息微弱，声如蚊蚋，四肢回温，可以平卧，知饥索食。脉沉迟细，58 次 / 分，已无代象。多年来喉间痰鸣已消失。其妻告知，昨夜尿湿大半张床褥，腿已不肿，正是大剂附子破阴回阳之效。真阳一旺，阴霾自消。病已脱险，元气未复。续予原方 3 剂，去半夏、生南星、菖蒲、麝香，附子减为 150g，加枸杞子、菟丝子、淫羊藿、胡桃肉各 30g，温养肝肾精气以固脱，每日 1 剂，煎分 3 次服。

四诊：诸症均退，食纳渐佳，已能拄杖散步。计前后四诊，历时 5 天，共用附子 1.1kg、山萸肉 0.75kg，九死一生垂危大症，终于得救。

四、现代应用

1. **抢救各种休克：**心源性休克、感染性休克、急性胃肠炎吐泻脱水休克等急危重症。

2. **循环系统疾病：**冠心病心绞痛、心肌梗死，心力衰竭，心律失常，风湿性心脏病，病态窦房结综合征，低血压，高血压等。

3. **呼吸系统疾病：**肺气肿、肺源性心脏病、支气管哮喘等。

4. **消化系统疾病：**溃疡性结肠炎、急慢性胃肠炎、胃下垂、功能性便秘等。

5. **血管性疾病：**雷诺病、肢端青紫症、血栓性静脉炎、血栓闭塞性脉管炎、动脉粥样硬化、缺血性脑血管病、血管性头痛等。

6. **内分泌系统疾病：**垂体疾病、甲状腺及肾上腺皮质功能低下等。

7. **泌尿系统疾病：**尿毒症、肾病综合征等。

8. **妇科疾病：**痛经、月经后期、闭经、经间期出血等。

9. **其他疾病：**各种癌症、放化疗所致的白细胞减少症、贫血等。

五、应用经验采撷

（1）在救治心肌梗死、心力衰竭、休克时多加人参，或与参附汤合用；伴有气阴两虚者可合用生脉散；血瘀明显者，加三七、泽兰；兼水饮者加葶苈子、益母草、泽泻。

（2）治疗慢性肾炎水肿时多合五苓散或真武汤化裁；治疗便秘，可加厚朴、薤白、枳壳等；治疗腹泻，既可内服，亦可保留灌肠；治疗顽固性腹泻，可合用四神丸。

（3）治疗阳虚型高血压：气虚甚者加用党参、白术；虚阳浮越者加龙骨、牡蛎、磁石；血虚者加熟地；血瘀者加当归、赤芍、红花等；痰湿壅盛者加陈皮、厚朴、茯苓。

（4）治疗雷诺病可合用桂枝汤；治疗痛经可加延胡索、五灵脂、蒲黄、小茴香、乌药、乳香、没药等。

通脉四逆汤

一、原文

少阴病，下利清谷，里寒外热，手足厥逆，脉微欲绝，身反不恶寒，其人面赤色，或腹痛，或干呕，或咽痛，或利止脉不出者，通脉四逆汤主之。(《伤寒论》第317条)

下利清谷，里寒外热，汗出而厥者，通脉四逆汤主之。(《伤寒论》第370条)

甘草二两，炙　附子大者一枚，生用，去皮，破八片　干姜三两，强人可四两

上三味，以水三升，煮取一升二合，去滓，分温再服。其脉即出者愈。面色赤者，加葱九茎；腹中痛者，去葱，加芍药二两；呕者，加生姜二两；咽痛者，去芍药，加桔梗一两；利止脉不出者，去桔梗，加人参二两。病皆与方相应者，乃服之。

二、临证要点

本方主治阳气衰微，阴寒内盛，格阳于外证，病机特点为里真寒而外假热。以四肢厥逆，下利清谷，脉沉微欲绝，身反不恶寒，其人面色赤等为临证要点。

三、临床应用案例举验

案1：冠心病

李某，女，76岁。主诉：阵发性心悸不安8年，加重伴胸闷喘憋1周。8年前，患者因重感冒后，出现冠心病心律失常（房颤），后经常发作，且常于外感后加重。1周前，又因受寒感冒而发病，开始时因发热（39℃），在某诊所内静脉输液3天，累计用地塞米松30mg，大汗后热退，全身发凉，旋即又出现低热（37.6℃左右）持续不退，心悸不安加重，并伴胸闷喘憋，而来诊治。现症：形神憔悴，半卧于床，似睡似醒，面色晦黯，心悸不安，胸闷喘憋，间或语言错乱不清，四肢末梢冰冷，双膝以下凹陷性水肿。舌质紫黯、苔白滑，脉微细、促而无力。体温37.8℃，P128次/分。心电图示：心肌呈缺血型改变（广泛前壁），房颤（快速心室反应）。证属

心肾阳衰，阴寒凝滞，鼓动无力，气化冰结。本证比较危重，虑其年高，心悸心慌及喘憋日益加重，有厥脱之变，故治宜回阳救逆固脱为主。拟用通脉四逆汤合来复汤加味：炮附子（先煎）、炙甘草、干姜、生龙骨、生牡蛎各30g，山茱萸60g，白芍18g，红参15g（另炖兑入），肉桂6g（后下），海蛤粉9g（布包煎），麻黄、细辛各12g。3剂，每剂煎2次，共煎6次，每4小时服1次，一昼夜连服3剂。

二诊：心悸减轻，胸闷喘憋有所好转，已可平卧，神志已清，主动索食，仍肢凉、水肿、低热。投以通脉四逆汤合真武汤、枳实薤白桂枝汤加味：炮附子（先煎）45g，干姜、生姜、炙甘草、茯苓、瓜蒌各30g，红参（另炖兑入）、白术、薤白各15g，白芍20g，桂枝12g，厚朴、枳壳各18g。3剂，每日1剂，水煎分2次服。

三诊：心悸、胸闷、喘憋明显减轻，水肿渐消，四肢转温，低热已除。上方加黄芪30g，续服6剂。

四诊：心悸、胸闷、喘憋基本消失，水肿已消，尚感乏力。暂停汤药，饮食调养，同时嘱服桂附地黄丸温补肾阳以巩固疗效。

案2：肺部感染

患者女，89岁。主诉：咳嗽10余日，发热3日。10余日前受凉后开始出现咳嗽，3日前咳嗽加重，伴发热恶寒，体温最高38.9℃，头痛，四肢不温，纳差。舌淡暗无苔，脉浮细紧数，双尺脉无力。查血常规：白细胞$20.67\times10^9/L$，中性粒细胞0.91，C反应蛋白161.9mg/L。胸片示右下肺炎症。予以抗感染西药、清热解毒中成药及退热治疗后仍反复发热。遂予停用抗生素。辨证为太少两感，先后予以麻黄附子细辛汤、桂枝加附子汤等方口服，患者仍有发热、咳嗽。现症见：精神疲倦，发热，体温37.5~38℃，微恶风，头痛，无明显汗出，胃纳不佳，大便5日未解而腹不胀不痛，腕踝关节以下不温，舌淡暗，无苔，脉浮数微紧，双尺脉无力。辨证为里阳已虚，寒气内盛，阳气外越。予以通脉四逆汤加味：生附子20g，干姜45g，炙甘草30g，乌梅60g，山茱萸肉60g。2剂后热势下降，最高为37.4℃，原方加大生附子至30g，并加细辛15g助寒邪外透。服1剂后热势一过性升高，继服则下降并恢复正常，复查血常规：白细胞$9.22\times10^9/L$，中性粒细胞0.72，C反应蛋白41.3mg/L。继予四逆汤，病情进一步稳定后，予附子理中汤合炒四仙，善后出院。

案3：雷诺病

患者，女，28岁。主诉：双手指间歇性发白、发冷2年余，加重1个月。患者于2年前在双手接触冷水后出现双手指轻微发白、发冷，呈间歇性，以冬季为显，初发病时因偶尔发病，且症状较轻，未予重视，近半年来发病间隔逐渐缩短，曾服用中、西药物，症状时轻时重。近1个月来，病情加重，发作频繁，在接触冷水后尤为明显，伴有双手指发麻，双手末端针刺样疼痛。查体：面色皖白，四肢关节无肿胀，双手指及关节外观未见异常。血沉、类风湿因子等风湿性疾病相关化验未见异常。冷水试验及握拳试验阳性，舌质淡，苔薄白，脉沉细无力。初步诊断为雷诺病，乃阳气不足，血脉鼓动无力，阳气无以达于四末，脉络无以濡养所致。治以温脉通阳、活血通络。方用通脉四逆汤加味：生附片10g，干姜6g，炙甘草6g，葱白3段，黄芪30g，红花8g，乌梢蛇12g，路路通10g，桂枝6g，赤芍15g，桃仁6g。每日1剂，水煎2次，混匀后早、中、晚分3次服用，服用1周后症状明显缓解，双手指发白间隔延长，服药期间只发作1次，上方继续服用1周，症状再未发作，将上方研末，每次6g，每日2次，服用1个月后停药，随访1年未见复发。

案4：口腔溃疡

焦某，女，38岁。主诉：口腔溃疡1个月。1个月前始不明原因口舌生疮，腮部、口唇、舌面布满大小不一疮面，色红，疼痛不能进食，伴便溏肢冷，腹痛喜温，曾在当地医院予以“黄连上清丸、牛黄解毒片、阿奇霉素”等苦寒药清热除火，疗效不佳，症状反复不愈，且有加重趋势，故来诊。现症：口舌疮面色泽绛红，疼痛流涎不止，表情痛苦，时有吐涎自咽动作，不思纳饮，腹痛便稀，便时肛门灼热感，烦躁干呕，肢端不温，舌红绛、苔少，舌面生有芒刺，脉细微。证属寒邪内伏，格阳于外之“真寒假热”。治宜温里散寒，通脉化饮。方投通脉四逆汤加减：炮附子10g，黄连6g，干姜30g，党参、黄芪各20g，黄芩、炙甘草各12g。1剂，水煎服。第2日复诊时，患者自述服药后感觉腹温而舒，疮面疼痛减轻，流涎减少，脉仍沉弱无力。继投原方，黄芪用量增至30g，加红花、枳壳、制厚朴各9g，继服5剂后，症状基本消失。

案5：闭经

李某，女，26岁。主诉：闭经12年。患者14岁月经初潮，既往月经不规律，半年或一年一行，行经 7 天，量中，黯红色，无血块、痛经。近 5 年来，每 3~6 个月服用黄体酮 1 次，撤退性出血，从未自然行经，曾于外院诊为“多囊卵巢综合征”。现症：面色苍白，平素时有胃脘部不适，纳少，偶有呕吐清涎，眠安，二便调，舌淡暗，边有齿痕，苔薄白，脉沉弦细。中医诊断：闭经，属脾肾阳虚，湿邪中阻之少阴证。治则：温补脾肾，化湿通络。方用通脉四逆汤：附子 30g，干姜 50g，炙甘草 40g，14 剂。用法：一煎 1.5 小时，二煎 1 小时，每日 1 剂，早晚温服。

二诊：患者胃脘部不适症状稍有好转，舌脉如前。继服上方 14 剂。

三诊：患者胃脘部不适症状明显缓解，无呕吐清涎。舌苔薄白，脉细弦。减少干姜用量，加大甘草用量，予以四逆汤：附子 30g，干姜 40g，炙甘草 50g，14 剂。

四诊：患者已月经来潮，量色同前。根据患者舌脉、症状，予以四逆汤与通脉四逆汤治疗 1 个月。后询问患者，诉偶有胃脘部不适，无呕吐清涎症状，每隔 45 天到 2 个月，阴道有少量出血，色黯。

四、现代应用

1. **抢救各种休克：**心源性休克、感染性休克、急性胃肠炎吐泻脱水休克等急危重症。

2. **循环系统疾病：**冠心病心绞痛、心肌梗死、心动过缓、高血压性心脏病、心肌病、病态窦房结综合征、风湿性心脏病、心力衰竭、心律失常、低血压、高血压等。

3. **外周血管疾病：**雷诺病、肢端青紫症、血栓性静脉炎、血栓闭塞性脉管炎、动脉粥样硬化等。

4. **消化系统疾病：**溃疡性结肠炎，急、慢性胃肠炎，慢性腹泻，功能性便秘等。

5. **妇科疾病：**痛经、闭经、月经后期、经间期出血等。

6. **其他疾病：**难治性发热、癌症中晚期发热、口腔溃疡、咽痛、失音、肺源性心脏病、尿毒症等。

五、应用经验采撷

气虚严重，神疲短气或脉微休克者，加人参、黄芪；气阴两虚者，合用生脉散；阴寒内盛，呕吐甚者加生姜，吴茱萸；暴喘汗出，肺气将绝（呼吸衰竭）者，加人参、山萸肉、五味子；胸中窒闷，脉沉缓，苔浊腻者，加陈皮、半夏、远志、菖蒲、郁金；心胸阵痛，气窒闷阻，舌色紫黯，脉迟涩或结代者，加川芎、五灵脂、桃仁、红花、党参、黄芪等。

四逆加人参汤

一、原文

恶寒，脉微而复利，利止，亡血也，四逆加人参汤主之。（《伤寒论》第385条）

甘草二两，炙　附子一枚，生去皮，破八片　干姜一两半　人参一两

上四味，以水三升，煮取一升二合，去滓。分温再服。

二、临证要点

本方主治吐利过重，亡阳脱液证。以剧烈吐下后下利停止，精神衰惫，四肢厥逆，恶寒，脉微欲绝为临证要点。

三、临床应用案例举验

案1：心源性休克

张某，女，40岁。主诉：心悸气短，精神倦怠，神情淡漠，四肢厥冷，自汗淋漓1小时。既往素禀亏虚，15日前又行人工流产手术。近2日因劳累过度，自觉心悸气短，胸中憋闷不适，精神倦怠，四肢厥逆，畏寒喜暖，头昏嗜卧，闭目不能言语近1小时而前来就诊。现症：语声低微，面色苍白，唇口爪甲青紫，舌质紫暗，苔白水滑，呼吸微弱，脉沉细而结代，心率40次/分，血压80/60mmHg。证属心肾阳虚。治宜回阳救逆、温扶心肾、收涩固脱，佐以补气活血通心脉。处方：附子50g、炮姜20g（另包，以高压锅开水煨熟不麻舌为度），吉林红参50g，桂心12g，上肉桂、炒白芍、枣仁、菖蒲、五味子、紫丹参各15g，煅龙骨、煅牡蛎各25g，灯心草10g。兑水煮沸30分钟后昼夜频服，忌生冷之品。

二诊：服上方4剂后病势大有转机，神志转清，精神转佳，语言清楚，

自汗淋漓已消失，心悸、胸中憋闷仍时有出现。舌质淡红，苔润滑，脉细而有力。心率 68 次 / 分，血压回升至 100/60mmHg。效不更方，续进 2 剂诸症悉平。

案 2：急性心肌梗死

王某，女，62 岁。主诉：心胸憋闷隐痛、气短、心悸 1 年余，加重 15 天。15 天前因胸闷疼痛，冷汗淋漓，气短，喘促，倚息不得卧而就诊于当地某医院，诊断为急性心肌梗死，治疗 10 天后病情未见好转，故来诊治。刻诊：面青息微弱，口鼻气冷，唇甲青紫，舌冷如冰，四肢厥冷，尿少，水肿，舌质紫黯苔白润，舌面水滑，脉微欲绝。中医诊断为胸痹，证属亡阳欲绝。治宜回阳救逆，补气固脱，活血通脉。处方：制附子 40g，干姜 30g，炙甘草 40g，人参 20g（上 4 味均先煎 30 分钟），黄芪 30g，桂枝 15g，白术 15g，茯苓 30g，五灵脂 12g，丹参 30g，檀香 6g，砂仁 6g，半夏 12g，山茱萸 30g。日 1 剂，水煎分 3 次口服。3 剂服毕，心中憋闷疼痛已十去六七。

二诊：患者平卧神清，语声低弱，面色苍白，气短乏力，手足不温，尿多肿消，舌淡而温，苔薄白而润，脉细无力。上方加三七粉 10g（冲服），用法同前。

三诊：服药 5 剂后，患者四肢已温，饮食如常，起卧自如，仍气短乏力，舌淡红，苔薄润，脉细弱。酌减上方回阳之力，辅以复脉之品：制附子 20g，干姜 10g，炙甘草 15g，黄芪 20g，人参 15g，麦冬 15g，五味子 15g，山茱萸 15g，丹参 30g，檀香 6g，砂仁 6g，桂枝 10g，白术 10g，茯苓 10g，五灵脂 10g。服 10 剂后病愈。随访 3 年无复发。

案 3：心源性哮喘

霍某，男性，62 岁。主诉：慢性心功能不全 10 年，突发心悸、哮喘 2 小时。患者素体弱，畏风寒，久不劳作，患慢性心功能不全 10 年。2 小时前因远途行走，回家后突发心悸、哮喘，由家人送至急诊入院。查体见口唇青紫，蜷屈体位，呼吸喘促，四肢厥冷，心率 102 次 / 分，血压 90/60mmHg，舌紫苔厚腻，脉急数而弱。西医诊断为急性心力衰竭，心源性哮喘。中医诊断为喘证，证属心肾阳衰。治宜回阳救逆平喘。予以四逆加人参汤：人参 15g，制附子 10g（另包，先煎 15 分钟，弃煎水后加入他药中），干姜 15g，炙甘草 15g。急煎温服。1 剂后喘促渐平，血压

110/70mmHg，脉搏 84 次 / 分；2 小时后再服，患者精神转佳。

案 4：急性胃肠炎休克

罗某，女，50 岁。主诉：急性吐泻 12 天，被家人抬来就诊。遂静脉输液加乙氧萘青霉素 6g，2 小时后，因暴注下迫而致大便失禁顺裤子流，患者突然出现冷汗如油，淋漓不止，面色苍白，口唇青紫，气短懒言，四肢厥逆，脉微欲绝，舌淡苔薄白。此属气随液脱之亡阳急症，急取人参 30g、附片 20g、干姜 20g、炙甘草 10g，武火急煎约 300mL，慢慢用汤匙喂之。约 30 分钟服完后，即见大汗渐止，吐泻减轻，脉转有力，面唇见红，患者谓大便已不泻。见病情大有转机，又命煎一次约 200mL，患者坐起喝下。其间输液一直未停，但未加任何抗休克西药。至次日晨 7 点，基本恢复正常，嘱用人参健脾丸善后。

四、现代应用

1. **抢救各种休克：**剧烈呕吐腹泻而引起的脱水休克、心源性休克、感染性休克、创伤性休克、失血性休克等危急重症。

2. **循环系统疾病：**心力衰竭、冠心病心肌缺血、风湿性心脏病、肺源性心脏病、病态窦房结综合征、心动过缓、低血压等。

3. **妇科疾病：**崩漏出血、手术出血等。

五、应用经验采撷

为加强回阳力量，可加大附子的用量，或加肉桂；手足冰冷、出汗者，加浮小麦；心阳大衰，心神浮越烦躁者，加山萸肉、龙骨、牡蛎、炒枣仁、柏子仁；气阴两虚者，可合用生脉散；胸闷痛者，加枳实薤白桂枝汤、延胡索；心力衰竭、血瘀明显者，加桃仁、红花、川芎等；兼水饮者，加葶苈子、益母草、泽泻。

六、使用注意

附子应久煎以减毒；随着附子用量的加大，炙甘草的用量亦应加大，炙甘草用量一般与附子等量，或 1/2，或 2/3。

茯苓四逆汤

一、原文

发汗，若下之，病仍不解，烦躁者，茯苓四逆汤主之。(《伤寒论》第69条)

茯苓四两　人参一两　附子一枚，生用，去皮，破八片　甘草二两炙　干姜一两半

上五味，以水五升，煮取三升，去滓。温服七合，日二服。

二、临证要点

本方主治阴阳俱虚，阳虚为甚证。以烦躁不宁，畏寒怯冷，四肢厥逆，舌淡胖苔白，脉沉微细等为临证要点。

三、临床应用案例举验

案1：肺源性心脏病，慢性心力衰竭

曾某，男，55岁。主诉：哮喘5年，心慌气急，呼吸困难，加剧半月余。查体：端坐呼吸，嘴唇及末梢循环发绀，颈静脉怒张，两肺呼吸音略低，伴有湿性啰音。心脏向两边稍扩大，两下肢明显凹陷性水肿。心电图示：心房增大（肺型P波），频发室性早搏，心肌损害。诊断：肺源性心脏病，慢性心力衰竭。刻诊：精神委顿懒言，前数日下利，日有4~5次，今大便不稀而实，心慌有汗，气急颇甚，下肢浮肿，四肢清冷，晨起反热而烦，脉细数不匀间有促象，舌质紫苔薄白。中医辨证：阴阳两虚，阳气欲脱。治则：回阳救逆，镇气固脱。方用茯苓四逆汤合参赭镇气汤化裁：附子（先煎）30g，干姜9g，茯苓30g，党参30g，白术9g，代赭石15g，山萸肉6g，怀山药15g，怀牛膝6g，陈皮6g，焦山楂9g。服药6剂后精神转佳，气急亦较平，能自由坐起，以此方加减，或加当归、川芎以活血，或加鱼腥草以清肺部炎症。后症状控制，病情稳定而出院。

案2：冠心病

患者，男，72岁。主诉：心悸胸闷10余年，气促3年，加重伴下肢水肿5天。患者10余年来时有心悸胸闷，近3年来伴有气促，动则心悸益甚，诊断为“冠心病”。5天前无明显诱因下出现两下肢浮肿，伴胸闷，心

悸，气促，自汗，背寒，神倦，舌胖大色淡，苔薄白，脉沉结。心电图示：室性早搏，心肌供血不足。由于患者年事已高，家属拒绝住院治疗，遂投茯苓四逆汤加味：附子（先煎）12g，党参20g，炙甘草8g，茯苓30g，干姜5g，瓜蒌皮10g，车前子（包）12g，桂枝3g。2剂后，精神转振，气促渐消，浮肿渐退，尿清且长。续投原方3剂，浮肿消失，诸症均明显减轻，原方出入调理。

案3：糖尿病合并尿路感染

患者，男，82岁。主诉：多食、多饮、多尿2年，发热、尿急、尿痛2周。患者2年前诊断为糖尿病，规律服用格列齐特、格列吡嗪缓释片，近2周又见尿频、尿急、尿痛，大便秘结，午后潮热，肢体乏力，口干喜饮，舌质暗红、苔黄厚腻，脉弦滑数。西医诊断：2型糖尿病合并尿路感染。中医诊断：消渴病合并淋证，证属里热炽盛，腑气壅滞，膀胱气化不利。治宜泻热通便，化气通淋。予以大承气汤合猪苓汤：生大黄（后下）6g，桃仁10g，枳实10g，玄明粉（冲服）15g，厚朴15g，滑石30g，泽泻10g，甘草6g，猪苓15g，阿胶（烊化）10g，薏苡仁25g。2剂，水煎服。服药1剂后，大便通，潮热减，少腹拘急改善。

二诊：患者晨起出现躁动不安、循衣摸床、面赤神昏、气促心悸、尿量减少，排尿约60mL/24h，大便失禁，7~8次/天，双下肢浮肿，肢端厥冷，舌质嫩而暗淡，舌苔黄干有裂纹，脉弦浮数，重按无力。辨证：虚阳浮越，阳衰阴竭。急投茯苓四逆汤以回阳救逆、益气养阴。处方：茯苓30g，熟附子12g，高丽参10g，麦冬20g，山药25g，生地黄25g，干姜15g，白术18g，生白芍15g，炙甘草10g。1剂，浓煎150mL，鼻饲管灌服，2小时后神志转清，呼之能应，尿量增加，守方继进1剂。

三诊：患者神志转清，24小时尿量增至1500mL，大便每天1~2次，双下肢浮肿见消，舌质嫩红、苔薄黄，脉弦，原方去高丽参，干姜减至5g，水煎。服药3剂后余症平稳，予以生脉饮调理收功。

案4：睡眠障碍

患者，男，45岁。主诉：夜寐不安10余年。患者10余年来入睡困难，夜间易醒，醒后不易复眠，纳可，平素胃脘部胀闷不适，食后明显，偶有烦躁，畏寒，四末欠温，神疲乏力，小便可，大便溏，一日一行。舌淡胖苔白，脉沉，双尺脉细弱。诊断为不寐，证属脾肾阳虚，心肾不交。拟用茯苓四逆汤加减（颗粒剂）：附子5g，干姜5g，茯苓15g，人参5g，黄芪15g，酸枣仁15g，柏子仁10g，丹参15g，龙骨15g，牡蛎15g，炙甘草5g，夜交藤10g。7剂，日1剂，开水冲服。

二诊：患者自诉入睡困难较前明显缓解，夜间醒后易于复眠，胃脘部胀闷感明显改善，精神可，二便调。舌红苔白，脉缓。证治同前，上方加减：附子6g，干姜10g，茯苓15g，人参5g，黄芪15g，酸枣仁15g，五味子5g，丹参15g，龙骨15g，牡蛎15g，炙甘草5g，夜交藤10g。7剂，每天1剂，开水冲服。

三诊：1个月来，夜眠安，纳可，精神调，偶有便溏。上方继服3剂。后未见来诊。

案5：腺垂体功能减退症

杨某，男，67岁。主诉：反复头晕、纳差3个月，加重1周。2007年5月于外院明确诊断为脑前垂体肿瘤，当年6月和8月分别行脑垂体肿瘤切除术和伽玛刀治疗术。后因眩晕住院治疗，明确诊断为腺垂体功能减退症。刻诊：精神不振，懒言疲倦，头晕，时欲嗜睡，纳差，四肢严重乏力，小便量多，大便少，舌淡嫩、苔白腻，脉沉滑细无力。血压：82/60mmHg。中医辨证：脾肾两虚，痰湿中阻。治法：温补脾肾，健脾化痰。方用茯苓四逆汤加味：熟附子（先煎）10g，干姜8g，人参（另炖）10g，白术20g，砂仁10g，法半夏15g，茯苓15g，石菖蒲15g，肉桂8g，炙甘草6g。7剂。每日1剂，水煎分4次温服。

二诊：头晕消失，纳食尚可，余症均有好转；舌淡嫩红、苔略白腻，脉沉细无力。继续温补脾肾，原方去砂仁、制半夏、石菖蒲，加黄芪25g、怀山药15g。7剂后诸症基本消失。以前方为基础方加减调理善后。

案6：口腔疱疹

杨某，女，55岁。主诉：口腔疱疹病史多年，且反复发作，服用抗病毒类西药，以及肌内注射免疫球蛋白等，均未能取得预期治疗效果，近来因口腔疱疹加重而前来诊治。刻诊：口腔黏膜溃烂，水疱成簇状，喜饮热水，食凉痛甚，口淡不渴，手足不温，心胸烦热，舌黯红边夹瘀，苔薄白，脉沉涩。辨为寒凝瘀阻证。治当温补阳气，化瘀止痛。予以茯苓四逆汤与失笑散合方加味：茯苓12g，红参3g，生川乌5g，生草乌5g，炙甘草6g，干姜5g，五灵脂10g，蒲黄10g，当归15g，黄连6g。6剂，每剂第1次将药煮沸腾后再以小火煎50分钟，第2、3次煎煮20分钟左右，每天1剂，每日分3服。

二诊：口腔疱疹好转，以前方6剂。

三诊：口腔疱疹痊愈，以前方6剂。

四诊：为了巩固疗效，以前方12剂。随访1年，一切尚好。

案7：异常子宫出血

卓某，女，38岁。主诉：月经淋漓不尽29天。平素月经规则，经期27~28天，行经5~6天，末次月经2013年12月2日，量中等，经色鲜红，有血块，痛经，无双乳胀痛。患者于2013年12月2日月经来潮后一直未净，于12月5日经量减少，淋漓不尽，今日再次增多，如以往月经量。期间曾自行口服中药牛角地黄汤及宫血宁治疗，效不佳，自觉头晕，神倦，胃纳可，夜寐欠安，二便调，舌淡红、苔薄白，脉细。既往体健。辅助检查：B超示子宫内膜3mm，右侧卵巢囊肿25mm×22mm。中医诊断：崩漏，证属阳气虚。治法：温阳益气，固冲止血。予以茯苓四逆汤加味：茯苓10g，党参30g，附子（先煎）6g，炙甘草6g，炮姜6g，阿胶（烊化）10g，荆芥炭10g，仙鹤草30g，侧柏叶10g，4剂，水煎服，1日2次。

二诊：经水将净，色红，小腹隐痛，舌红、苔薄白，脉细。上方加香附炭10g，4剂。

三诊：经净2天，诸症悉除。

四、现代应用

1. 循环系统疾病：风湿性心脏病、冠心病心绞痛、心肌梗死、心力衰竭、心肌病等。

2. 脑血管疾病：帕金森病、低血压、高血压、癫痫、失眠等。

3. 外周血管疾病：血栓闭塞性脉管炎、雷诺病等。

4. 消化系统疾病：急、慢性胃肠炎，肠易激综合征，结肠炎，肠结核，慢性腹泻等。

5. 泌尿系统疾病：肾小球肾炎、肾盂肾炎、尿路结石。

6. 妇科疾病：阴道炎、宫颈炎、异常子宫出血等。

五、应用经验采撷

胸痹心悸者，合瓜蒌薤白半夏汤或加柏子仁、桂枝、甘草；血瘀胸痛，口唇紫绀，脉结代者，加桃仁、红花、丹参、檀香、三七、红花；痰浊胸闷者，加桂枝、瓜蒌、薤白、半夏、石菖蒲；水饮凌心，胸闷心悸气促者，加葶苈子、桂枝、甘草、益母草；久泻不愈者，合四神丸；崩漏失血者，干姜改炮姜，加艾叶、侧柏炭、阿胶等；血栓闭塞性脉管炎，患肢疼痛、间歇性跛行者，可合黄芪桂枝五物汤或桃红四物汤等。

白通汤

一、原文

少阴病，下利，白通汤主之。(《伤寒论》第314条)

少阴病，下利脉微者，与白通汤；利不止，厥逆无脉，干呕烦者，白通汤加猪胆汁汤主之。服汤，脉暴出者死，微续者生。(《伤寒论》第315条)

葱白四茎　干姜一两　附子一枚，生，去皮，破八片

上三味，以水三升，煮取一升，去滓，分温再服。

二、临证要点

本方主治阳气衰微，阴寒内盛，格阳于上证。以四肢厥逆，身蜷而卧，呕吐或下利清谷，脉沉微细，面赤等为临证要点。

三、临床应用案例举验

案1：高血压

熊某，男，42岁。主诉：头昏反复发作3年，伴心悸、多寐、面赤、四肢不温，舌质淡，苔白，脉沉细。血压170/100mmHg。西医诊断为高血压，中医诊断为少阴病之阴盛戴阳证。治以破阴回阳，宣通内外。方用白通汤：制附片30g，干姜15g，葱白6g。每日2次口服。服药1周后症状大减，血压140/95mmHg，继服上方1周而愈。

案2：高血压脑病

刘某，男，52岁。主诉：高血压病史20余年，头晕头痛、视物不清、心悸气促3天。患者有高血压病20余载，3日前因劳累过度，自感头晕头痛加剧，视物不清，心悸气促，动则尤甚。某医院诊断为“高血压病

Ⅱ期”，给予利尿、降压、血管扩张药物治疗。药后上述症状减轻，3 小时前，突感头痛头晕，全身颤抖不已，恶心呕吐，眼前发黑，以致不能站立，面红耳赤，双目不睁，答话声音低怯，冷汗涔涔，四肢不温，舌淡胖，脉沉细无力，测血压 240/135mmHg。证属心肾阳衰，格阳于上，实属“上盛下虚”之危候，须速防止中风之变。治宜破阴回阳，引火归原，通理上下。方用白通汤化裁：制附片（先煎）20g，干姜 9g，葱白 5 枚，人参 12g，五味子 12g，麦冬 12g，磁石 30g，牛膝 9g，2 剂，嘱患者每隔 2 小时服药一次，2 剂药后，头晕头痛显减，恶心呕吐，面红耳赤，症状消失，冷汗止，肢转温，脉象转缓有力，测血压 165/120mmHg，以“金匮肾气丸”化裁调理善后，嘱患者服药 1 周。1 周后随访，病情稳定，未见复发。

案 3：更年期综合征

葛某，女，50 岁。主诉：身热面赤，烘热汗出，腰骶酸冷 4 年。患者 4 年来常无端身热面赤，烘热汗出，手脚心大热，腰骶酸困怕冷；心烦急躁，易于激动，时常失眠，多梦心悸，耳鸣。1 年前停经，此前月经不规律。刻下症：面红，焦虑，纳差，口干；大便秘结，夜尿 3~4 次，色清量多；舌质淡白胖嫩，边有齿痕，舌苔白腻水滑，脉沉细略数。诊断：更年期综合征。辨证：肾阳亏虚，虚阳上扰。治法：温补肾阳，潜降通阳。方用白通汤加味：制附片（先煎 40 分钟）40g，干姜 30g，葱白 6 茎，生龙骨、生牡蛎各 30g，磁石 30g，淫羊藿 30g，菟丝子 30g，补骨脂 30g，山萸肉 30g，黄柏 12g，砂仁 12g，炙甘草 30g。5 剂。每日 1 剂，水煎，早晚分服。

二诊：药后身热面赤、汗出症状大减，余症均有好转。继以上方再服 5 剂。

三诊：身热面赤及汗出基本消除，余症持续好转，舌脉同前。以四逆汤加补肾滋阴药调理善后。

案 4：急性咽炎

覃某，女，57 岁。主诉：喉痒、干咳 3 天。西医诊断为急性咽炎，口服头孢氨苄、维 C 银翘片、盐酸喷托维林、甘草片等未愈。诊见：咽部干燥发痒，痒则咳嗽，无痰，遇寒则呛咳不止，常引胸腹疼痛。检查：咽部淡红，未见红肿，舌淡胖、边有齿痕、苔白滑。血常规及胸部 X 线摄片均未发现异常。中医诊为喉痹，证属寒凝。予以白通汤：熟附子、干姜各 6g，葱白 10 根。每天 1 剂，水煎，煮开后约 5 分钟即可，服药以频频呷服含咽为要，每天3次。服药2剂后，喉部痒止咳停，临床症状消失，并嘱服用金匮肾气丸以善后，随访半年未见复发。

四、现代应用

现代临床常用本方化裁治疗休克、心力衰竭、高血压、尿毒症、雷诺病、失眠、更年期综合征、咽炎、发热性疾病等。

五、应用经验采撷

治阳虚外感者，可加细辛、羌活；治阳虚头痛者，可加川芎、细辛、黄芪、桂枝；治阳虚失眠者，可加生龙骨、生牡蛎、夜交藤；治胃脘冷痛者，可加白术、肉桂、党参；治阳虚水肿者，可加茯苓、白术、肉桂。

附子汤

一、原文

少阴病，得之一二日，口中和，其背恶寒者，当灸之，附子汤主之。（《伤寒论》第304条）

少阴病，身体痛，手足寒，骨节痛，脉沉者，附子汤主之。（《伤寒论》第305条）

附子二枚，炮，去皮，破八片　茯苓三两　人参二两　白术四两　芍药三两

上五味，以水八升。煮取三升，去滓，温服一升，日三服。

二、临证要点

本方主治肾阳虚衰，寒湿内盛证。以背恶寒，口中和，身体痛，骨节痛，手足寒，脉沉为临证要点。

三、临床应用案例举验

案1：腰椎结核

患者，男，28岁。主诉：腰椎及尾骨处酸楚，逐渐加重。近来又在尾椎处生一肿疮，渐欲破溃。某医院诊断为腰椎结核，需手术治疗。患者因

畏惧手术而求中药治疗。诊见舌质淡，苔薄白，脉沉细。辨证为肾气虚损，阴毒内结。方用附子汤加减：炙甘草10g，白芍、炮附子、白术、茯苓、黄芪、当归、杜仲、狗脊、续断、川牛膝各15g，薏苡仁20g。加减治疗月余肿疮消，食欲、体力均好转，腰腿仍有酸楚感。后以肾气丸调理1个月而康复。

案2：风湿性关节炎

于某，女，45岁。主诉：全身酸痛半年。患者于睡前双下肢酸痛，右足跟凉痛，睡中或醒后全身酸痛，左侧腰背痛，乏力，眠差多梦，腕踝关节酸痛，遇冷加重，头晕，头胀，后脑部痛，牙周痛，少腹偶痛，月经量多，有块，经前腹痛，小便黄，大便每日1~2次，舌淡、质暗，苔白腻，脉沉无力。西医诊断：风湿性关节炎。中医诊断：痹证，证属湿瘀互结，肝肾亏虚。治法：祛湿活血通络，补益肝肾。方用加味附子汤加减：炮附子10g，党参20g，白芍15g，白术10g，桂枝9g，熟地12g，柴胡10g，当归12g，茯苓12g，川芎6g，山药20g，合欢皮10g，酸枣仁10g，枸杞子10g，菟丝子10g，木瓜10g，威灵仙10g，薏苡仁10g，甘草6g。7剂，水煎服，每日1剂。

二诊：服药7天后，患者诉下肢及腰部疼痛症状明显改善。

案3：产后风湿病

杨某，女，55岁。主诉：全身肌肉畏冷畏风，有凉风吹拂感20年余。患者孕6产3流3，产后失于护摄，用冷水洗衣，夏天炎热卧于地面凉席之上，不久四肢大小关节疼痛。时值8月，患者仍着棉衣、围巾，淅淅恶风，手足不温，腹满时胀，夜尿2~3次，纳食一般，小便清长，大便尚可，舌淡红，苔白，脉沉细。辨为脾肾阳虚，寒湿阻于筋骨肌肉，兼受风邪。治以温补元阳，培补精血，健脾祛风除湿。处方：附子12g，红参12g，白术20g，茯苓20g，白芍15g，厚朴10g，生姜15g，桂枝12g，防风12g，当归12g，鹿角胶6g，巴戟天、淫羊藿、补骨脂各15g。服15剂后，恶寒肢冷及关节痛皆好转，巩固治疗半年，每晚加服医院制剂“风湿痹痛丸”6g，现穿衣接近常人，关节痛也基本消失。

四、现代应用

风湿性关节炎、类风湿关节炎属虚寒性痹证者；阳虚寒盛之心血管疾病及胃肠道疾病等。

五、应用经验采撷

附子汤治湿痹缓风，身体疼痛如欲折，肉如锥刺刀割，于本方加桂心、甘草；重用炮附子，可以起到温和经脉、壮阳的功用；与威灵仙和木瓜合用，可疏通筋络，排出湿气；与茯苓、白术、熟地、山药、菟丝子、枸杞子合用，可健胃消食，祛除湿寒；配伍人参、党参，可补充元气，滋补身体。

六、使用注意

附子汤为温阳补虚之剂，所主病候，多系慢性久病，体质虚弱，故服药必须坚持，以久服取效为原则。

甘草附子汤

一、原文

风湿相搏，骨节疼烦，掣痛不得屈伸，近之则痛剧，汗出短气，小便不利，恶风不欲去衣，或身微肿者，甘草附子汤主之。(《金匮要略·痉湿暍病脉证治第二》第 24 条)

甘草二两，炙　附子二枚，炮，去皮　白术二两　桂枝四两，去皮

上四味，以水六升，煮取三升，去滓。温服一升，日三服，初服得微汗则解，能食，汗出复烦者，服五合。恐一升多者，服六七合为妙。

二、临证要点

本方主治风湿表里阳虚证。以骨节疼痛剧烈，兼见汗出恶风、短气、身微肿、小便不利等为临证要点。

三、临床应用案例举验

案 1：风湿性关节炎

汪某，女，56 岁。患者患风湿性关节炎 16 年，曾服中西药无数，效果欠佳。诊见：面部及下肢浮肿，心累心跳，全身骨节疼痛，手足关节畸形，

左上肢不能活动，腋下溃烂，舌体微胖，苔白，脉沉滑。心脏收缩期Ⅱ级杂音。血红蛋白70g/L，血沉164mm/h，类风湿因子阳性。本病为感受风寒湿邪日久，湿邪不能外达，寒湿凝滞筋骨，痹阻关节，累及脏腑，辨证为寒痹。治当温经散寒，除湿消肿止痛。处方：甘草、附子、白术各15g，桂枝30g，秦艽、防己各20g。服2剂后，全身微微汗出，手脚掌出汗如珠，肿退，疼痛稍减。

案2：冠心病

林某，女，55岁。主诉：心前区疼痛，胸中痞塞多年。患者患冠心病多年，胸痛彻背，背痛彻心，遇寒更甚，气逆，心悸，汗出短气，恶风不欲去衣，四肢冷痛，左臂内侧骨节掣痛不得屈伸，近之则痛剧，小便不利，下肢微肿。舌质淡紫，舌苔薄白，脉沉迟。心电图示ST段下降。此为风湿相搏，日久不愈，邪从寒化，累及心阳，上焦心阳不宣，中焦浊阴上逆所致。治宜宣畅心阳，通降胃浊。处以甘草附子汤加味：炙延胡、薤白各15g，炮附子、白术各10g，桂枝6g，炙甘草10g。1剂后见效，服7剂后则汗出恶风止，关节冷痛减轻，胸痛若失。继用前方，并以朱砂养心丸成药常服。1年后随访，患者能参加一般家务劳动。

案3：持续发热

郑某，男，50岁。主诉：发热35天。经给予抗生素、解热药物及中药等治疗未效。体温波动于37.5~38.5℃，恶风寒，肢体疼痛，渴而不欲饮，短气汗出，周身困乏，小便短少，舌淡苔腻，脉沉而细。此属风湿相搏证。方用：附子、桂枝各10g，白术、甘草各8g，茯苓15g。服3剂，愈。

四、现代应用

风湿性关节炎、心肾阳虚之风湿性心脏病等。

五、应用经验采撷

湿盛者，加薏苡仁、茯苓、木瓜以健脾除湿；阳虚寒盛者，加重附子用量，加肉桂以温和散寒；气血亏虚者，加党参、当归、黄芪以益气养血；肝肾亏虚者，加川续断、桑寄生、狗脊、生白芍补肾柔筋；风盛者，加麻黄、杏仁、苍术以疏风透邪；瘀滞痛者，加三七粉、乳香、没药以活血止痛；手足麻木者，加当归、黄芪以益气活血等。

六、使用注意

本方中含有桂枝、附子、干姜等温热之品，应注意温而勿燥，免伤其津。

芍药甘草附子汤

一、原文

发汗，病不解，反恶寒者，虚故也，芍药甘草附子汤主之。（《伤寒论》第 68 条）

芍药　甘草炙，各三两　附子一枚，炮，去皮，破八片

上三味，以水五升，煮取一升五合，去滓，分温三服。

二、临证要点

本方主治阴阳两伤，肌肤失养温，筋脉失养之证。以恶寒，脚挛急，脉微细为临证要点。

三、临床应用案例举验

案 1：坐骨神经痛

患者，男，64 岁。主诉：腰部受凉出现右下肢痉挛性疼痛 1 月余。服用布洛芬和卡马西平 20 日，疼痛未缓解反而逐渐加重，现难以忍受，右下肢怕冷，遇凉疼痛加剧。患者表情痛苦，双足不温，脉微细，舌淡苔白，二便正常。CT 检查：$L_{3\sim4}$、$L_{4\sim5}$ 椎间盘突出压迫右侧脊神经根。证属阴阳两虚。治以扶阳益阴。予以芍药甘草附子汤：芍药 30g，炙甘草 15g，附子 15g。服药 1 剂后疼痛缓解，3 剂后疼痛止，又服 5 剂巩固。随访 2 年未复发。

案 2：风湿性关节炎

张某，男，56 岁。1 年前因防震露宿，后出现右腿关节疼痛，遇冷加剧，得热可减，诊为“风湿性关节炎”，转诊四川、甘肃等地，经中西医多方治疗效果不佳，病情逐渐加重。现症：右腿强直冷痛，运动障碍，弯腰跛行，形寒肢冷，疲乏无力，面色晄白，口淡无味，食欲不佳，舌苔白腻，

六脉濡弱。证属寒痹。处方：赤白芍、甘草各 30g，附子 15g，3 剂，水煎服。服后诸症减轻，服药期间曾自觉右腿肌肉跳动掣痛，后自行缓解，原方附子量渐增加，又服药 10 剂，病愈八九。

案 3：痤疮

杨某，女，23 岁。主诉：面部红色丘疹 1 年余，加重 1 周。患者诉 1 年前无明显诱因面部起数十个红色丘疹，无瘙痒，偶有触痛，曾自用软膏外涂，未予重视。近 1 周因工作压力较大，经常加班熬夜，遇事急躁易怒使上述症状加重。刻诊：纳差，喜热饮，多食胃胀，平素腰背部畏寒，头恶风，行经伴乳房胀痛，经期腹泻，入睡困难，大便溏结不调，小便平，舌红苔白，左脉寸关弦数尺弱，右脉寸冲鱼际关尺弱。查体：面颊及唇周数个红色丘疹，顶端见针头大小可挤出白色碎米样粉汁，可见散在色素沉着斑。西医诊断：痤疮；中医诊断：粉刺，证属肝郁脾虚。处方：芍药 10g，甘草 9g，附子 3g（先煎），白术 15g，水煎服，14 剂。诸症减，无恶寒。

四、现代应用

阳虚外感、汗多恶寒，风寒湿痹阳气虚之关节疼痛、周身恶寒汗出者，汗后亡阳、腰痛、偏头痛、痛经、肠痉挛、腓肠肌痉挛等见本方证者。

五、应用经验采撷

治痛证，白芍、甘草分量要重，成年人白芍可用 25g~30g，甘草可用 10g~15g，附子可用 10g~15g，常先煎 30 分钟左右。小儿用量均应酌减。

六、使用注意

本方偏温，热证、阴虚证，皆在所禁。若痛证阳虚至极或阳衰阴邪至盛时，本方亦不宜。

第七章　泻心汤及其类方

大黄黄连泻心汤

一、原文

心下痞，按之濡，其脉关上浮者，大黄黄连泻心汤主之。(《伤寒论》第154条)

伤寒大下后，复发汗，心下痞。恶寒者，表未解也，不可攻痞，当先解表，表解乃可攻痞。解表宜桂枝汤，攻痞宜大黄黄连泻心汤。(《伤寒论》第164条)

大黄二两　黄连一两

上二味，以麻沸汤二升渍之，须臾绞去滓，分温再服。

林亿按：大黄黄连泻心汤，诸本皆二味，又后附子泻心汤，用大黄、黄连、黄芩、附子，恐是前方中亦有黄芩，后但加附子一味也。《活人书》本方有黄芩。即：大黄二两、黄连一两、黄芩一两。

心气不足，吐血，衄血，泻心汤主之。(《金匮要略·惊悸吐衄下血胸闷瘀血病脉证治第十六》第17条)

大黄二两　黄连　黄芩各一两

上三味，以水三升，煮取一升，顿服之。

二、临证要点

本方主治热痞证，病机特点为无形邪热结于心下（胃脘部），气滞不通。以心下痞满为临证要点。

三、临床应用案例举验

案1：空洞型肺结核

柯某，男，48岁。主诉：咳血1年余。现病史：有与肺结核患者长期接触史，去年春天咳嗽，咯少量血。今年3月间，咳吐脓血痰，经X线透视，诊断为“空洞型肺结核”。症见：面色苍黄，两颧微赤，舌苔粗白微黄，溺白便秘，痰出白腻而带腥臭，发音微嘶。脉弦滑数，右手特大，甚则滑动搏指。入院5小时出血约500mL，当即灌服童便及十灰散，继与肃肺保金豁痰止血之剂。血止后觉胸中热痛，怔忡盗汗，音低而嘶。又进养阴清肺、咸寒降火宁心方5剂，仍大量出血，且较第一次更剧。经急救止血后，尚频频咳痰带血，脉洪数滑动，胸痛心烦，改投苦寒泻火方：大黄15g，黄芩9g，黄连12g，生栀子12g。连服12剂，血止，咳息，胸痛平，脉转缓滑，后出院。追访2月余，未见再出血，X线透视，病灶已愈合。

案2：高血压眩晕

王某，男，41岁。主诉：眩晕多年。现病史：患高血压病多年，久服复方降压片、降压灵等药，血压一直未能控制，近日因生气而血压上升至190/130mmHg。头目晕眩，如坐舟车，心烦急躁特甚，有时彻夜不眠，且口渴欲凉饮，舌红苔黄糙老，脉弦滑数而有力。病情加重后曾多方服药未效。思之良久，诊断为阳亢火盛动风之证。处以大黄黄连泻心汤：大黄9g，黄连9g，黄芩9g，水煎煮令服3剂。服后大便溏泻，但心烦减轻，且能入睡。继服2剂，诸症皆轻，血压降至150/110mmHg。

案3：中风后遗症

张某，男，58岁。主诉：肢体活动不利1年余。现病史：患者1年前突然昏仆在地，不省人事，经抢救虽然神志转清，但左侧肢体活动失灵。据述曾服丹参、赤芍、红花等药，效果不显。近来终日烦躁不宁，大便秘结，数日不行，小便赤如浓茶。舌红边有瘀斑，苔糙老起芒刺，六脉滑数挺指。诊为瘀热阻滞，血脉不通之证。处方：大黄9g，黄连9g，黄芩9g。服3剂后，患者欣然来告，进1剂，大便通，3剂尽而心烦顿消，肢体活动明显好转。且当场示范，手足活动颇灵便。复视其舌，糙老之苔已退，其脉已趋平缓。

四、现代应用

1. **火热性神志、情志类疾病：**眩晕、心烦、心悸、失眠、狂证等。
2. **火热出血性疾病：**咳血、吐血、衄血等。
3. **火热性疮疡病、皮肤病：**口鼻生疮、脱发等。
4. **脾胃肠道疾病：**胃痛、胃胀、腹痛、腹泻等。

5. **火热致津液不足之病症**：溲短、便干、口干等。

五、应用经验采撷

吐血酌加柏叶、生地、丹皮；便血酌加地榆、赤芍，或合赤小豆当归散；尿血加白茅根、小蓟；湿热黄疸加栀子、茵陈；目赤加栀子、菊花、龙胆草；口舌生疮加生地、川木通、甘草、竹叶；疮疡酌加银花、紫花地丁、蒲公英、连翘、甘草等。

附子泻心汤

一、原文

心下痞，而复恶寒汗出者，附子泻心汤主之。(《伤寒论》第155条)

大黄二两　黄连一两　黄芩一两　附子一枚，炮，去皮，破，别煮取汁

上四味，切三味，以麻沸汤二升渍之，须臾绞去滓，内附子汁，分温再服。

二、临证要点

本方主治心下痞，病机特点为热痞兼阳虚。以心下痞满，时时呕逆，大便稀溏，肠鸣不适，苔薄白或淡黄，脉沉弦者为临证要点。

三、临床应用案例举验

案1：慢性荨麻疹

姚某，男，38岁。主诉：躯干、四肢出现红色风团，瘙痒3年余。患者自诉3年前无明显诱因躯干、四肢出现红色风团，瘙痒，夜间及晨起明显，曾多方求治，迭进中药、西药，均无明显疗效。刻诊：神疲，形寒畏冷，自汗，心烦，眠差，纳差，上腹痞满不适，口苦、口干，大便干结，舌淡红、苔黄白略干，脉沉细。辨证为表阳不足，里有郁热。方用附子泻心汤加减：附子（先煎）10g，大黄10g，黄芩8g，黄连3g，法半夏10g，大枣10g，生姜10g，炙甘草10g。每日1剂，水煎，早晚分服。

二诊：皮疹减轻，自汗、畏寒好转，睡眠仍差。上方加酸枣仁20g、黄

芪 15g、红花 6g。

三诊：皮疹基本消失，胃纳好转，睡眠改善。守方再服 7 剂后，诸症消失，病告痊愈。

案 2：复发性口腔溃疡

张某，女，62 岁。主诉：反复发作性口腔溃疡 5 年。屡服维生素类、激素类药物治疗效果不佳，再次发作 2 天，要求中药治疗。诊见：上下唇及舌边有 5~6 个大小不一的溃疡点，周边有微突起的红晕缘，中心有黄白点。口臭，上下唇微肿，疼痛难忍，影响进食和说话，心情急躁，舌红、苔黄，脉沉数。中医辨为口疮，证属热郁于胃。治以清泻邪热，火郁发之。方用附子泻心汤加味：大黄、附子（先煎）各 5g，黄连 8g，干姜 3g，黄芩 16g，生甘草 6g。6 剂，每天 1 剂，水煎，分 3 次口服。服药毕，诸症悉除，唯略有口臭，复用前方再治 1 周以巩固疗效。1 年后随访，口腔溃疡未再复发。

案 3：慢性胃炎

燕某，男，68 岁。患者胃脘不适、胃脘至咽喉部有憋胀感半年余，曾诊断为慢性胃炎，服用西药效不明显。症见：食后胃脘痞塞，有灼热感，按之濡软，时有呃逆泛酸，嗳气不畅，咽部干涩，食欲渐少，逐日消瘦，大便微干，2 日一次。询及脚凉明显。舌质黯红、苔白微腻，脉弦微滑。中医诊断为痞满，证属上热下寒，胃气痞塞。药用：大黄、黄连、黄芩、附子（先煎）各 10g。6 剂，每日 1 剂，水煎服。

二诊：服上方后胃中灼热感减轻，泛酸减少，但大便 5 天仅有 1 次，且排便困难。上方加白术 30g、枳壳 10g。6 剂，每日 1 剂。

三诊：食欲好转，胃脘痞塞减轻，大便 3~4 天 1 行，便前干后溏。继服上方 6 剂，每日 1 剂，症状基本消失。嘱其注意饮食，不可过饱。

四、现代应用

急慢性胃炎、顽固性呕吐、慢性结肠炎、消化性溃疡、消化不良、胃肠功能紊乱、慢性肝炎、痢疾、口腔溃疡等，凡症见心下痞满、时时呕逆、大便稀溏、肠鸣不适、苔薄白或淡黄、脉沉弦者，皆可以本方为基本方加减治之。

五、应用经验采撷

便溏，舌淡胖者，加干姜 10g、甘草 5g；心悸，烦躁不安，出冷汗者，加肉桂 10g；口腔溃疡者，加生甘草 20g。

六、使用注意

黄芩、黄连用量不宜过大。

半夏泻心汤

一、原文

伤寒五六日，呕而发热者，柴胡汤证具，而以他药下之，柴胡证仍在者，复与柴胡汤。此虽已下之，不为逆，必蒸蒸而振，却发热汗出而解。若心下满而硬痛者，此为结胸也，大陷胸汤主之；但满而不痛者，此为痞，柴胡不中与之，宜半夏泻心汤。(《伤寒论》第 149 条)

半夏半升，洗　黄芩　干姜　人参　甘草炙，各三两　黄连一两　大枣十二枚，擘

上七味，以水一斗，煮取六升，去滓，再煎取三升，温服一升，日三服。

二、临证要点

本方主治寒热错杂，中焦痞塞证。以心下痞满，呕恶，肠鸣不利，舌红苔腻等为临证要点。

三、临床应用案例举验

案 1：痞证

姜某，女，43 岁。患者诉 1 周前出现胃胀，进食后加重，时恶心，无呕吐，自行服用多潘立酮、胃肠安等药物，未见明显好转。现仍有胃胀、恶心，偶有口苦、反酸，否认呕吐、腹痛、腹泻、胸闷、憋气等不适，纳少，寐安，小便可，大便干，舌暗苔白，脉沉。中医诊断为痞满，证属肝

胃不和。治以调肝和胃。方用半夏泻心汤加减：半夏15g，黄连3g，黄芩10g，干姜3g，甘草10g，丹参15g，砂仁6g，山楂15g，栀子6g，柴胡10g，夏枯草15g，3剂。

二诊：患者诉腹胀、恶心、反酸等症状明显好转，纳食有所增加，原方继续服用5剂，诸症皆平。

案2：胸痹

刘某，女，54岁，主诉：胸胀、胸痛1个月，加重1周。现病史：患者1个月前无明显诱因出现胸胀、胸痛，伴周身乏力，劳累后加重，否认心悸，自述服中药汤剂（具体用药不详）、复方丹参滴丸治疗后稍有好转，但停药即复发。近1周胸胀症状加重，伴心前区、后背压迫感，偶有疼痛，伴头晕，日干不欲饮，自觉口鼻有异味，纳少，进食后易腹胀，寐欠安，偶便溏。既往体健，否认药物过敏史。查体：血压120/80mmHg，心率62次/分，律齐，双下肢浮肿（-），舌淡红，苔白腻，脉沉滑。既往查心电图示：窦性心律，大致正常。中医诊断为胸痹，证属气滞痰浊。治以理气化痰，兼以调和脾胃。方用半夏泻心汤加减：半夏15g，黄芩10g，干姜10g，丹参20g，黄连6g，大枣5枚，炙甘草10g，陈皮10g，砂仁6g，桂枝15g，薤白10g，苍术15g，瓜蒌皮15g，瓜蒌子15g，5剂。

二诊：患者诉胸胀、心前区压迫感较前减轻，疼痛减少，仅入夜偶有发作，乏力明显缓解，仍时有眩晕发作，纳食有所增加，仍觉口干及口鼻异味，二便正常。原方加白豆蔻10g，继服5剂，患者诉仅偶有轻微心前区不适，余症均未再发作，嘱原方继服4剂，诸症皆平，随访未再复发。

四、现代应用

急性胃炎、胃和十二指肠溃疡、胆汁反流性胃炎、功能性胃病、慢性胆囊炎、慢性肠炎、小儿消化不良、肠易激综合征、病毒性心肌炎、心律失常、妊娠恶阻、高血压病、肾病综合征等证属中焦寒热错杂、升降失职者。

五、应用经验采撷

吐酸重者加海螵蛸、吴茱萸等；腹泻重者加生姜、肉豆蔻；头痛者加川芎、天麻；呕吐者加代赭石、生姜。

六、使用注意

只有脾寒证而无胃热证及食滞胃脘引起的痞证不可用本方。

生姜泻心汤

一、原文

伤寒汗出解之后，胃中不和，心下痞硬，干噫食臭，胁下有水气，腹中雷鸣下利者，生姜泻心汤主之。(《伤寒论》第157条)

生姜四两，切　炙甘草三两　人参三两　干姜一两　黄芩三两　半夏半升，洗　黄连一两　大枣十二枚，擘

上八味，以水一斗，煮取六升，去滓，再煎取三升，温服一升，日三服。

二、临证要点

本方主治胃虚不化，水气致痞之证，病机特点为寒热错杂，中焦痞塞，兼水饮食滞。以心下痞硬，干噫食臭，胁下有水气，腹中雷鸣，下利为临证要点。

三、临床应用案例举验

老年性便秘

蒲某，女，81岁。患者诉2个月前出现腹痛，精神疲倦，脐周隐痛，大便秘结，2~3日一行，质硬量少，排便量多则腹痛缓解，食欲不振，常觉腹中辘辘作响，口干不欲饮水，饮水即吐，但进食固体食物不吐，口不苦，舌质偏红、苔薄黄腻，脉浮弦涩，重按无力。查体：左侧腹（降结肠区域）可扪及一大小约4cm×5cm包块，质地偏硬，活动度差，无明显搏动，触痛明显，无反跳痛。予以生姜泻心汤：生姜、半夏各12g，炙甘草、大枣各9g，党参15g，黄芩6g，干姜、黄连各3g，连服1周，期间未服用任何通便药物，患者每日大便1次，色黄成形，量多，腹痛消失，查体原左侧腹包块消失，出院后继服7剂，大便基本每日1行。

四、现代应用

迟发性腹泻、反流性食管炎、腹泻型肠易激综合征、呕吐、寒热错杂型功能性消化不良、老年性便秘等。

五、应用经验采撷

肝病犯胃而致腹痛者在本方基础上加延胡索、川楝子等；呕吐者可加丁香、柿蒂、神曲等。

甘草泻心汤

一、原文

伤寒中风，医反下之，其人下利，日数十行，谷不化，腹中雷鸣，心下痞硬而满，干呕，心烦不得安，医见心下痞，谓病不尽，复下之，其痞益甚，此非热结，但以胃中虚，客气上逆，故使硬也，甘草泻心汤主之。（《伤寒论》第 158 条）

甘草四两，炙　黄芩三两　干姜三两　半夏半升，洗　大枣十二枚，擘　黄连一两

上六味，以水一斗，煮取六升，去滓，再煎取三升，温服一升，日三服。

二、临证要点

本方主治脾胃虚痞证。以泄泻，心下痞满，纳呆，舌红或淡、苔黄润或白腻，脉沉细数或濡缓等为临证要点。

三、临床应用案例举验

案 1：脱发

患者，女，22 岁。主诉：头发脱落较多，并呈进行性加重 1 月余。现病史：因工作繁忙，日夜操劳，饮食无规律，最近 1 个月内头发脱落较多，脉沉缓，舌质淡红，苔白厚，另白带量多。既往有复发性口腔溃疡史。西医诊断为脂溢性脱发；中医诊断为脱发，证属脾胃湿热内蕴。治宜清热燥

湿。予以甘草泻心汤加味：半夏 20g，黄芩 10g，黄连 3g，干姜 12g，党参 15g，甘草 15g，当归 12g，土茯苓 30g。7 剂，水煎服，1 天 1 剂，嘱其分 2 次饭后温服，忌生冷甘甜辛辣食物。服药 1 个月已获痊愈。

案 2：腹痛

患者，女，58 岁。主诉：半个月前因饮食失节导致腹痛。现病史：经输液及口服西药进行消炎止痛治疗后症状稍缓解，但停止输液则症状又复发。现症：面色晦暗，腹痛，舌下有溃疡如黄豆大，身困乏力，时觉头懵，舌淡胖，苔白厚腻，脉弦缓。既往患复发性口腔溃疡已 30 余年。西医诊断为腹痛；中医诊断为腹痛，证属肠胃湿热。治宜调和脾胃，清热祛湿。予以甘草泻心汤加味：半夏 30g，黄芩 10g，黄连 3g，干姜 12g，党参 15g，生甘草 20g。嘱先服 3 剂，水煎服，1 天 1 剂，分 2 次饭后温服，忌生冷甘甜辛辣食物。服药后，诸症消失，已能参加田间劳动。

四、现代应用

复发性口腔溃疡、口腔扁平苔藓、球菌性口炎、白塞病、干燥综合征、反流性食管炎、胃肠神经官能症、幽门螺杆菌相关性消化性溃疡、慢性胃炎、急性胃肠炎、溃疡性结肠炎、慢性结肠炎、小儿病毒性腹泻、肠易激综合征、实验性肝损伤、急性盆腔炎、妊娠恶阻、产后下利、乳头瘙痒、带状疱疹、维生素缺乏症、神经衰弱、失眠等。

五、应用经验采撷

甘草泻心汤加白术为基础方治疗艾滋病合并真菌性食管炎，伴发热者加柴胡，伴头痛者加羌活，伴烧心者加吴茱萸。

黄连汤

一、原文

伤寒胸中有热，胃中有邪气，腹中痛，欲呕吐者，黄连汤主之。（《伤寒论》第 173 条）

黄连三两　甘草三两，炙　干姜三两　桂枝三两，去皮　人参二两　半夏半升，

洗　大枣十二枚，擘

上七味，以水一斗，煮取六升，去滓。温服，昼三夜二。

二、临证要点

本方主治寒热夹杂之呕吐证。以腹中痛，欲呕吐，心烦失眠为临证要点。

三、临床应用案例举验

案1：胃痛

史某，女，40岁。患者胃痛半年，近来脘际嘈杂，易饥思纳，胸痛连背，痛处抚熨舒适，苔黄略腻，脉弦滑。诊断为饮停中州，上犯心胸。予以桂术甘汤合瓜蒌薤白汤，药后未见效机。复诊见苔黄而干，脉弦滑有力，独右关沉迟。此胸寒胃热之局，喻昌谓“饮入胃中，听胃气之上下敷布”，黄连汤“不问下寒上热，上寒下热，皆可治之也”。故改用黄连汤。处方：黄连、干姜各4.5g，桂枝3g，炒党参、姜半夏各10g，甘草5g，大枣6枚。3剂。药后苔黄渐化，舌上有津，脉转缓和，胸胃脘之痛均减。原方加薤白10g，连服10剂而安。

案2：呕吐

患者，女，38岁。患呕吐半个月，开始脘痞嗳气，胸中荡漾，泛泛欲恶，继而得食呕吐，脘中嘈杂。近1周来，竟进水则呕，不进食亦干呕，胸胁引痛，心烦口渴。前医以镇逆、通下等法收效不显。视其舌苔薄、根微黄，脉弦。患胃神经官能症数载，此次因与邻居口角而病起。多愁善感之性，遭恼怒抑郁之激，肝气横逆侮胃，气机升降悖乱。重镇不应，治标之举也，通下不效，伤胃损气也。仿叶天士治呕，以“泄肝安胃为纲领，用药以苦辛为主”。方用黄连汤加味，以苦辛开降，畅达气机。处方：黄连、干姜、桂枝各5g，炙甘草3g，潞党参15g，姜半夏、姜竹茹各10g，大枣6枚。3剂。

二诊：进食糜粥已不呕吐，脘嘈胁痛亦减轻，续服3剂而愈。

案3：泄泻

石某，男，52岁。主诉：间歇性腹泻2年。症见：面色淡黄少华，精神倦怠，稍着寒凉，或稍有饮食不洁、不节，大便次数明显增加，时溏时软，夹杂不消化食物，腹胀肠鸣，纳少运迟，舌淡苔白，脉来缓弱。景岳谓："泄泻之本，无不由于脾胃。"脾胃虚弱，运化无权，水谷糟粕混夹而下，形成斯疾，以黄连汤加味运脾和胃。处方：黄连、干姜各6g，山药、炒党参各15g，桂枝3g，六一散15g（包），姜半夏、茯苓各10g，大枣5枚。共6诊，服药18剂，泻止便实而痊愈。

四、现代应用

1. **腹痛、腹泻为表现的疾病：**慢性细菌性痢疾、肠结核、克罗恩病、溃疡性结肠炎、肠道菌群失调症、肠易激综合征、胆囊炎腹泻、功能性腹泻、糖尿病腹泻、药源性腹泻等。

2. **以呕吐为表现的消化道疾病：**急性胃肠炎、食物中毒、饮酒过量、某些化学药品及药物刺激、急性胃扩张、幽门梗阻、胃潴留、糖尿病性胃轻瘫、反流性食管炎、胃黏膜脱垂症、十二指肠梗阻等。

3. **以失眠为表现的疾病：**神经症、早泄、阳痿、焦虑症、抑郁症等。

五、应用经验采撷

食欲不振而舌淡红者，肉桂用量大于黄连；心烦而脉滑者，黄连用量大于肉桂。

六、使用注意

呕吐严重者，本方可少量频服。

干姜黄芩黄连人参汤

一、原文

伤寒本自寒下，医复吐下之，寒格更逆吐下，若食入口即吐，干姜黄芩黄连人参汤主之。（《伤寒论》第359条）

干姜　黄芩　黄连　人参各三两

上四味，以水六升，煮取二升，去滓，分温再服。

二、临证要点

本方主治下寒与上热相格拒证，病机特点为胃热脾寒，寒热相格。以食入口即吐，下利便溏为临证要点。

三、临床应用案例举验

案 1：慢性结肠炎

李某，男，42 岁。主诉：腹痛、腹泻 10 余年。患者大便每日 4~5 次，多为稀水样便，偶夹黏液及脓血，腹部畏寒，手心发热，口干不欲饮，寐差，纳可，舌胖红有裂纹、苔薄黄，脉弦滑。大便培养阴性。肠镜见乙状结肠黏膜充血、水肿及出血点，夹有黏液，未见溃疡。本病系脾胃虚弱，升降失司，寒热夹杂。治宜健脾和中，清热利湿止泻。方用干姜黄芩黄连人参汤加味：党参、茯苓、白芍各 15g，香附 12g，干姜、黄芩、白术各 9g，黄连、甘草各 6g。7 剂，每天 1 剂，水煎服。

二诊：药后症状减轻，按原方继服 2 周。

三诊：腹痛减轻，大便次数减少，每天 2~3 次，不成形，有时仍有黏液，不能进食生冷及油腻食物，舌脉同前，原方加苍术、黄柏、鸡内金各 9g，薏苡仁 15g，每 2 天 1 剂。

1 个月后再诊：大便每天 1~2 次，有时成形，偶有便前左下腹不适，大便常规正常，按上方加减配药丸常服调理。

案 2：胆汁反流性胃炎

陈某，男，70 岁。主诉：胃痛、泛酸、进食后胃脘嘈杂不适。患者形体丰腴，平素嗜饮烈性酒，致使胃肠疼痛，时时泛酸，吐绿苦水，食后脘部嘈杂不舒，时饱胀，大便干溏不一，有时又现腹部不适、隐痛，舌苔白腻质淡，舌体胖，边有齿印，脉沉迟，偶有歇止。胃镜示胆汁反流性胃炎。治宜温中散寒，清胆和胃。方用干姜黄芩黄连人参汤合附子泻心汤加减：人参 10g（另煎），黄连 5g，黄芩 6g，茯苓 15g，制附片 5g，法半夏 10g，干姜 3g，九香虫 6g，大黄 5g，生姜 5 片。5 剂，每天 1 剂，水煎服。

二诊：患者诉上述症状均有所改善，又予以 5 剂。

三诊：患者诉上述症状明显好转，上方改人参为太子参 15g，予以 20 剂。后托人来告，已病愈 2 个月，自觉症状基本消失。

案3：尿毒症性胃炎

胡某，男，51岁。主诉：恶心、呕吐、口中有氨味旬余。患者慢性肾功能衰竭3年余，近旬余来纳食不思，恶心、呕吐，吐出物为胃内容物，泛酸嘈杂，嗳气，神倦乏力，面黄虚浮，两下肢轻度浮肿，大便色黄质软，尿量尚正常，舌淡红质胖，苔黄腻，脉濡滑。证系浊邪湿热壅阻，脾胃升降失常。姑拟辛开苦降，调和脾胃法。方用干姜黄芩黄连人参汤加味：干姜5g，黄芩5g，黄连5g，党参10g，鸡内金10g，焦山楂12g，苏叶10g，苏梗10g，乌贼骨30g。7剂，每天1剂，水煎服。

二诊：诉呕吐、嘈杂泛酸已止，尚有恶心，纳食较差，续用本方治疗月余。后电话告知消化道症状基本消除，体力也较前好转。

四、现代应用

消化性溃疡、急慢性肠炎、痢疾等证属中虚夹热、寒热夹杂之证者；尿毒症性胃炎、肾炎、慢性痢疾、小儿秋季腹泻等证属上热下寒者。

五、应用经验采撷

病情偏寒重者可多用干姜，偏热盛者可加重芩连；脾虚甚者加炒白术、山药；兼肝郁者加四逆散及香附；腹痛甚者重用白芍、延胡索；便血多者加三七粉、地榆炭；五更泄者加肉豆蔻、吴茱萸；里急后重者加木香。

六、使用注意

使用本方应分清寒热虚实。

厚朴生姜半夏甘草人参汤

一、原文

发汗后，腹胀满者，厚朴生姜甘草半夏人参汤主之。（《伤寒论》第66条）

厚朴半斤，去皮，炙　生姜半斤，切　半夏半升，洗　人参一两　甘草二两，炙

上五味，以水一斗，煮取三升，去滓，温服一升，日三服。

二、临证要点

本方主治脾虚气滞腹胀证，病机特点为脾气虚弱，运化失健，气机阻滞。以脾虚症见腹部胀满呕逆为临证要点。

三、临床应用案例举验

案1：便秘

姜某，女，48岁，便秘2年。患者于2年前出现便秘，大便燥结如羊屎。5~7天一行，伴形寒肢冷、面色萎黄、腹满纳差，时有呃逆，舌青略紫、苔厚浊腻，脉沉迟。服中西药治疗无效。证属脾阳亏虚，气滞血瘀。治宜温运脾阳，行气除满。方以厚朴生姜半夏甘草人参汤加减：桂枝、生姜、厚朴各15g，白术、桃仁各20g，炙甘草10g，党参5g。连服7剂，大便得通，2天1次，畏寒肢冷减轻，继服30剂，诸症消失。随访4年未见复发。

案2：胆囊切除术后综合征

患者，男，47岁。患者胆囊切除术后1年。1年前因胆囊结石行胆囊切除术，目前觉左胁胀痛，反酸，嗳气，食后饱胀，无烧心，胃纳一般，肠鸣，大便稀溏，完谷不化，夜寐尚可，舌暗苔薄，脉细弦。处方：厚朴10g，干姜2g，党参10g，法半夏6g，炙甘草5g，枳壳10g，陈皮10g，醋柴胡6g，海金沙（包煎）15g，炙鸡内金15g，乌药10g，小茴香3g。14剂，每天1剂，水煎服。

二诊：患者诉仍有反酸，嗳气减少，腹胀、腹痛减轻，大便成形，先干后稀。处方：上方加山药20g、薏苡仁15g，14剂，每天1剂，水煎服。服上药后，诸症皆平。

案3：慢性萎缩性胃炎

患者，男，52岁。患者反复上腹部胀痛3年余，胃镜诊断为慢性萎缩性胃炎，病理:（胃角）中度慢性萎缩性胃炎伴肠化，急性活动性，局灶腺体增生;（窦小）中度慢性萎缩性胃炎伴肠化，急性活动性。现症：患者觉胃胀，多食加重，偶有胃痛，有时嗳气，无反酸，无烧心，口干，大便偏干，小便尚调，夜寐安，舌红苔薄白，脉细。西医诊断为慢性萎缩性胃炎；中医诊断为胃痞，证属中虚气滞。处方：厚朴10g，干姜4g，姜半夏6g，炙甘草5g，党参10g，陈皮6g，枳壳10g，山药20g，炒谷、麦芽各30g，木香 6g，乌贼骨 30g，麦冬 15g，火麻仁 10g，肉苁蓉 10g。7 剂，每天 1 剂，水煎服。

二诊：服上药后，胃胀明显减轻，发作间隔时间延长，大便一日一行，质软，舌红、苔薄白，脉细，处方：原方加仙鹤草 15g、白花蛇舌草 15g，继服 14 剂。

三诊：患者来诊，诉诸症皆平，要求取药续服巩固疗效。

四、现代应用

现代临床上常用本方治疗消化系统疾病之证属脾虚夹湿或气滞者，如肝炎或肝炎后综合征的腹胀等。另外，某些胃肠术后腹满气滞夹虚之证，亦常用本方加减治疗。

五、应用经验采撷

（1）临床应用本方，不必局限于汗后，凡是脾虚气滞所致之腹胀满皆可用之。

（2）厚朴生姜半夏甘草人参汤除了治疗腹胀满外，还可治疗呕逆、痞满不食、便秘、胃炎等症。如《类聚方广义》用本方治霍乱吐泻之后，腹犹满痛。

（3）本证脾气虚弱为本，痰湿阻滞，气机不利为标，虚实夹杂，故腹胀满一症最为重要，他症则不甚突出，治之宜攻补兼施。故临床上须分清腹胀满之虚实寒热。

（4）若胃脘胀满严重者可酌加香橼、佛手、苏梗、木香等理气之药；若伴有胁肋胀满可加柴胡、郁金等疏肝之品；若伴有呃逆嗳气者可适当加大生姜、半夏用量，并酌配陈皮、竹茹等药以降逆。

（5）临床上应辨明“虚”与“滞”的主从，本方证属虚实夹杂之证。而虚与实，孰多孰少，又当斟酌而用之。故临床上运用本方时须辨明“虚”与“滞”的主从。对于脾虚气滞之腹胀满，以虚为主者，多微满而不胀，治疗上应以补虚为主，佐以理气；以滞为主者，多满而且胀，治疗上又当以消佐以补虚为主。明乎此，宗其义，效其法，则可得心应手地扩大本方的应用范围，且常收到“一剂知，二剂已”的效果。

小陷胸汤

一、原文

小结胸病，正在心下，按之则痛，脉浮滑者，小陷胸汤主之。(《伤寒论》第138条)

黄连一两　半夏半升，洗　瓜蒌实大者一枚

上三味，以水六升，先煮瓜蒌，取三升，去滓，内诸药，煮取二升，去滓，分温三服。

二、临证要点

本方主治结胸证，病机特点为痰热互结于胸下。以胸脘痞闷，按之则痛，或心胸闷痛，或咳痰黄稠，舌红苔黄腻，脉滑数为临证要点。

三、临床应用案例举验

案1：慢性萎缩性胃炎

王某，男，29岁。主诉：反复发作上腹部胀满、隐痛伴口苦、呃逆4年余。平日饮酒量多，近日因劳累、饮酒、饮食不规律等诱因，发生上腹胀满，伴有晨起口苦、干呕，饭后呃逆，服用西药2周余未缓解，故求诊。刻诊：腹胀，胃脘隐痛，时呃逆，纳食少，大便干结，睡眠尚可，面色红赤。舌质红，苔腻黄白相间，脉滑数。西医诊断为慢性萎缩性胃炎。中医诊断为痞满，证属痰热互结。治宜清热化痰，行气除满。予以小陷胸汤加减：黄连9g，清半夏30g，瓜蒌30g，蒲公英30g，白及30g，紫苏叶6g。紫苏梗6g，枳实15g，生白术30g，生姜3片。每日1剂，水煎2次取汁300mL，分早、晚2次服，服7剂。

二诊：患者腹胀、胃脘痛、干呕症状明显缓解，仍饭后呃逆时作，余无不适。治宜清热化痰，和胃降逆。以上方为基础加减，同时予以六味地黄丸（大蜜丸）9g，每日3次含化。

案2：浅表性胃炎

张某，女，40岁。主诉：呃逆5天。患者因生气引起呃逆并伴烧心，胃脘胀痛，舌红苔黄腻。行胃镜检查示：浅表性胃炎伴糜烂。中医诊断为呃逆，证属痰热互结。治以清热化痰，和胃降逆。予以小陷胸汤加味：黄连 9g，半夏 9g，瓜蒌 30g，白芍 30g，丹参 30g，代赭石 24g，旋覆花 12g，竹茹 12g，槟榔 12g，降香 12g，吴茱萸 3g，佩兰 15g，甘草 6g。每日 1 剂，水煎服。服 6 剂后，呃逆已止，胃脘仍胀满隐痛，时有烧心。上方去代赭石、降香，加佛手 12g，继服 6 剂，症状基本消失。

案 3：心力衰竭

李某，女，80 岁。主诉：反复咳嗽憋喘 20 余年。每逢劳累或受凉即发，近来出现咳嗽憋闷加重，端坐呼吸，活动受限，言多则喘，气不得续，口唇色暗，舌尖红赤，苔腻，脉弦滑有力。听诊两肺底散在小水泡音，心前区三级以上收缩期吹风样杂音。心电图示：左心室肥大，伴有心肌劳损。西医诊断：左心衰竭，心源性哮喘。中医辨证：湿聚生痰，痰热互结。治以小陷胸汤加味：黄连 6g，半夏 6g，瓜蒌 20g，薤白 6g，枳壳 15g，桑白皮 10g，茯苓 10g。患者服 1 剂后胸闷除，2 剂后即喘轻，能做轻微家务劳动，又调理 4 剂症状消除，病情得以基本控制。

案 4：咳嗽

李某，男，75 岁。主诉：发热、咳嗽、咳黄痰 5 天，热峰 39℃，静脉滴注头孢类抗生素 3 天，仍有低热、咳嗽，咳黄黏痰，胸闷，偶感恶心，大便干结。舌质红，苔黄厚腻，脉弦。查体：体温 37.8℃，双肺呼吸音粗，闻及散在痰鸣音。胸片提示符合支气管炎 X 线表现。中医诊断：咳嗽，证属痰热壅肺。方选小陷胸汤加减以清热化痰、宣肺止咳。方药：半夏 10g，黄连 10g，瓜蒌 15g，薄荷 10g，浙贝母 15g，鱼腥草 15g，炒杏仁 10g，桔梗 10g，生石膏 10g，桑白皮 20g，金银花 30g，玫瑰花 10g。6 剂后患者体温正常，咳嗽、咳痰、胸闷、恶心症状消失，复查胸片提示支气管炎症消失。

四、现代应用

浅表性胃炎、慢性糜烂性胃炎、心力衰竭、咳嗽等。

五、应用经验采撷

方中加入破气除痞之枳实，可提高疗效。心胸闷痛者，加柴胡、桔梗、郁金、赤芍等以行气活血止痛；咳痰黄稠难咯者，可减半夏用量，加胆南星、杏仁、贝母等以清润化痰。

六、使用注意

阳明腑实之胃肠热结证与中气虚兼夹湿热证也可见痞病、舌苔黄，但非本方治证之胸腺有痰热实邪之象，故不宜用。另外，脾胃虚寒、大便溏者均不宜用。

第八章　小半夏汤及其类方

小半夏汤

一、原文

呕家本渴，渴者为欲解，今反不渴，心下有支饮故也，小半夏汤主之。（《金匮要略·痰饮咳嗽病脉证并治第十二》第28条）

诸呕吐，谷不得下者，小半夏汤主之。（《金匮要略·呕吐哕下利病脉证治第十七》第12条）

半夏一升　生姜半斤

上二味，以水七升，煮取一升半，分温再服。

二、临证要点

本方主治病证其基本病机为饮邪未尽，胃失和降。临证要点为呕吐欲呕而不口渴，甚至见于各种饮食不下之症，其脉多弦而滑，亦可见浮脉。如见其人腹胀不欲食，若辨证为水饮停于心下，亦可用此方。

三、临床应用案例举验

案1：水饮之停于胃而致呕吐

孙某，男，15岁，进食则呕半月余。患者自诉半个月前大量饮酒，昏迷，经抢救后苏醒。后纳差，进食则呕，近日稍可饮水，烧心，口微渴，腹泻，大便黏，里急后重，苔腻，脉弱，经输液治疗多日无效前来就诊。处方：生姜3g，姜半夏6g，紫苏梗10g，陈皮6g，砂仁3g，甘草3g，竹茹10g，大枣10g，炒神曲10g，炒麦芽10g，炒鸡内金10g，煅瓦楞子15g，山药10g，芦根10g，西洋参5g。2剂，混匀开水冲服，每日1剂。并嘱咐此药为颗粒冲剂，午饭前后分别用50mL开水冲服1/4，睡前，用150mL开水冲服余下1/2。第2日，早饭前晚饭后服用，以面食为主，饮食清淡，少食多餐，七分饱即可。

二诊：按照医嘱服上方后呕吐减轻，口不渴，自觉饥饿，可以进食，苔白，脉弱，欲求进一步巩固。处方：生姜3g，姜半夏6g，紫苏梗10g，陈皮12g，砂仁3g，甘草3g，炒神曲10g，炒麦芽10g，炒鸡内金10g，煅瓦楞子15g，山药10g，西洋参5g，白术12g，茯苓12g，炒薏苡仁10g。7剂，水煎服，每日1剂早晚服用。并嘱咐忌寒凉食物，以温热、易消化食物为主。

案2：胃大部切除术后呕吐

陈某，男，53岁。4年前因胃溃疡穿孔行胃大部切除术，术后饮食无味或进食后腹胀，嗳气，恶心，泛吐清水，身体消瘦。前2天因吃生黄瓜后呕吐，每天10余次，呕吐清水或胆汁。胃镜检查示慢性胆汁反流性胃炎。诊断为慢性胃炎急性期。给予抗炎、保护胃黏膜、补充水电解质、肌内注射甲氧氯普胺等对症治疗。3天后呕吐症状无明显好转，遂用小半夏汤加味：生半夏9g，生姜9g，陈皮6g，竹茹9g。每日1剂，浓煎50mL，分2次服。服药后呕吐次数明显减少。续服5剂未再呕吐，住院10天出院。

案3：眩晕吐涎

何某，男，33岁，头晕10天伴呕吐。患者自述10天前因高温下作业脱水而中暑，出现头痛头晕、胸闷、恶心、呕吐、乏力症状，后自行降温，及时补充水分并服用藿香正气水后，头痛、胸闷、恶心较前缓解，但仍头晕、乏力，呕吐清水状物，继服药物不缓解。3天前就诊于当地医院，查血压、心电图、颈椎X线片、头颅CT均未发现异常，胃镜报告示慢性胃炎，给予甲氧氯普胺及安定药物治疗3天，未见明显好转。现症：头晕较前加重，不能正常行走，自觉眼前景物晃动，且伴呕吐，呕吐发作与进食无明显相关性，呕吐物为清水状物。询问其既往未曾有过相似病史。曾有5年秋冬季挖藕工作史，天凉则周身关节酸痛，双膝及双手关节尤甚，三伏天仍不敢吹空调，现因天气炎热，无明显症状。患者闭目不睁，面容憔悴，面色晦暗，口不渴，舌胖大苔黄白夹杂且厚腻，脉沉滑，小便调，大便质黏不爽，有解不净感。诊为眩晕，证属脾虚痰盛，饮停中焦，浊邪上蒙清窍，中焦气机逆乱。治以化饮和胃。处以小半夏汤：半夏15g，生姜10g。3剂，日1剂，水煎服。3剂后头晕、呕吐均缓，加茯苓10g继服6剂愈。

四、现代应用

各种呕吐、各种痰饮上逆而出现口吐涎沫之症，以及眩晕症、胃炎、胆囊炎等符合本方证者。

五、应用经验采撷

（1）若见水邪甚而不易化者，可加茯苓。

（2）本证当与五苓散进行鉴别，此为心下有水饮之邪，而五苓散之水饮之邪在于膀胱，二者虽有饮水则吐之表现，但其病位不同，故可问其胃脘部是否有胀感及小腹是否有胀感进行区别，如见小腹胀或痛，或见小便不利者，大多为五苓散之水邪结于膀胱之证，若闻胃脘胀或痛，或见饮食不纳者，多为小半夏汤之饮停心下之证。

六、使用注意

本方为散饮邪之方，无饮邪者慎用，若见水热结于膈间之证，不可用之。

生姜半夏汤

一、原文

病人胸中似喘不喘，似呕不呕，似哕不哕，彻心中愦愦然无奈者，生姜半夏汤主之。（《金匮要略·呕吐哕下利病脉证治第十七》第 21 条）

半夏半升　生姜汁一升

上二味，以水三升。煮半夏，取二升，内生姜汁，煮取一升半，小冷，分四服，日三夜一服。止，停后服。

二、临证要点

本方主治病证其基本病机为寒饮搏结胸胃。以似喘不喘，似呕不呕，似哕不哕，心下烦闷为临证要点。

三、临床应用案例举验

案 1：急性胃炎

患者，男，19 岁。主诉：突发胃胀、恶心 1 日。患者嗜饮啤酒，四季皆如。一日，饮冷啤过量，又食水果甚多，出现胃胀恶心，但无痛感，口吐清水，胃酸上溢，心中荡漾难忍，舌苔无变化，脉现沉滑。证属寒饮积胃，胃失和降。处以生姜半夏汤加干姜，2 剂而安，嘱其饭时可食生姜丝少许，以保胃安。

案 2：眶上神经痛

刘某，男，38 岁。主诉：眉棱骨痛已 7 年。眉棱骨痛，多系脾不运湿，风痰为患。以生姜散寒解表、化痰解毒，半夏燥湿化痰为治。《脾胃论》云："足太阴痰厥头痛，非半夏不能疗。"有学者认为，凡顽痰怪疾用生半夏为佳。但半夏生用有毒，医多惧用。若用生姜沸水泡服，就能减轻或消除其毒性。予以生姜半夏汤治之：生半夏 30g，生姜 20g，用沸水泡之，当茶频服。服 1 剂痛减，2 剂痛止。嘱再服 2 剂以巩固疗效，至今未发。

四、现代应用

胃炎等消化道疾病见于本证者及眉棱骨痛。

五、应用经验采撷

（1）见痰热壅滞者，可加竹沥。

（2）本证之特点在于"似喘不喘，似呕不呕，似哕不哕，彻心中愦愦然无奈"，因胸中之阳气不得伸展，想喘又喘不出来，想呕也呕不出来，甚至连干呕也无法做到，以致于心中有种不适之感，因而出现一种无奈之情，究其根本原因在于寒饮之邪搏结于胸中，而胸中之阳气不得伸。故临床上还可见患者来就诊时即言"胸口堵得慌"，若此胸中不适可辨证为寒饮搏结胸中而胸阳不展，即可应用此方。

六、使用注意

本方为散寒饮之方，无寒饮之邪者慎用，若见水热结于膈间之证，不可用之。

小半夏加茯苓汤

一、原文

卒呕吐，心下痞，膈间有水，眩悸者，小半夏加茯苓汤主之。(《金匮要略·痰饮咳嗽病脉证并治第十二》第30条)

半夏一升　生姜半斤　茯苓三两，一法二两

上三味，以水七升，煮取一升五合，分温再服。

二、临证要点

本方之特点在于能治疗狭义痰饮为病，以致于呕吐兼眩悸者。其基本病机在于饮邪停于“膈间”，因此，其临证要点为呕吐、头眩和心悸，还可见于心下痞；而此“膈间”虽主要在膈，然而涉及胸和胃，故若见胸胃之不适，有此病机者，即可用此方。

三、临床应用案例举验

案1：胃脘部疾患

刘某，女，42岁。1年来不明原因见恶心、嗳气、心下痞闷、纳食不馨，曾服用舒肝和胃丸等中成药，药后稍缓。其后病情如故，伴口苦咽干、胸闷心悸头晕，月经2~3月一行，月水量少、色暗，呈酱油色，观舌淡苔白腻，脉沉弦，辨证属水饮停于胃脘。治当行水散痞，引水下行。药用茯苓30g，半夏18g，生姜16片，7剂。

二诊：患者述服药后第2天，恶心、嗳气、心下痞闷均明显好转，胸膈间有豁然开朗之感，头晕、心悸若失，值月经来潮，月水颜色转红，量亦增多，苔腻已减，治疗有效，继宗上法：茯苓30g，半夏18g，生姜16片，泽泻15g，白术6g，7剂。

三诊：脘痞、嗳气、恶心、心悸、头晕均好转，要求巩固疗效。方药：茯苓30g，半夏14g，天麻10g，猪苓20g，泽泻16g，白术10g，桂枝10g，7剂。

案2：恶性淋巴瘤化疗术后恶心呕吐

某患，女，58岁。因恶性淋巴瘤化疗后就诊，现患者出现顽固性恶心呕吐，每日吐8~10次，呕吐物初为食物残渣，后多为胃液、痰涎，午后尤甚，精神极差，全身乏力，稍动则头晕、心悸，纳差痞满，睡眠尚可，畏寒肢冷，小便可，大便溏，舌体胖大、有齿痕、苔水滑，脉沉弦。西医诊断：化疗所致恶心呕吐（CINV）。中医诊断：呕吐，证属脾虚水停。治宜健脾和胃，行水散痞。方药：法半夏15g，生姜20g，茯苓30g，炒白术15g。水煎取汁300mL，每日1剂，早晚分服，共7剂。

复诊：患者述初服2剂后恶心、呕吐次数明显减少，胃脘痞满之感亦有开解之征，偶有头晕，舌上水滑之象稍退，效不更方：法半夏15g，生姜20g，茯苓30g，桂枝15g，炒白术15g，砂仁15g，厚朴10g，天麻10g，煎煮服用同前法。7剂后诸症皆除，后用参苓白术散加减善后。

案3：水饮内停之水入则吐

周某，女，58岁。患者胃脘不适，恶心呕吐1月余。既往患有低血钾、甲状腺功能亢进症、肝损伤、慢性胃炎伴胆汁反流等病史。每于食纳后恶心呕吐，吐出大量白色黏痰，伴反酸，头晕乏力，自感脐上悸动，纳差，大便1~2日一行，质干，解之费力。舌红、苔薄白，脉弦滑数。此为水饮内停，胃气上逆所致。方用小半夏加茯苓汤：半夏曲、茯苓、柴胡各15g，黄芩、党参、炙甘草、熟大黄、枳实各10g，生白术（后下）30g，生姜8片，大枣5枚。7剂，每日1剂，水煎服。

二诊：药后恶心、呕吐明显缓解，唯胃脘偶有不适，反流减轻，头晕缓，口苦消，纳渐增。仍不敢多饮水，水入即吐，脐上跳动缓解。依仲景原旨："渴欲饮水，水入则吐者，名曰水逆，五苓散主之。"前方合用五苓散，即加泽泻25g、猪苓15g、桂枝10g。续服7剂，恶心及水入即吐遂止，余症均消。后以五苓散合半夏厚朴汤加减调理而愈。

四、现代应用

胃脘痛、各种呕吐及各种水饮聚节之病症。

五、应用经验采撷

若见久久不欲食者，可倍用生姜；如见呕吐、头眩和心悸者，可问其胃中是否有不适，甚至可问其欲不欲饮水而辨其膈间是否有水气，若不欲饮水，且见水滑之苔者，不管渴与不渴，均可用此方。

六、使用注意

本方为散寒饮之方，无寒饮之邪者慎用，若见水热结于膈间之证，不可用之。

大半夏汤

一、原文

胃反呕吐者，大半夏汤主之。(《金匮要略·呕吐哕下利病脉证治第十七》第16条）

半夏二升，洗完用　人参三两　白蜜一升

上三味，以水一斗二升，和蜜扬之二百四十遍，煮取升半，温服一升，余分再服。

二、临证要点

本方主治病证其基本病机为中焦虚寒，脾胃功能失调。以“朝食暮吐，暮食朝吐，宿谷不化”，可兼面色不华、倦怠乏力，舌淡苔白、脉弱等为临证要点。

三、临床应用案例举验

案1：虚寒呕吐

阎某，女，56岁。患者食后即吐4年，吐物为食物及黏液，无恶心，辅助检查未发现器质性病变，经治疗呕吐未见改善。伴大便干，2日1次，舌苔白，脉弦滑、重按无力。证属脾虚不运，津停为饮。治以大半夏汤加味：半夏12g，人参9g，生姜3片，蜂蜜30g。每日1剂，水煎服。药尽2剂呕吐大减，大便干好转。继服4剂呕吐痊愈。

案2：贲门扭转呕吐

李某，男，15岁。患者诉呕吐已月余，饭后或饮水即吐，呕吐物为饮食或黏液，不呕吐时如常人，曾在多家医院治疗，效果不佳。就诊时症见饮食难下，呕吐较频繁，咳嗽多痰，舌淡苔白，脉滑。证属痰饮阻滞，脾失健运。治以化饮散结，健脾和胃，降逆止呕。方用大半夏汤加味：党参20g，法半夏10g，蜂蜜20g，厚朴10g，白术12g，陈皮10g，白豆蔻10g，生姜9g，砂仁6g（后下），甘草6g。

二诊：服药4剂后，呕吐明显好转，原方稍作加减，继续服药20剂呕吐消失，恢复正常。

案3：胃脘剧痛

朱某，56岁。患者剑突下剧痛7天，曾在某院用消炎、解痉、止痛、利胆等法及西药治疗4天，因疼痛剧烈，无法忍受而急诊。刻下症：疼痛依然，呈阵发性加剧，晨起呕吐2次，大便7天未解，夜不能寐，舌嫩红、苔薄黄，脉细弦。剑突下压痛明显，两胁下至心窝部疼痛。急检胃镜：幽门管溃疡，慢性浅表性胃炎，十二指肠球炎，食管炎。治以益气降逆，润肠止痛。方用大半夏汤：党参10g，半夏15g，蜂蜜60g（烊化）。2剂，24小时煎2剂，分4次服完。服后胃脘部疼痛随之缓解，能食稀饭，胃脘部稍有隐痛，眠差，拟原方加远志10g、薏苡仁30g化湿安神，白芍20g、甘草10g缓急止痛，后以健脾和胃收功，随访至今体健。

四、现代应用

神经性呕吐、急性胃炎、胃扭转等消化系统疾病。

五、应用经验采撷

若兼见胃中阴伤而出现饥不欲食之症者，可加麦冬；若见胃中冷痛者，可加高良姜及香附，亦可加干姜。

本证只要抓住“朝食暮吐”“暮食朝吐”即可把握基本病机，而本证最主要的特点是“虚”，而不是“实”，故不可一见呕即使用降逆止呕之品，当辨其之本在何处，若饮食入口即吐，常考虑实证，而这类迟发之呕吐，多责之于虚，在临床上不可不辨。

六、使用注意

服药后，忌食生冷、黏腻、辛辣之品。

半夏厚朴汤

一、原文

妇人咽中如有炙脔，半夏厚朴汤主之。(《金匮要略·妇人杂病脉证并治第二十二》第5条)

半夏一升　厚朴三两　茯苓四两　生姜五两　干苏叶二两

上五味，以水七升，煮取四升，分温四服，日三夜一服。

二、临证要点

本方主治病证其基本病机为肝气郁结，痰凝气滞。以咽喉中感觉有异物，咯之不出、咽之不下，症状多随情绪变化而变化为临证要点。

三、临床应用案例举验

案1：精神病

张某，女，48岁。主诉：咽中异物感1年余。屡经治疗未果，既往有中度抑郁症病史，服抗抑郁药。3天前无明显诱因自觉咽中如有异物梗塞、吞吐不爽、进食不受影响，心情抑郁，痰少，咽干，声音嘶哑，眠差多梦，头昏沉，记忆力减退，舌红苔薄，脉弦细。遂来就诊，诊断为梅核气，证属肝气郁结。治宜行气散结，降逆化痰。方药：姜半夏15g，厚朴15g，茯苓25g，生姜10g，干苏叶10g。5剂，每日1剂，水煎，2次分服。

复诊：服上药后咽中异物感程度减轻，睡眠质量改善，主症缓解，要求继续服药，效不更方，再进5剂，疗效确切，共服药20余剂，咽中异物感、头昏、咽干、声音嘶哑均消失，睡眠质量明显改善，随访未见明显不适。

案2：慢性咽炎

患者，女，35岁。主诉：咽部隐痛不适反复发作1年，加重月余。现病史：病情在工作压力大或情志不畅时加重，常伴咽痒干咳，有时咽部有异物感，口干，痰多，纳可，便调，寐欠宁。经专科检查诊为慢性咽炎。间断口服阿莫西林、含服草珊瑚等，时轻时重。现神清，息平，舌质淡红，苔薄白，脉弦细。西医诊断：慢性咽炎。中医诊断：梅核气，证属气郁津凝。治以行气解郁，健脾生津。予以半夏厚朴汤化裁：姜半夏 10g，厚朴 15g，党参 15g，茯苓 20g，白术 10g，陈皮 15g，紫苏叶 15g（后下），连翘 15g，百合 20g，郁金 15g，生甘草 10g。7 剂，1 日 1 剂，服后诸症明显减轻，此后随症加减继服 1 个月，诸症悉除。嘱平素可用麦冬、百合、胖大海代茶饮，2 个月后经专科检查慢性咽炎已愈。

案 3：胃神经官能症

周某，女，49 岁。主诉：胃痛间作 5 年余，辗转就诊于多家医院，诊断为“胃神经官能症”，经中西医治疗后无明显改善。现症：胃脘胀痛，恶心呕吐，进食后症状加重，情绪抑郁亦加重，并伴有嗳气、反酸，胁肋胀痛，偶有心悸，大便干，小便短少，苔白腻，脉弦缓。证属寒凝内阻，肝气犯胃。方用半夏厚朴汤加减：厚朴 10g，姜半夏 10g，紫苏梗 10g，枳壳 10g，茯苓 20g，薏苡仁 20g，白芍 10g，生姜 10g，吴茱萸 6g，砂仁 6g，黄连 6g。7 剂，日 1 剂，煎取 300mL，早晚温服。

二诊：患者诉服药期间矢气多，胀痛明显减轻，遂减吴茱萸、砂仁用量为 3g，继服 7 剂，诸症明显减轻。

四、现代应用

妇人气滞痰凝之梅核气、气滞痰凝所致的精神病、慢性咽炎、胃神经官能症等。

五、应用经验采撷

（1）若见气郁甚者可加香附，咽喉不适较重者可加苏梗，痰多者可加浙贝母。

（2）应用本方最大的特点在于咽喉中有异物感，咯之不出、咽之不下，而其中最耐人寻味之处为：该症状会随情绪变化而变化，且越注意咽喉，越会感觉咽喉不适。故见此症状，即可直接拟本方治疗。

六、使用注意

阴虚血燥及肝血不足者当慎用此方。

第九章　小柴胡汤及其类方

小柴胡汤

一、原文

伤寒五六日，中风，往来寒热，胸胁苦满，嘿嘿不欲饮食，心烦喜呕，或胸中烦而不呕，或渴，或腹中痛，或胁下痞硬，或心下悸、小便不利，或不渴、身有微热，或咳者，小柴胡汤主之。(《伤寒论》第 96 条)

血弱气尽，腠理开，邪气因入，与正气相搏，结于胁下。正邪纷争，往来寒热，休作有时，嘿嘿不欲饮食。脏腑相连，其痛必下，邪高痛下，故使呕也。一云脏腑相连，其病必下，胁膈中痛，小柴胡汤主之。服柴胡汤已，渴者，属阳明，以法治之。(《伤寒论》第 97 条)

得病六七日，脉迟浮弱，恶风寒，手足温。医二三下之，不能食，而胁下满痛，面目及身黄，颈项强，小便难者，与柴胡汤，后必下重。本渴饮水而呕者，柴胡汤不中与也，食谷者哕。(《伤寒论》第 98 条)

伤寒四五日，身热恶风，颈项强，胁下满，手足温而渴者，小柴胡汤主之。(《伤寒论》第 99 条)

伤寒，阳脉涩，阴脉弦，法当腹中急痛，先与小建中汤，不差者，小柴胡汤主之。(《伤寒论》第 100 条)

伤寒中风，有柴胡证，但见一症便是，不必悉具。凡柴胡汤病证而下之，若柴胡证不罢者，复与柴胡汤，必蒸蒸而振，却复发热汗出而解。(《伤寒论》第 101 条)

妇人中风，七八日续得寒热，发作有时，经水适断者，此为热入血室，其血必结，故使如疟状，发热有时，小柴胡汤主之。(《伤寒论》第 144 条)

柴胡半斤　黄芩三两　人参三两　半夏半升，洗　甘草炙　生姜切，各三两　大枣十二枚，擘

上七味，以水一斗二升，煮取六升，去滓，再煎取三升。温服一升，日三服。

若胸中烦而不呕者，去半夏、人参，加栝楼实一枚；若渴，去半夏，加人参合前成四两半、栝楼根四两；若腹中痛者，去黄芩，加芍药三两；若胁下痞硬，去大枣，加牡蛎四两；若心下悸、小便不利者，去黄芩，加茯苓四两；若不渴，外有微热者，去人参，加桂枝三两，温覆微汗愈；若咳者，去人参、大枣、生姜，加五味子半升、干姜二两。

二、临证要点

本方主治少阳胆火内郁兼枢机不利证。以口苦，咽干，目眩，往来寒热，胸胁苦满，默默不欲饮食，心烦喜呕为临证要点。

三、临床应用案例举验

案1：发热

一女生。主诉：发热数日。现症：发热不恶寒，体温可达40℃，曾自服成药不效，微头汗出，伴咽干口苦，头痛眼花，微咳，心烦，食欲不振，舌淡红，苔薄微黄，脉弦略数。证属表证治疗不当，外邪内传，致少阳胆火郁滞，枢机不畅。治宜疏解少阳，宣达枢机。方用小柴胡汤加青蒿：柴胡25g，黄芩、党参、法半夏、生姜、大枣各10g，炙甘草6g，青蒿15g（后下）。药后温覆，透汗而解。

案2：过敏性哮喘

赵某，女，55岁。主诉：哮喘反复发作5年余。患者患过敏性哮喘5年。每年秋末冬初季节交替之时，易发哮喘，虽经中西药治疗也只能缓解症状，常拖延月余哮喘才能自止。此次哮喘复发已半个月，经中西药治疗哮喘不能控制。刻诊：体瘦，哮喘夜间尤重，不能平卧，喉中痰鸣辘辘，咳痰微黄，面部轻度浮肿，微恶风，口苦，两胁疼痛，食欲差，苔白腻，脉浮细数。证属外感风寒，引动体内痰饮，邪在少阳。治以和解少阳，降痰平喘。方用小柴胡汤加味：柴胡、党参、苏子、黄芩各12g，法半夏、杏仁、茯苓、防风各15g，枳壳、旋覆花、代赭石各10g，甘草6g，大枣3枚。每日1剂，水煎服。服药2剂，哮喘减轻，夜间已能入睡。续服3剂，哮喘痊愈，后嘱服金匮肾气丸，以巩固疗效。

案3：乙型病毒性肝炎

贺某，男，16岁，乙肝病毒标志物阳性13年。患者近3年转氨酶反复增高，一直坚持治疗，但病情不稳定。刻下症：疲倦，嘈杂似饥，大便溏，小便黄，睡眠欠佳，口无干苦，无胁痛，舌稍红，苔薄黄，脉细滑。乙型肝炎病毒标志物：HBsAg、HBeAg、HBcAb 均阳性，HBsAb、HBeAb 阴性。HBVDNA 2.30×10^8copies/mL。肝功能：AST 126U/L，ALT 232U/L，GLB 24.8g/L。B 超：肝、胆、脾均无异常。西医诊断：慢性活动性乙型病毒性肝炎。中医辨证：肝郁脾虚，湿热瘀阻。方用小柴胡汤加味：柴胡、黄芩、生姜、法半夏、太子参、大枣各 10g，生甘草、防风、五味子各 6g，半枝莲 30g，白花蛇舌草、夏枯草、赤芍、土茯苓各 15g。每 10 天服 7 剂，连服 2 个月。另予多烯磷脂酰胆碱（易善复）2 片，每日 2 次。服上方后，患者诸症略有好转，守前方加减间断用药 1 年余停止所有药物。复查一切症状消失，肝功能正常，HBeAg 阴性，HBeAb 阳性。追访至今，肝功能及 HBVDNA 检查均在正常范围。

案 4：失眠

何某，女，48 岁。主诉：失眠多梦 3 年余。夜眠 4~5 个小时，烦热口苦，两胁隐痛，食欲不振，疲倦乏力。近 1 个月来闷闷不乐，沉默少语，不愿与人交谈，神情淡漠，平素胆小怕事，性情忧郁，西医诊断符合抑郁性失眠。舌淡红、苔薄黄，脉数。处方：柴胡、合欢皮、黄芩各 10g，法半夏 9g，炒党参 20g，干姜 6g，大枣、夜交藤各 15g，炙甘草 5g。7 剂后，睡眠、情绪均好转。因见大便干燥，减干姜至 3g，守方续进 8 周，睡眠能达 6 小时左右，情绪恢复正常，自诉身体完全康复。

案 5：肾病综合征

计某，男，11 岁。患者于 1 年前外感咳嗽、咽痛后，突发尿少、全身浮肿，查尿蛋白定性（++++）。经儿科住院检查，诊为肾病综合征。给予泼尼松强化治疗 2 周后尿蛋白消失，后一直以泼尼松 20mg/d 维持治疗。刻诊：面部臃肿如满月，眉毛色浓，口苦而干，腹痞满，神疲乏力，动则易汗，不耐寒热，口腔溃疡。舌苔黄腻，脉弦濡。证属药毒内蕴，扰乱脏腑气血功能，湿聚生热。治宜分利邪毒，调和脏腑。方用小柴胡汤合五苓散：柴胡、白术、法半夏、泽泻各 10g，黄芩、猪苓、茯苓、党参各 15g，薏苡仁、石韦、益母草、玉米须各 30g，生甘草 6g，上方调治 1 个月后，面部臃肿稍退，苔腻化薄，体质增强，续服原方加菟丝子、覆盆子，激素逐渐减量，4 个月后停用激素。后多次尿检呈阴性，随访至今，病情未反复。

案6：慢性胃炎

周某，女，48岁。主诉：胃脘及胸骨后灼热胀痛多年。既往有慢性胃炎、食管炎病史。现胃脘及胸骨后灼热胀痛，反酸，纳少，全身关节酸痛，大便3~4日1行、干结，小便黄，苔白略厚，质红，脉缓。证属痰热中阻，少阳经脉不利。方用柴胡陷胸汤加减：柴胡、黄芩、法半夏、全瓜蒌、黄连、炒川楝、延胡索、郁金、姜黄片、刘寄奴、徐长卿各10g，吴茱萸5g，枳实20g，乌贼骨15g。

2周后复诊：全身关节酸痛及反酸基本消失，胃脘及胸骨后灼热胀痛，苔中根部白厚，质红，脉缓。上方将枳实用至25g，另加藿香、佩兰各10g，加强行气化湿之功。陆续治疗2个月，患者述症状基本消失。

案7：亚急性甲状腺炎

杨某，女，35岁。主诉：颈前疼痛2周余。诉2周前因感冒后出现早起全身疼痛，颈前耳后痛甚，弥漫性肿大，饮食不能下咽，稍咳嗽，咳嗽时会引起颈部疼痛，无发热、头痛、心慌、怕热、多汗症状，口苦，乏力，纳可，二便调，睡眠欠佳，舌质红，苔薄黄，脉弦数。查体：体温36.7℃，突眼（–），咽红，扁桃体不肿大，甲状腺Ⅱ°肿大，压痛（+），无结节及血管杂音，心率92次/分，手颤（–）。甲功五项：T_3：3.45nmol/L；T_4：160.5nmol/L；FT_3：5.6pmol/L；FT_4：13.25pmol/L；TSH：2.675mIU/L。外院甲状腺穿刺：亚急性甲状腺炎。现服用泼尼松，每日5mg，症状缓解不明显。中医辨证为肝郁化热。方用小柴胡汤加减：柴胡24g，黄芩、党参、法半夏各12g，生姜、大枣、郁金、桃仁、赤芍各10g，浙贝母、夏枯草、王不留行、连翘各15g，甘草6g。7剂。

复诊：患者甲状腺肿大基本消失，守上方，去王不留行15g，加白芍10g。7剂。

三诊：患者症状基本消失，守上方，续服上方7剂后停药。复查甲功全部正常。

案8：急性化脓性中耳炎

王某，男，28岁。主诉：耳疼3天。3天前因耳疼，恶寒发热，全身不适，就诊于耳鼻喉科，诊为“急性化脓性中耳炎”，要求中医治疗。刻诊：耳部烘热，头晕，耳鸣耳聋，发冷发热，口苦咽干。查：右耳道、鼓膜正常，左耳道有脓性分泌物且鼓膜已穿孔。舌质红、苔薄黄，脉弦数。辨证：

热毒内蕴，邪郁少阳。治法：清热解毒，和解少阳。处方：柴胡、法半夏、桔梗、菊花、甘草各10g，黄芩15g，丹参、泽泻、赤芍各20g，银花、蒲公英各30g，川芎6g，每日1剂，早晚水煎分2次饭后服。上方服2剂后发冷发热止，其他症状也明显减轻，自觉口干较甚。原方加麦冬、元参各15g，又服3剂，诸症消失，听力恢复正常。查左耳道已无脓性分泌物，且鼓膜穿孔愈合。

案9：脱发

陈某，女，17岁。主诉：脱发已半年。患者上学期末为备考而日夜苦读，致夜睡不安，多梦，月经延后，纳呆，口干苦，便秘，伴见头发脱落，脱发量逐渐增加。其母陪伴来诊，刻诊：主症如上所述，视患者头发稀疏，发质干脆，头皮无脱屑、无红肿。舌淡红，舌苔薄白，脉弦细。诊为脱发，证属肝气郁滞，气血不和。处方：柴胡、黄芩、法半夏各10g，党参、香附各8g，甘草5g，生姜5片，大枣4枚，茯苓30g。7剂，每日1剂，复煎再服。守上方加减服药6周，临床诸症消失，头皮新发再生。告其服逍遥丸巩固疗效。

案10：经期发热（热入血室）

孟某，女，11岁。主诉：发热5日。体温39.5℃左右，往来寒热，头晕，胸闷，恶心，不欲食，嗜睡，恰月经初潮，小腹痛，血较多，夜则谵语，舌红，苔灰黄，脉弦数。诊为经期发热，证属热入血室。治宜清解少阳，佐以凉血活血。方用小柴胡汤加减：柴胡12g，黄芩、法半夏各9g，党参、牡丹皮各10g，生姜5片，炙甘草6g，大枣6枚，青蒿、水牛角各30g，羚羊角3g。日2剂，水煎取汁600mL，分4次服。

二诊：药后畅汗，寒热除，尚头昏、胸痞、恶心、不欲食、倦怠，经血已少，腹已不痛，脉弦数已缓，舌红，苔黄腻。证属少阳郁结，三焦气化不利，湿热内蕴。治宜疏达枢机，畅利三焦，清热化浊。方用小柴胡汤合甘露消毒饮加减：柴胡、黄芩、法半夏各9g，紫草、滑石各15g，茵陈18g，藿香10g，石菖蒲8g，连翘12g，3剂，水煎取汁300mL，日3次服。

三诊：已无不适，经净。脉弦缓，苔退，停药。

四、现代应用

小柴胡汤的现代临床应用极广。其所治病证涉及外感、内伤、气血、三焦、肝胆、脾胃、血室、神志等诸多方面如感冒、哮喘、经期发热、肝炎、失眠、肾病综合征、胃炎、中耳炎、脱发、亚急性甲状腺炎等。

五、应用经验采撷

（1）《伤寒论》云：“有柴胡证，但见一证便是，不必悉具。”故临床上运用本方及其类方时，不必待其证候悉具，便可使用。李赛美教授在临床运用小柴胡汤时，总结了一句话：“清清楚楚小柴胡，不清不楚小柴胡，不犯禁忌。”意思是若柴胡症状具备者，可用小柴胡汤；病症错综复杂，难以辨证者，也可从小柴胡汤化裁；但要注意小柴胡汤的禁忌证：脾胃虚弱者不可用。

（2）原文96条方后提出小柴胡汤加减法，可供临床参考。历代医家从小柴胡汤化裁出很多著名方剂。除《伤寒论》的柴胡桂枝汤、大柴胡汤、柴胡芒硝汤、柴胡加龙骨牡蛎汤、柴胡桂枝干姜汤外，后世医家还提出了柴胡陷胸汤（《重订通俗伤寒论》）、柴苓汤（《丹溪心法附余》）、柴胡平胃散（《景岳全书》）、柴胡四物汤《素问病机气宜保命集》等常用方剂。

（3）原方中柴胡和黄芩的用量比例为8∶3，而在临床应用中，可根据实际情况调整药量。若重在开表散邪，柴胡用量大于黄芩；若重在调和枢机，柴胡和黄芩用量相等；若重在升阳举陷，柴胡用量当减少。

（4）方中生半夏有毒，现代医家多用法半夏或姜半夏代替。

（5）煎煮小柴胡汤时，当去滓再煎，如此药效能大大提升。

大柴胡汤

（附：柴胡加芒硝汤）

一、原文

太阳病，过经十余日，反二三下之，后四五日，柴胡证仍在者，先与小柴胡。呕不止，心下急，郁郁微烦者，为未解也，与大柴胡汤，下之则愈。（《伤寒论》第103条）

伤寒发热，汗出不解，心中痞硬，呕吐而下利者，大柴胡汤主之。（《伤寒论》第165条）

大柴胡汤

柴胡半斤 黄芩三两 芍药三两 半夏半升，洗 生姜五两，切 枳实四枚，炙 大枣十二枚，擘

上七味，以水一斗二升，煮取六升，去滓再煎。温服一升，日三服。一方加大黄二两；若不加，恐不为大柴胡汤。

伤寒十三日不解，胸胁满而呕，日晡所发潮热，已而微利，此本柴胡证，下之以不得利，今反利者，知医以丸药下之，此非其治也。潮热者，实也，先宜服小柴胡汤以解外，后以柴胡加芒硝汤主之。(《伤寒论》第104条)

柴胡加芒硝汤

柴胡二两十六铢 黄芩一两 人参一两 甘草一两，炙 生姜一两，切 半夏二十铢，本云五枚，洗 大枣四枚，擘 芒硝二两

上八味，以水四升，煮取二升，去滓，内芒硝，更煮微沸。分温再服，不解更作。

二、临证要点

本方主治少阳兼阳明里实证。以往来寒热，胸胁苦满，心下满痛，呕吐，便秘，苔黄，脉弦数有力为临证要点。

三、临床应用案例举验

案1：胆石症

李某，中年男性。主诉：右胁胀痛3年余，加重2天。3年前被诊断为“脂肪肝，胆结石”。昨日觉右侧胁肋部胀痛难忍，继而寒战高热，自服“消炎利胆片”及“氧氟沙星胶囊”，症状略有缓解，延至晨起，即来就诊。诊时发热，体温38.9℃，右胁胀痛，时时绞痛难忍，痞硬拒按，痛甚则呕，口苦而渴，口气臭秽，面赤心烦，大便3天未行，小便黄赤，舌红苔黄而厚腻，脉弦滑数。方用大柴胡汤化裁：柴胡25g，黄芩、法半夏、枳实、川楝子、延胡索各15g，大黄10g，赤芍、生姜、虎杖各30g。半日许尽1剂（2次分服），大便初硬后溏，黏如淤泥，其色黑褐，气味臭秽，胁痛随之减轻。更煎1剂续服2次，大便稀溏，渐转黄褐，臭秽大减，排出渐畅，小便畅而色淡黄，胁痛减其大半，神情转安而欲索食。翌日继以原方1剂，服后大便畅行，黄软成形，已无明显臭秽气味，胁痛隐隐，舌苔薄黄而润，

脉弦而缓。继以调气和中，略佐甘凉之品，3 日而病若失。

案 2：脂肪肝

某患，男，47 岁。主诉：右胁胀满不适 4 年余。4 年前确诊为“中重度脂肪肝，酒精性肝炎”。现右胁肋胀满不适，心中烦闷，纳差，乏力，口苦，晨时干呕。小便黄，大便干。面色黧黑，舌黯红，舌底瘀，苔黄厚腻腐，脉弦数。肝功能：谷丙转氨酶：102U/L，谷草转氨酶：78U/L，肾功能正常。血脂：血清总胆固醇：7.6mmol/L，甘油三酯：4.2mmol/L，高密度脂蛋白：1.41mmol/L，低密度脂蛋白：3.22mmol/L。辨证为膏浊内蕴，气机郁滞。方用大柴胡汤加减：柴胡 9g，黄芩、白芍各 15g，法半夏、枳实各 12g，酒大黄、红曲各 6g，炙甘草 9g，郁金、赤芍、生山楂各 30g，藏红花（分冲）2g，生姜 3 片。水煎服，煎取 400mL，一天 1 剂，分早晚饭前 2 次服用。嘱患者戒酒，低脂饮食。以上方为基本方加减服用半年，检查肝脏 B 超，脂肪肝消失，肝功正常，血脂仍偏高。为巩固疗效，缓图根治，改上方制水丸，每次 9g，每天 3 次，继续服用。半年后复查血脂正常。

案 3：急性胰腺炎

某患，男，37 岁。主诉：突发性上腹部疼痛伴呕吐 2 天。西医诊断为急性胰腺炎（充血水肿型）。查：血淀粉酶（温氏法）128U。现症：患者神情痛苦，屏气呻吟，上腹部压痛明显，可见反跳痛，腹肌紧张呈板状腹，口气重浊，舌质红，苔黄腻，脉弦滑数。治以疏肝理气，清热利湿，缓急止痛，和胃健脾。方用大柴胡汤加减：柴胡、黄芩各 12g，法半夏、白芍、郁金、枳实各 10g，连翘 15g，大黄、生姜各 6g，大枣 6 枚。每日 1 剂，水煎服，3 剂。并嘱其低脂、流质少量饮食，卧床休息。上药服 3 剂后症状大减，自觉腹痛基本消失，偶有间断的腹部刺痛感，并有轻度压痛，复查淀粉酶（温氏法）87U。上方加丹参 15g 继服 5 剂后已无腹痛、腹胀等症状，仅感身体虚弱，按压腹部较为柔软，无压痛、反跳痛。再次复查淀粉酶（温氏法）49U。基本痊愈，后以香砂六君子汤 3 剂以善后，随访 2 年无复发。

案 4：支气管哮喘

李某，女，82 岁。主诉：哮喘发作 3 个月，加重 2 天。患者既往有“支气管哮喘”病史 30 余年，3 个月前受凉后哮喘发作，经常规治疗后症状无明显缓解。近 2 日病情加重，呈哮喘持续状态。现症：呼吸急促，张口抬肩，呈端坐呼吸，喉中哮鸣有声，咯吐黄痰，烦躁不安；兼有口臭、腹胀、纳差、大便秘结，唇红；舌红、质坚老、苔垢腻，脉弦滑而数。查体：双肺满布喘鸣音，心下硬满疼痛。处方：柴胡、大枣各 15g，黄芩、法半夏、生姜各 10g，枳壳、白芍各 20g，生大黄（后下）5g，黄连 3g。患者服药 3 剂，喘息减轻，大便通畅，口臭及腹胀消失，纳食转佳；服至 1 周，哮喘明显缓解；续服 2 周，哮喘症状消失出院。现仍间断服药，以防复发。

四、现代应用

急性胰腺炎、急性胆囊炎、胆石症等消化系统疾病；脂肪肝、高脂血症等代谢综合征；支气管哮喘、胸痹等证属少阳阳明合病者。

五、应用经验采撷

（1）大柴胡汤泻热通腑之力较强，用于正气未虚，里实较甚者。柴胡加芒硝汤泻热通腑之力较弱，多用于大柴胡汤证之体虚者。

（2）常用加减：兼黄疸者，可加茵陈、栀子以清热利湿退黄；胁痛剧烈者，可加川楝子、延胡索以行气活血止痛；胆石症者，可加金钱草、海金沙、郁金、鸡内金以化石；血脂高者，可加生山楂、红曲消膏化浊；体虚者可加人参，或改用柴胡加芒硝汤治疗。

（3）在应用大柴胡汤时可观察其大便，若大便正常者，可不加大黄；若大便难解或便秘者，加大黄。

（4）属于大柴胡汤证者体格多壮实；上腹部充实饱满、胀痛，进食后更甚，按压轻则为抵抗感或不适感，重则上腹部有明显压痛，腹肌紧张；常有情绪抑郁、紧张、睡眠障碍等表现。

（5）煎煮本方时，当去滓再煎。

柴胡桂枝汤

一、原文

伤寒六七日，发热，微恶寒，支节烦疼，微呕，心下支结，外证未去者，柴胡桂枝汤主之。（《伤寒论》第 146 条）

桂枝一两半，去皮　黄芩一两半　人参一两半　甘草一两，炙　半夏二合半，洗　芍药一两半　大枣六枚，擘　生姜一两半，切　柴胡四两

上九味，以水七升，煮取三升，去滓。温服一升。本云，人参汤作如桂枝法，加半夏、柴胡、黄芩，复如柴胡法。今用人参作半剂。

二、临证要点

本方主治少阳枢机不利兼太阳营卫不和证。以发热，恶风，四肢骨节疼痛，微呕，胸胁满闷为临证要点。

三、临床应用案例举验

案 1：发热

万某，男，12 岁。主诉：高热 14 日。诊断为 EB 病毒感染，用抗病毒药物及丙种球蛋白治疗多日，发热不退，寻求中医治疗。症见患者先怕冷，后发热，寒轻热偏重，体温达 39℃以上，发热数小时后，汗出热退，第 2 日复作。口稍渴，饮水不多，伴两侧太阳穴疼痛，骨节酸痛，烦躁，口苦，时而恶心，纳呆，大便软，小便黄，舌质淡，舌苔白，脉浮弦数，查体：肝脾不大，无皮疹，未见淋巴组织增生。辨证为少阳兼太阳表证。治当解表散寒，和解少阳。方用柴胡桂枝汤：柴胡、桂枝、法半夏、党参、黄芩、白芍各 10g，甘草 5g，生姜 3 片，大枣 3 枚。服用 3 剂后体温逐渐下降至正常。咽红，扁桃体稍大，脉浮不数，予以银翘散加僵蚕、贝母善后，数日后随访，患儿家属告知服药后未见发热。

案 2：肩周炎

王某，女，56 岁。主诉：双侧肩关节疼痛不适 2 年余。西医诊断为肩周炎。患者双侧肩关节痛不可举，颈项僵硬酸胀，两侧太阳穴处胀痛，两胁稍胀，恶风寒，纳寐可，二便平；舌质淡红，舌苔白腻；脉弦，寸浮，左关略旺。予以柴胡桂枝汤祛风解表、通络止痛：柴胡、法半夏、党参、桂枝、白芍、熟地黄、桑枝、海桐皮各 10g，黄芩、炙甘草各 6g，生姜 2 片，大枣 1 枚。7 剂，水煎，早晚饭后温服，日 1 剂。

二诊：双侧肩关节疼痛有所好转，恶风寒减轻，时有腰酸，劳累后尤甚，舌质淡红，苔白腻，脉弦，寸微浮。予以上方加桑寄生 15g、怀牛膝 10g，7 剂。

三诊：诸症均较前减轻，守上方续服30余剂而愈，半年后随访未再发作。

案3：慢性胃炎

张某，女，27岁。主诉：胃脘部隐痛1年余。西医诊断为慢性胃炎。症见患者胃脘部时作隐痛，食欲欠佳，饭后脘腹胀满，恶心欲呕，恶风寒，易汗出，近来常感全身酸痛不适，腰酸，经前两乳胀痛，大便偏稀；舌质淡红，苔薄白略腻，脉稍弦，寸脉浮。治以和解表里，调和胆胃。方用柴胡桂枝汤：柴胡、法半夏、党参、桂枝、白芍、熟地黄、厚朴、陈皮各10g，焦三仙各15g，黄芩、炙甘草各6g，生姜2片，大枣1枚。7剂，水煎，早晚饭后温服，日1剂。

二诊：胃脘胀痛有所好转，全身酸痛及恶风寒大减，大便转干，舌质淡红，苔薄白，脉稍弦，寸微浮。予以上方去厚朴，7剂。

三诊：仅有轻微饭后脘腹不适，为巩固疗效，续服20余剂，嘱平时可食小米粥以养脾胃，半年后随访未再发作。

案4：类风湿关节炎

某患，女，17岁。主诉：反复关节游走性疼痛半年余。西医诊断为类风湿关节炎。相关检查：类风湿因子阳性、血沉35mm/h、C反应蛋白15.0mg/L，曾予塞来昔布胶囊治疗，症状改善不理想。现症：四肢关节疼痛、重着，痛处游走不定，关节屈伸不利，晨僵，持续时间约10分钟，活动后缓解，恶风，纳寐可，二便调。舌暗红苔白腻，脉濡。治以祛风除湿，和解表里。方用柴胡桂枝汤加减：柴胡、丹参、威灵仙、豨莶草各12g，桂枝、白芍、生姜、大枣各9g，姜半夏、黄芩、党参、制附子各6g，炙甘草3g。7剂，每日1剂，水煎分早晚2次饭后温服。

二诊：四肢关节不适明显减轻，晨僵改善，查血沉22mm/h、C反应蛋白10.0mg/L，效不更方，续予柴胡桂枝汤加减10余剂善后，半年后随访，患者诉症状控制良好。

案5：更年期综合征

谢某，女，49岁。主诉：月经不规则1年余。近1年来，全身时烘热汗出，五心烦热，盗汗，失眠多梦，注意力不集中。自服用“逍遥散”“左归丸”“知柏地黄丸”等中成药未见明显好转。就诊时症见：口苦咽干，腹胀满不适，烦躁，纳眠差，小便尚调，大便偏干。舌偏红，苔薄白，脉弦细弱。辨证为营卫不合，邪郁少阳。治疗当以调和营卫，和解少阳为主。方用柴胡桂枝汤加减：柴胡、桂枝、党参、牡蛎、牛膝各20g，白芍15g，黄芩、炙甘草、生姜、大枣、法半夏、龙骨、淫羊藿、当归各10g。10剂，每日1剂，加水400mL煎，分早晚2次温服。服药后患者自觉部分症状较前明显缓解，要求继服中药巩固。遂以柴胡桂枝汤加减调服，3个月后基本痊愈。

四、现代应用

各种原因引起的反复发热类疾病，如EB病毒感染、反复呼吸道感染等；风寒之邪痹阻太阳、少阳经络引起的各种疼痛，如肩周炎、类风湿关节炎等；胆胃不和之消化系统疾病，如慢性胃炎等；肝气郁结、气血不和之情志类疾病，如更年期综合征等。

五、应用经验采撷

在治疗反复发热类疾病证属少阳枢机不利兼太阳营卫不和者，直接使用原方，或与银翘散合用。治疗风寒痹阻之痛证常加桑枝、海桐皮祛风通络，威灵仙、豨莶草祛湿止痹；治疗胆郁犯胃之胃脘疼痛常加陈皮、枳壳行气除滞。

柴胡桂枝干姜汤

一、原文

伤寒五六日，已发汗而复下之，胸胁满微结，小便不利，渴而不呕，但头汗出，往来寒热，心烦者，此为未解也，柴胡桂枝干姜汤主之。（《伤寒论》第147条）

柴胡半斤　桂枝三两，去皮　干姜二两　栝楼根四两　黄芩三两　牡蛎二两，熬　甘草二两，炙

上七味，以水一斗二升，煮取六升，去滓，再煎取三升，温服一升，日三服，初服微烦，复服汗出便愈。

二、临证要点

本方主治少阳胆热兼水饮内结证。以腹胀，大便溏泻，小便不利，口渴，心烦，胸胁满闷或疼痛，手指发麻，舌淡苔白，脉弦而缓等为临证要点。

三、临床应用案例举验

案 1：乙型肝炎

肖某，女，34 岁。主诉：纳差、腹胀、便溏反复 3 年余。患慢性乙型肝炎 3 年余，上周化验肝功，麝香草酚浊度试验 12U，谷丙转氨酶 320U/L 单位，澳抗阳性。便溏，每日 3~4 次，周身乏力，尤以双下肢酸软为甚，两胁痛，右胁明显，手指发麻，月经先后无定期，晨起口苦甚，虽漱口苦味不减，且口干欲饮，舌淡苔白，舌边红，左脉沉弦，右脉缓而无力。证属胆热脾寒。治以清肝温脾。方用柴胡桂枝干姜汤：柴胡 16g，黄芩 6g，桂枝、干姜、炙甘草各 10g，天花粉 12g，牡蛎 30g（先煎），7 剂，每日 2 次，水煎服。服药 5 剂后便溏消失，胁痛、口苦亦好转，效不更方，继 7 剂并佐入茵陈、凤尾草各 15g，土茯苓 12g，先后服用 20 余剂，诸症消失，月事定期而至，饮食、精神转佳。1 个月后复查肝功，麝香草酚浊度试验、谷丙转氨酶已恢复正常。

案 2：溃疡性结肠炎

齐某，男，42 岁。主诉：腹痛、腹泻 7 年余。确诊为溃疡性结肠炎，曾服中西药未奏效。每因过食生冷和精神紧张而加重。现症：患者面色萎黄，腹痛腹泻，日行 6~8 次，口苦心烦，失眠，口渴欲饮，不思饮食，食后腹胀，午后为甚，手指麻木，下肢肿胀，溺黄而少，舌边尖红，苔白而厚，脉弦而缓。证属太阴脾寒而肝胆郁热，肠胃气血不和。方药：柴胡、炙甘草各 10g，黄芩 6g，桂枝、干姜、天花粉各 12g，牡蛎 20g。7 剂，水煎服，忌生冷油腻。

二诊：腹痛减，腹泻减，日 1~2 次，精神好转。继用原方加党参 9g，连服 21 剂，诸症痊愈。复查：充血消失，溃疡愈合。随访半年有余，未见发作，体健上班。

案3：胁痛（肝纤维化）

周某，男，52岁。主诉：两胁胀窜疼痛半月余。B超示：肝纤维化。患者胁痛昼重夜轻，午后尤甚，稍食即胀，伴肠鸣、目涩，近半年来视力下降明显，腿软无力，二便调，脉滑，沉取无力，舌淡苔水滑。证属肝胆有热，脾胃有寒。治以和解枢机，温脾清热。处以柴胡桂枝干姜汤加减：柴胡8g，炒黄芩、炙甘草、煅牡蛎、桂枝、炒白术、丹参、延胡索各10g，干姜6g，天花粉12g，茯苓15g，土鳖虫6g，生晒参10g，茵陈蒿20g。7剂，水煎服。

二诊：服药后胁胀明显好转，窜痛减轻。舌淡嫩，边有齿痕，伴碎裂。效不更方，仍遵前法，上方减茵陈剂量而加黄芪18g，增强补益气机之力量，7剂。

三诊：服药后两胁胀窜疼痛症状消失，肝区仍有午后隐痛，纳可，二便调，舌质较前明显好转。右脉弦滑，左脉沉。复查肝功能指标正常，复查B超示：肝纤维化程度较前明显好转。处方仍遵前法，同时加强疏肝软坚散结之力，即加用炙鳖甲10g、川楝子6g、生麦芽15g，煅牡蛎剂量增至18g。7剂。

案4：高血压

张某，男，43岁。主诉：反复头晕头痛伴胸闷、心悸5年余。患者高血压病史5年余，平时服硝苯地平、美托洛尔，血压控制不理想，最高达200/110mmHg。反复出现头痛头晕、胸闷、心悸等症状，活动后加重。胸闷、心悸一般在下午4~5时出现，夜间偶作。平素口干多饮，稍有口苦，心烦易怒，耳鸣，眠差，纳可，大便2~3次/天，质稀，小便量多。舌淡边有齿痕，苔薄白，脉沉弱。辨为胆热脾寒。予以柴胡桂枝干姜汤加味：柴胡、黄芩、法半夏、干姜、天花粉、丹参各15g，桂枝、炙甘草、白术各10g，党参、牡蛎（先煎）、茯苓各30g。9剂。

二诊：现患者血压波动在140~150/80~90mmHg，头晕头痛基本消失，二便正常，胸闷、心悸明显缓解，睡眠仍较差，舌质较前变红、苔薄白，脉濡。更方柴胡加龙骨牡蛎汤化裁治疗。随访自觉症状消失，血压基本稳定。

四、现代应用

慢性肝炎、肝纤维化、肝硬化、溃疡性结肠炎、高血压等证属肝胆郁热伴有太阴脾家虚寒者。

五、应用经验采撷

（1）刘渡舟老先生进一步将本方病机概括为少阳胆热兼太阴脾寒，气化不利，津液不滋。

（2）常用加减：治疗肝病患者转氨酶持续不降者，常加金钱草、垂盆草、白花蛇舌草。治疗肝纤维化、肝硬化者，常加炙鳖甲、煅牡蛎、川楝子。治疗乙肝病久，湿热毒邪内郁较甚者，常加茵陈、土茯苓、凤尾草等。治疗太阴虚寒较甚者，常加茯苓、白术，并加大桂枝、干姜的用量。

（3）煎煮本方时，当去滓再煎。

柴胡加龙骨牡蛎汤

一、原文

伤寒八九日，下之，胸满烦惊，小便不利，谵语，一身尽重，不可转侧者，柴胡加龙骨牡蛎汤主之。(《伤寒论》第 107 条)

柴胡四两　龙骨　黄芩　生姜切　铅丹　人参　桂枝去皮　茯苓各一两半　半夏二合半，洗　大黄二两　牡蛎一两半，熬　大枣六枚，擘

上十二味，以水八升，煮取四升，内大黄，切如棋子，更煮一两沸，去滓。温服一升。本云，柴胡汤今加龙骨等。

二、临证要点

本方主治少阳邪气弥漫，烦惊谵语证。以胸胁满闷，心烦，惊惕恐惧，谵语，小便不利，一身尽重，不可转侧为临证要点。

三、临床应用案例举验

案 1：被害妄想症

冯某，男，21 岁。主诉：神志异常 3 年余。西医诊断为被害妄想症，服氯硝西泮、利培酮等西药，症状反复，且出现自主神经功能紊乱，手足及上下唇不自主抖动，重时嘴不能合拢，终日惶惶不安，大便干结，6~7 日

一行，动作较缓慢，口干欲饮冷水，纳食一般，舌淡红苔中白腻，右脉滑数有力，左脉沉稍涩。证属少阳不和，痰热内阻，上蒙清窍。治以柴胡加龙骨牡蛎汤合温胆汤加减：柴胡、黄芩、法半夏、黑枣、竹茹、胆南星、石菖蒲、生姜各10g，炙甘草、大黄、枳实、淫羊藿各15g，党参、龙骨、牡蛎、白芍各30g，茯苓20g，7剂。西药仍按原剂量服用。后以此方出入加减治疗，并逐渐减少西药用量。半年后，暂停所有西药，并间断服中药，随访未见复发。

案2：继发性癫痫

周某，女，17岁。主诉：面部肌肉掣跳2年余，加重3天。患者因左侧颞叶星形细胞瘤手术治疗，术后继发性癫痫。现面部肌肉发作掣跳频繁，发作时无四肢抽搐，也无口吐白沫，神志虽清醒，但难以活动自如，发作持续数分钟自行缓解，每天数次发作。大便日行3次，或成形，或不成形，咽痛而痒，微咳，尿时尿道涩痛，舌红，苔白厚，脉沉缓。患者诸症所见，与柴胡加龙骨牡蛎汤证基本相符。治宜和解少阳，化痰活血，祛风通络，重镇安神。处方：柴胡、黄芩、法半夏、桂枝、白芍、磁石、陈皮、石菖蒲、远志、郁金、土鳖虫、丹参、全蝎各10g，煅龙牡各15g，茯苓30g，蜈蚣2条。水煎服，每天1剂。以上方为基本方，共治疗2个月余，癫痫发作完全控制。

案3：闭经

患者，女，22岁。主诉：闭经3个月。患者自月经初潮以来周期一直紊乱，4年前开始服性激素调控月经，服药期间月经能来，但周期仍不规律，后发展为经量减少，2009年11月以后月经停止，身体增重4kg。患者文静寡言，表情较淡漠，平素严格自律，宣泄不足，压力与日俱增。据此认为闭经与情志不畅有关，处以柴胡加龙骨牡蛎汤。方药：柴胡、姜半夏、桂枝、茯苓、枳壳、厚朴、川芎各12g，黄芩、党参、干姜、大枣各10g，制大黄6g，龙骨、牡蛎各15g（先煎），15剂。此方服用半个月后，先是白带增多，继而月经来潮。原方续服，观察4个月后，月经按月来潮，身体变瘦，亦活泼许多。

案4：甲状腺肿大

关某，男，23岁。主诉：发现颈部肿大1个月。患者1个月前发现颈部肿大，查甲状腺彩超示：甲状腺多发结节。颈部肿大，情绪波动时加重，伴心悸、咽喉梗阻不适感，心烦易怒，眼干，口干不苦，纳食一般，夜寐欠安，噩梦纷纭，二便调，舌偏红，苔薄白，边见齿痕，脉弦细。诊为瘿病，证属肝郁痰凝，虚热扰神。治以疏肝解郁，清热化痰，宁心安神。方用柴胡加龙骨牡蛎汤加减：柴胡、茯苓、珍珠母、枸杞各15g，黄芩、法半夏、桂枝、厚朴、竹茹各10g，龙骨（先煎）、牡蛎（先煎）、夏枯草各30g，7剂。后以此方加减治疗1月余，1个月后复诊，结节消失，无咽喉梗阻感。

四、现代应用

癫狂、癫痫、被害妄想症、失眠等精神神志疾病；甲状腺肿大、月经失调等证属少阳胆火内郁，心神不宁者。

五、应用经验采撷

（1）癫痫、精神分裂症者，常加青礞石、石菖蒲、郁金、竹茹等；久病入络，气血瘀阻者，常配川芎、丹参，或生蒲黄、五灵脂等；夜卧易惊醒者为心胆气虚，常将方中茯苓改为茯神，并加龙齿、远志、柏子仁等。

（2）方中铅丹有毒，现代医家常以生铁落、灵磁石、代赭石等代替。

第十章　理中汤及其类方

理中汤（丸）

一、原文

霍乱，头痛发热，身疼痛，热多欲饮水者，五苓散主之；寒多不用水者，理中丸主之。（《伤寒论》第386条）

人参三两　甘草三两，炙　白术三两　干姜三两

上四味，捣筛，蜜和为丸，如鸡子黄大。以沸汤数合，和一丸，研碎，温服之。日三四，夜一服。腹中未热，益至三四丸，然不及汤。汤法：以四物依两数切，用水八升，煮取三升，去滓，温服一升，日三服。若脐上筑者，肾气动也，去术加桂四两；吐多者，去术加生姜二两；下多者，还用术；悸者，加茯苓二两；渴欲得水者，加术足前成四两半；腹中痛者，加人参足前成四两半；寒者，加干姜足前成四两半；腹满者，去术加附子一枚。服汤后如食顷，饮热粥一升许。微自温，勿揭衣被。

二、临证要点

本方主治病证其基本病机为中焦阳虚，寒湿内阻，清气不升，浊气上逆。以吐利频繁，腹中冷痛，喜温喜按，舌淡苔白，脉缓弱为临证要点。

三、临床应用案例举验

案1：胃炎

患者，男，52岁。主诉：长期胃中嘈杂反酸发热，大便干结。西医诊断为慢性浅表性胃炎，经西药治疗效果不佳。曾寻求不同中医调治，或泻下，或疏肝理气，效果均不理想。经仔细问诊，患者胃中嘈杂、反酸，进食生冷时胃中痛，大便不利，但干结不甚，服用滋补类药腹胀明显，服用泻下类药虽一时大便得利，但胃中疼痛、反酸加重，伴乏力、纳差，脉象细滑，舌瘦小，色淡红，苔白厚。予以理中汤加味：红参9g，白术15g，

干姜10g，炙甘草10g，槟榔15g，木香9g，青皮9g。服用3剂即自觉胃中舒适，效不更方，在原方基础上加当归15g、麦冬15g、继续服用10余剂后，大便正常，因工作原因未继续治疗。

案2：口腔溃疡

陈某，男，4岁。主诉：反复口腔溃疡1年。患儿近1年来口腔溃疡反复发作，疼痛，流涎。症见：上唇、上腭、舌边、右颊内侧黏膜各见一处黄白色溃疡点，如绿豆大小，咀嚼、进食、说话时灼痛，此起彼伏，平素易疲倦、纳欠佳、消瘦、易汗出、面色萎黄、怕冷、口臭明显，大便干。舌质淡胖，苔白滑，脉沉迟。诊断为口疮，证属脾胃虚寒，虚火上浮。治宜温阳散寒，补益脾胃。处方：太子参15g，茯苓10g，炮姜5g，炙甘草10g，熟地黄10g，陈皮5g，熟附子3g，肉桂3g。5剂，水煎服，日1剂，分次温服。服药后溃疡面开始收敛，疼痛减轻，未见新发溃疡点，守方再服用5剂，溃疡面愈合，未见新生溃疡点，胃纳渐佳，口臭基本消失。随访半年，未再复发口腔溃疡。

案3：腹泻

患者，女，56岁。主诉：五更泻20余日。患者近20日来每日凌晨4~5点腹痛后欲便，大便溏泄。现症：大便溏泄，每日4~5次，乏力，纳呆，口淡无味，眠可，小便清长，腰腹发冷，四肢不温，舌质淡，苔白腻，脉沉细无力。予以理中汤加减：干姜10g，党参15g，炒白术15g，甘草6g，制附子10g，砂仁10g，茯苓30g。7剂，1日1剂，水煎服。

二诊：患者虽仍有五更时腹痛欲便，但腹痛较前减轻，大便每日2~3次，腰腹得温，四肢已不凉，纳可，眠可，舌质淡红，苔薄白，脉沉细，上方去砂仁，加吴茱萸6g、肉豆蔻10g、五味子10g、补骨脂10g，继服7剂。

三诊：患者五更泻愈，大便成形，每日1次，效不更方，再服7剂，以善其后。

案4：冠心病

患者，女，70岁。主诉：左胸部憋闷疼痛数月余。诊断为冠心病，口服丹参滴丸及其他西药，症状无明显好转。患者其面黑无华，形体消瘦，神疲纳差，噎膈不畅，胸痛发作时心痛彻背，疼痛难忍，舌质淡，苔薄白而腻，脉沉弦而无力。证属中阳不振，痰浊内阻。治宜温中助阳，化痰理气。方用瓜蒌薤白半夏汤加减：全瓜蒌 15g，薤白 9g，清半夏 9g，黄酒 1 两半。水煎服，日 1 剂。患者服药后，症状稍有减轻，但胸痛仍时有发作，且噎膈减轻不明显，精神略有好转。遂以理中汤为基础方：党参 20g，炒白术 15g，干姜 10g，木香 9g，陈皮 9g，炙甘草 9g。水煎服，日 1 剂。先予以 4 剂，患者服后症状明显好转，食欲增强，噎膈次数也减少。效不更方，又连服 6 剂，胸痛消失。

四、现代应用

胃炎、消化性溃疡、慢性腹泻等消化系统疾病；其他疾病证属中焦阳虚，寒湿内阻，清气不升，浊气上逆者。

五、应用经验采撷

自利腹痛者，加木香；蜷卧沉重，利不止者，加附子；呕吐者，去白术，加半夏、姜汁；脐下动气者，去白术，加桂枝；心悸者，加茯苓；阴黄者，加茵陈；不痛利多者，倍白术；渴者，倍白术；腹满者，去甘草。

六、使用注意

药后饮热粥，要保持一定温度，不能过早揭去衣被。

大建中汤

一、原文

心胸中大寒痛，呕不能饮食，腹中寒，上冲皮起，出见有头足，上下痛而不可触近，大建中汤主之。(《金匮要略·腹满寒疝宿食病脉证治第十》第 14 条)

蜀椒二合，炒，去汗　干姜四两　人参二两

上三味，以水四升，煮取二升，去滓，内胶饴一升，微火煮取二升。分温再服。如一炊顷，可饮粥二升。后更服，当一日食糜。温覆之。

二、临证要点

本方主治虚寒性腹满痛之胃阳虚，阴寒内盛证。以腹满，上冲皮起，出见有头足，上下痛而不可触近，呕不能饮食为临证要点。

三、临床应用案例举验

案 1：十二指肠球部溃疡

刘某，男，48 岁。主诉：胃脘部疼痛反复发作 20 余年，加重 3 个月。患者于 1985 年患慢性浅表性胃炎，不时泛吐酸水，多年来每因进食生冷黏硬之物而反复发作。近 3 个月以来，病情骤然加重，胃脘部疼痛，嘈杂泛酸，饥时痛增，得食得温痛减，神疲乏力，身体瘦弱，气短言微，舌质暗淡，苔薄而腻，脉沉微弱。电子胃镜检查：浅表性胃炎；十二指肠球部溃疡（活动期）。证属中焦虚寒，阴寒凝结。治宜益气温中健脾。药用：党参 35g，川椒 15g，甘草 50g，炮姜 15g，黄芪 20g，海螵蛸 20g，配合西咪替丁 800mg 每晚睡前口服，3 剂痛减，继用原方加苍术 15g、吴茱萸 10g、蒲黄 20g、五灵脂 15g，10 剂痊愈。嘱平素注意饮食定时，忌辛辣刺激之品。

案 2：肾结石

金某，男，38 岁。主诉：中上腹部阵发性绞痛 2 天。毛巾热敷后症状略有改善。恶心呕吐，呕吐物初为胃内容物，后为单纯清液合并胆汁。既往有类似发作史，检查为双肾结石。神倦乏力，精神萎靡，苔淡脉沉细。证属中焦虚寒，阴寒凝滞，气凝不畅。方用大建中汤：花椒 10g，炮姜 10g，党参 30g，饴糖 30g，黄芪 30g，乌药 15g，川芎 15g，甘草 10g。浓煎至 300mL，温服 2 剂后腹痛明显改善，无恶心呕吐。后加强排石治疗，住院第 10 天排出结石数颗，B 超复查未见结石。

案 3：肠梗阻

吴某，女，34 岁。患者突发阵发性腹痛伴呕吐送当地医院急诊。入院检查：腹胀明显，可见肠型和蠕动波，肠鸣音亢进，叩诊呈鼓音，不排便，不矢气，体温 36.8℃。X 线腹部平片示：肠管充气，扩张，并见多个液平面。诊断为急性肠梗阻。建议手术治疗。因病家慑于手术，转中医诊治。症见：急性病容，面青白，腹胀大，腹部有包块或条状物突起，出没于上下左右攻冲作痛，手不可近，舌淡、苔白滑，脉沉迟紧。证属腹中大寒，中阳失其健运，阴寒凝聚，肠道阻塞。拟大建中汤：川椒、红参各 10g，干姜 15g，饴糖 30g。服 1 剂后，腹中雷鸣，泻下清稀便，腹痛大减，连进 3 剂，竟获痊愈。

四、现代应用

虚寒性胃炎、消化性溃疡等；消化系统梗阻性疾病，如肠梗阻等。

五、应用经验采撷

咳嗽者，加款冬花；咳血者，加阿胶；便精遗泄者，加龙骨；怔忡者，加茯神。

六、使用注意

本方辛温大热，凡热性腹痛，或阴虚火旺，湿热内蕴者，均应忌用。

吴茱萸汤

一、原文

食谷欲呕，属阳明也，吴茱萸汤主之。得汤反剧者，属上焦也。（《伤寒论》第 243 条）

少阴病，吐利，手足逆冷，烦躁欲死者，吴茱萸汤主之。（《伤寒论》第 309 条）

干呕，吐涎沫，头痛者，吴茱萸汤主之。（《伤寒论》第 378 条）

吴茱萸一升，汤洗七遍　人参三两　生姜六两，切　大枣十二枚，擘

上四味，以水七升，煮取二升，去滓，温服七合。日三服。

二、临证要点

本方主治肝胃气寒，胃寒气逆证。以呕吐，吐涎沫，或伴头痛烦躁、胃脘痛为临证要点。

三、临床应用案例举验

案 1：腹痛

患者，男，50 岁。主诉：腹痛间断发作 3 个月。现病史：3 个月来间断发作 4 次腹痛，无明显诱因，受凉后加重，腹痛游走阵发，持续 1~2 日，呈绞痛，屈蹲位可略缓解，腰酸明显，痛止如常人，曾以布洛芬、654-2、吗啡止痛治疗，症状无缓解，口苦，大便偏稀，小便尚可。就诊当日腹痛发作，舌质淡，苔白润，脉滑。中医诊断为腹痛，证属肝寒犯胃。治宜暖肝散寒止痛。予以吴茱萸汤加减：吴茱萸 10g，生姜 15g，党参 15g，槟榔 10g，姜半夏 15g，前胡 10g，枳壳 10g，桔梗 10g，鳖甲 10g，炙甘草 10g，木香 10g。4 剂，每日 1 剂，水煎服。服 1 剂取效，疼痛若失。

二诊：前方吴茱萸改为 15g，服用数剂巩固效果。随访 1 年，患者若觉腹部不适，服用前方乃解，未再发作剧烈持续腹痛。

案 2：眩晕症

熊某，男，28 岁。其母代诉：儿子夜间 12 点开始眩晕呕吐、清晨时分则出现视物旋转、如坐舟船、动则呕吐，故其母急到中医门诊求治。其母告知：儿子平素喜爱吃热食，忌生冷。当天中午朋友聚餐，喝了 1 瓶可口可乐，致当晚胃部胀痛未能进食，夜间即出现此症状。根据病情，证属胃气虚寒，浊阴上逆，清阳不升。治拟散胃寒，降逆阴，升清阳。方药：吴茱萸 6g，党参 15g，白术 10g，陈皮 10g，姜半夏 8g，生姜 15g，大枣 12 枚，天麻 8g。2 剂。嘱第 1 剂煎好后徐徐口服，每隔半小时口服 100mL。1 剂后症状大减，2 剂后诸症则除。半年后随访，未再复发。

案 3：呕吐

患者，男，48 岁。主诉：间断性呕吐伴头痛 2 年，加重 3 天。头痛以颠顶为甚，心烦易怒，重则呕吐食物，轻则呕吐涎沫，常因生气诱发，伴胁肋胀满，舌淡苔白薄，脉沉而弦。CT、脑电图检查未见异常。西医诊断为精神性呕吐；中医诊断为呕吐。头痛以颠顶为甚，吐涎沫，舌苔滑润，乃肝胃虚寒、浊阴上逆之征。证属胃虚肝乘，肝胃不和，肝气挟阴寒之邪上冲。治宜温中补虚，疏肝降逆。予以吴茱萸汤加减：吴茱萸 9g，高丽参 3g（另煎冲），生姜 9g，半夏 9g，茯苓 12g，大枣 4 枚，香附 9g，柴胡 3g，白芍 6g。3 剂，每日 1 剂，水煎服。服 3 剂后恶心呕吐、胁肋胀满消失，头痛减轻。上方减柴胡、白芍，加川芎 6g、白芷 9g。再服 3 剂后诸症消失而痊愈。戒烟酒，忌生冷饮食。半年后随访病未再发。

四、现代应用

呕吐、慢性胃炎等证属脾胃虚寒者；眩晕症、血管神经性头痛、偏头痛等证属肝胃虚寒者。

五、应用经验采撷

血虚者加当归、川芎，呕吐痰涎明显者加旋覆花、代赭石、姜半夏；头痛剧者可适当加细辛、白芷。

六、使用注意

中上焦有热者，忌服吴茱萸汤。

桂枝人参汤

一、原文

太阳病，外证未除而数下之，遂协热而利，利下不止，心下痞硬，表里不解者，桂枝人参汤主之。(《伤寒论》第 163 条)

桂枝四两，另切　甘草四两，炙　白术三两　人参三两　干姜三两

上五味，以水九升，先煮四味，取五升；内桂，更煮取三升，去滓。温服一升，日再夜一服。

二、临证要点

本方主治脾阳不足，兼有表邪者。以利下不止，心下痞硬，兼发热恶寒为临证要点。

三、临床应用案例举验

案 1：流行性感冒

周某，男，50 岁。主诉：发热伴恶风 10 日。患者 10 日前因受风寒发

热，于当地西医诊所诊治，诊断为病毒性感冒，并予以静脉滴注阿昔洛韦、头孢类及安痛定一支退热，当晚身热见退，经1周治疗后，症状未见好转，发热又现，体温38.9℃，伴恶风，无汗，无咳嗽及咽部不适感，伴身体倦怠，腹泻，每日泻3~4次，成水样便，色黄或青色，伴有腥味，胃脘胀满，喜温喜按，纳差，夜寐一般。舌质淡红，苔白底浮黄而厚，脉浮右弦左弱。拟桂枝人参汤加味：桂枝10g，干姜10g，党参12g，炙甘草6g，炮附子8g，4剂，水煎服。

复诊：身热、恶风寒均除，略感剑突下痞满，较前有减轻，食欲好转，大便转为每日1次，色黄，成软条。无口渴等伤津液的表现。予上方并将干姜改为12g，党参改为15g，再进5剂，诸症消失，随访半年未见复发。

案2：慢性肠胃炎

夏某，女，45岁。主诉：脘腹疼痛反复发作6年，近来脘腹疼痛加重。经胃镜、肠镜检查，诊断为慢性肠胃炎。刻诊：口腔黏腻，咽喉不利，脘腹胀痛，食凉加剧，胸中烦闷，肠鸣腹泻，头晕头痛，肛门坠胀，气短乏力，口干不欲饮水，且易感冒，舌淡，苔薄腻略黄，脉沉弱。证属脾胃虚寒。予以桂枝人参汤加味：桂枝12g，炙甘草12g，白术10g，红参10g，干姜10g，附子6g，苍术10g，厚朴10g，黄连6g。6剂，1日1剂，水煎2次合并分3服。

二诊：诸症均有好转，又以前方治疗30余剂，诸症悉除。后经胃镜、肠镜复查，一切正常。

案3：十二指肠溃疡

某患，男，29岁。主诉：胃脘部疼痛反复发作2年，加重2日。刻诊：右上腹隐隐作痛，以饥饿时和晚上为甚，轻度压痛，喜温，嗳气，泛吐清水，倦怠无力，四肢冰冷，大便溏薄，2次/日。舌质淡，苔薄白，脉沉缓。X线检查确诊为“十二指肠溃疡”。证属脾胃虚寒，胃气上逆。治宜温中散寒，和胃降逆。方用桂枝人参汤合丁香柿蒂汤化裁：桂枝、干姜、白术、柿蒂、半夏、延胡索、田七、枳壳各9g，党参15g，炙甘草、公丁香各5g。水煎服。3剂后，右上腹疼痛已缓解。续以前方加减调理1个月而愈。

四、现代应用

流行性感冒、肺炎等具有表寒不解，脾气虚寒特征者；消化系统疾病，如肠炎、结肠炎、慢性胃炎等。

五、应用经验采撷

寒盛者加附子、吴茱萸；气虚明显者加山药、黄芪；大便溏泄者加茯苓、益智仁；呕吐者加半夏、生姜；腹胀者加陈皮、厚朴。

头痛发热，汗出恶风，肢体倦怠，心下支撑，水泻如倾者，多于夏秋间有之，宜此方。

六、使用注意

从本方方后注看，煎煮时间较长，且桂枝后下。

第十一章　承气汤及其类方

大承气汤

一、原文

阳明病，下之，心中懊憹而烦，胃中有燥屎者，可攻。腹微满，初头硬，后必溏，不可攻之。若有燥屎者，宜大承气汤。(《伤寒论》第238条)

阳明病，谵语有潮热，反不能食者，胃中必有燥屎五六枚也；若能食者，但硬耳。宜大承气汤下之。(《伤寒论》第215条)

痉为病，胸满口噤，卧不着席，脚挛急，必龂齿，可与大承气汤。(《金匮要略·痉湿暍病脉证治第二》第13条)

腹满不减，减不足言，当须下之，宜大承气汤。(《伤寒论》第255条)

下利不欲食者，有宿食也，当下之，宜大承气汤。(《金匮要略·腹满寒疝宿食病脉证治第十》第23条)

下利脉反滑者，当有所去，下乃愈，宜大承气汤。(《金匮要略·呕吐哕下利病脉证治第十七》第39条)

病解能食，七八日更发热者，此为胃实，大承气汤主之。(《金匮要略·妇人产后病脉证治第二十一》第3条)

产后七八日，无太阳证，少腹坚痛，此恶露不尽，不大便，烦躁发热，切脉微实，再倍发热，日晡时烦躁者，不食，食则谵语，至夜即愈，宜大承气汤主之。热在里，结在膀胱也。(《金匮要略·妇人产后病脉证治第二十一》第7条)

大黄四两，酒洗　厚朴半斤，炙，去皮　枳实五枚，炙　芒硝三合

上四味，以水一斗，先煮二物，取五升，去滓，内大黄，煮取二升，去滓，内芒硝，更上火微一二沸，分温再服，得下止服。

二、临证要点

本方主治燥屎内结，阳明热实证。以大便硬结，或热结旁流，潮热，

谵语，烦躁，腹胀满疼痛，手足汗出，脉沉实有力为临证要点。

三、临床应用案例举验

案1：便秘

荀某，男，25岁。主诉：大便不通3日。患者素体壮实，病前因饮酒后，出现脐腹部胀痛，2天未进食，面赤目黄，舌红苔黄燥，脉滑有力。方用：大黄、芒硝（溶服）各12g，厚朴、枳实各6g。1剂服完，大便仍不解。脐腹胀痛加剧，面赤目黄，溺赤，舌脉同上。仍用原方加肉桂1.5g（淡盐水炒），服1次便通、腹满痛大减，1剂尽后痊愈。

案2：头痛

患者，男，45岁。主诉：不明原因反复头痛1年余。近1个月来头痛发作更频，前医曾检查未发现异常，并给予西药，但病情反复，后予中医治疗，以平肝潜阳法，先后给予天麻钩藤饮、通窍活血汤，效果不佳，遂来求治。刻诊：患者头部胀痛，尤以前额为甚，心烦易怒，面红口微苦，脘腹痞满，纳食欠佳，睡眠差，排便不畅，时常几日一行，且便味较臭，小便正常，舌红，苔微黄腻，脉弦数。其身热，体温测得37.7℃。证属胃肠积热，浊气上犯。治以峻下热结，荡涤热实。方用大承气汤：芒硝（溶服）5g，生大黄（后下）12g，厚朴15g，枳壳10g。水煎服，上午服用1剂后，患者自述无便意，但频繁矢气，症状无好转。下午仍用大承气汤，并加大用量下之。处方：生大黄（后下）12g，芒硝（溶服）10g，厚朴24g，枳壳15g。服药后患者述有便意，大便2次，臭秽至极，泻下黑粪。其顿感一身轻松，头痛诸症有明显好转。后以中成药上清丸治疗3日，诸症消失，前来告知头痛不再复发。

案3：流行性乙型脑炎

李某，女，7岁。患流行性乙型脑炎，其症高热汗出，口噤齘齿，项背反张，手脚痉挛，大便7日未解。曾经灌肠，排出粪便不多。指纹青紫，脉涩弦数。方用大承气汤：枳实3g，厚朴3g，大黄6g，玄明粉6g。1剂后大便即通，高热稍退，后用羚角钩藤汤加减而愈。

案4：腹泻

韩某，男，28岁。患者自诉昨晚与朋友聚会，饱餐后入睡，今晨醒来即觉腹部胀满不适，肠鸣，腹痛，大便臭秽且夹有不消化食物，泻而不爽。

刻下症：腹泻不止，脘腹胀满，按之心下坚，腹痛，肠鸣，泻下粪便臭如败卵，夹有不消化食物，泻而不爽，恶心呕吐，嗳腐酸臭，舌苔淡黄厚腻，脉滑。西医诊断为急性胃肠炎；中医诊断为泄泻，证属食滞肠胃。治以通腑泄热，消食导滞。方用大承气汤加味：大黄 9g（后下），枳实 9g，厚朴 9g，芒硝 6g（烊化），焦山楂 9g，神曲 9g，炒莱菔子 10g，陈皮 6g，茯苓 6g，清半夏 6g。每日 1 剂，水煎分 2 次温服。服药 1 剂，泻止痛消，诸症悉除。

四、现代应用

各类肠梗阻、急性胰腺炎、急性胆囊炎、胆石症、胆道蛔虫症、急性黄疸型肝炎、肝硬化腹水、急性阑尾炎、急性腹膜炎、急性坏死性肠炎等；肺炎咳喘、急性咽喉炎、扁桃体炎等；脑血管意外、精神病、乙型脑炎等；急慢性肾炎、尿毒症、泌尿系结石症等；急性结膜炎、角膜炎等。

五、应用经验采撷

（1）脾胃湿热者加黄连、栀子、黄柏；脾胃气虚者加党参、白术；脾胃气阴两虚者加麦冬、人参、粳米；心热者加栀子、豆豉；肝胆湿热者加龙胆草、栀子、黄芩；胃热灼盛者加石膏、知母；肥胖合并高脂血症者可加蚕沙。

（2）大承气汤的病机特点为燥热结聚与腑气壅滞较甚，痞满燥实坚俱盛，故本方泻热与通腑之力俱重。

（3）下利用大承气汤临床应掌握："按之心下坚"，即脘腹硬满、疼痛、拒按；虽是下利，但脉滑实有力；利下之物臭如败卵，泻后痛减。

小承气汤

一、原文

阳明病，其人多汗，以津液外出，胃中燥，大便必硬，硬则谵语，小承气汤主之。若一服谵语止者，更莫复服。（《伤寒论》第 213 条）

下利谵语者，有燥屎也，小承气汤主之。（《金匮要略·呕吐哕下利病

脉证治第十七》第 41 条）

大黄四两　厚朴二两，炙　枳实大者三枚，炙

上三味，以水四升，先煮一升二合，去滓，分温二服。得利则止。

二、临证要点

本方主治热实内结，腑气不通证。以大便硬，腹大满，心烦，潮热或谵语，脉滑而疾为临证要点。

三、临床应用案例举验

案 1：流行性乙型脑炎

梁某，男，28 岁。因流行性乙型脑炎住院。病已 6 日，曾连服中药清热、解毒、养阴之剂，病势有增无减。会诊时，体温 40.3℃，脉象沉数有力，腹满微硬，哕声连续，目赤不闭，无汗，手足妄动，烦躁不宁，有欲狂之势，神昏谵语，四肢微厥，昨日下利纯清黑水。此虽病邪羁踞阳明，热结旁流之象，但未至大实满，而且舌苔秽腻，色不老黄，未可与大承气汤，乃用小承气汤法微和之。服药后，哕止便通，汗出厥回，神清热退，诸症豁然，再以养阴和胃之剂调理而愈。

案 2：便秘

严某，1 岁。患儿 2 天前低热，乳食稍减，渐至二便不通，哭闹不安，胸腹胀满，似欲大便，舌苔黄燥而厚，指纹青紫粗大直透命关。证属食积生热，热极生风，上扰神明。治以通腑泄热，凉血息风。用小承气汤加甘草。药用大黄 10g，厚朴 5g，枳实 5g，甘草 3g。沸水浸泡 1 次顿服，服药后 1 小时左右大便解、小便通，继而高热渐退，诸症悉减，后服和中清热、镇惊安神中药 2 剂而愈。

案 3：痢疾

倪某，男，30 岁。主诉：便下赤垢 1 天半。患者身热口渴烦躁，面赤目红，小腹急迫，疼痛拒按，里急后重，便下赤垢，日夜登厕数十次，舌绛边紫，苔色黄燥，脉象实数。治以通利涤热瘀。投以小承气汤：大黄 15g，川朴、枳壳各 9g，莱菔子 12g。1 剂病减，3 剂痢除痛止获愈。

四、现代应用

急性单纯性肠梗阻、粘连性肠梗阻、蛔虫性肠梗阻、急性胆囊炎、急性阑尾炎、急性胰腺炎、急性胃炎、急性痢疾、痘疹、时疫胃热、流行性乙型脑炎等疾病。

五、应用经验采撷

（1）宿食内停加神曲、山楂、麦芽；气喘加杏仁；头痛加川芎；肠腑传导失职导致的眩晕加半夏；气滞血瘀加桃仁、红花。

（2）本方所治下利应是实热或积滞内停所致，下利特点为利下不畅，臭秽难闻，伴有脘腹硬满拒按。

（3）本方虽通下之力较缓，然毕竟为攻下之剂，应中病即止，不可过剂伤正。

调胃承气汤

一、原文

阳明病，不吐不下，心烦者，可与调胃承气汤。(《伤寒论》第 207 条）

太阳病三日，发汗不解，蒸蒸发热者，属胃也，调胃承气汤主之。(《伤寒论》第 248 条）

伤寒吐后，腹胀满者，与调胃承气汤。(《伤寒论》第 249 条）

大黄四两，去皮，清酒洗　芒硝半升　甘草二两，炙

上三味，切，以水三升，煮二物至一升，去滓，内芒硝，更上微火一二沸，温顿服之，以调胃气。

二、临证要点

本方主治胃肠燥热之阳明病实证。以大便不通，口渴心烦，发热，腹中胀满，舌红苔黄，脉滑数为临证要点。

三、临床应用案例举验

案1：肠梗阻

张某，男，18岁。主诉：腹痛3天。患者自述3天前和同学外出郊游，食大量冷食、瓜果，致腹部胀满而痛，拒按，大便3日未行。刻诊：患者面红目赤，脘腹胀痛拒按，舌质红，苔黄腻，脉弦滑。X线腹部透视可见多个液平面。西医诊断为肠梗阻，中医辨证为饮食积滞，腑气不通。处以调胃承气汤：大黄、芒硝、甘草各30g。加水500mL，急煎取汁150mL口服，200mL保留灌肠。药后1小时，即解出大量臭秽便，腹胀亦减，X线腹透（–），胃脘舒畅，矢气频转，肠梗阻告愈。

案2：反复发作性口腔溃疡

张某，男，48岁。主诉：口腔溃疡反复发作近10天。刻诊：患者口腔黏膜、舌之两侧及舌底、牙龈处有六七处溃疡面，溃疡面周围红肿，凹面呈灰白色，疼痛难忍，甚则不能张口说话进食，口臭较重，伴有口渴欲饮，烦躁，大便稍感黏滞不爽，小便色黄，臭秽。舌红苔黄腻，脉微滑数，诊为湿滞中焦，脾失健运，胃失和降，腑气不通。处以调胃承气汤原方，意在通腑气，降湿浊。方药：生大黄9g，甘草6g，芒硝9g。3剂，冲水当茶饮，并嘱其饮食清淡，勿食过饱。后患者反馈，1剂痛止，2剂溃疡面开始愈合，3剂后口腔溃疡竟全部收口，大便亦较前顺畅。后随访，患者诉口腔溃疡发作次数明显减少，偶有症状，即以上方泡服，遂愈。

案3：扁桃体炎

张某，男，32岁。主诉：咽喉部疼痛月余。患者平素嗜食辛辣烟酒，咽部疾患至月余未痊，屡用消炎药未愈。来诊时但见咽部充血，红肿疼痛，双侧扁桃体肿，吞咽不适，大便干结，舌红，苔薄黄，脉小数。证属脾胃郁热，上循咽喉。治宜清热和胃，通便利咽。处方：生大黄（后下）9g，芒硝（冲服）、生甘草6g，玄参12g，生地15g，牛蒡子、杏仁、瓜蒌仁各10g，芦根30g。4剂后遂愈。

案4：失眠

李某，男，13岁。主诉：失眠10天。患者10天前因过食禽肉后，腹痛，恶心，呕吐，手足心热，夜不安寐，口服甲氧氯普胺、维生素B后，呕吐止，仍心烦，入睡困难，腹胀满，口渴喜冷饮，大便艰涩，舌质淡红，苔腻，脉滑。证属食滞胃脘，胃气不和。处以调胃承气汤加味：大黄 12g，芒硝（冲服）12g，甘草 6g，山楂 15g，莱菔子 10g，丹参 12g。3 剂后，夜寐安稳，余症即消。

案 5：发热

黄某，男，13 岁。主诉：高热 1 天。患儿于当天下午贪食柿子 5 个，夜间发热，腹痛，来医院急诊。经补液，加用头孢哌酮等治疗，仍高热不退。诊见：发热（体温 40.5℃），大便 2 天未解，腹痛拒按，面垢，舌红、苔黄，脉数。证属阳明食滞发热。治以消食导滞。方用调胃承气汤：大黄 15g，芒硝（冲服）10g，甘草 4g。水煎，每剂分 2 次服，药后解臭大便 3 次，腹痛顿失，发热渐降至正常，嘱服稀粥调养。

四、现代应用

肠梗阻等急腹症；五官科疾病如口腔溃疡、扁桃体炎、舌炎、牙周炎、牙周脓肿等；不明原因的发热及神经系统的失眠、头痛等病症。

五、应用经验采撷

若大渴引饮者，加石膏、知母、陈仓米，为白虎承气汤。若小便赤痛，大便秘结，时时烦渴者，减甘草加生地、赤芍、黄连、黄柏，为导赤承气汤。若热结阴亏，燥屎不行，下之不通者，减甘草，加元参、生地、麦冬，为增液承气汤。

六、使用注意

有表证者，忌用；脘腹喜温喜压，脉象虚弱，属虚寒性便秘者忌用。

麻子仁丸

（又名脾约丸）

一、原文

脉阳微而汗出少者，为自和也；汗出多者，为太过；阳脉实，因发其汗，出多者，亦为太过。太过者，为阳绝于里，亡津液，大便因硬也。

（《伤寒论》第245条）

脉浮而芤，浮为阳，芤为阴；浮芤相搏，胃气生热，其阳则绝。（《伤寒论》第246条）

趺阳脉浮而涩，浮则胃气强，涩则小便数；浮涩相搏，大便则硬，其脾为约，麻子仁丸主之。（《伤寒论》第247条）

麻子仁二升　芍药半斤　枳实半斤，炙　大黄一斤，去皮　厚朴一尺，炙，去皮　杏仁一升，去皮尖，熬，别作脂

上六味，蜜和丸如梧桐子大。饮服十丸，日三服，渐加，以知为度。

二、临证要点

本方主治肠燥津液亏损不足之脾约证。以大便干结，小便频数，食欲旺盛，趺阳脉浮涩为临证要点。

三、临床应用案例举验

案1：产后便秘

刘某，女，29岁。主诉：产后小便失禁2个月。患者自述产后出现小便频数且站立行走时即有小便流出，无其他明显不适。泌尿外科诊断为压力性尿失禁。患者体质中等，面色略显苍白虚肿，自汗，舌质偏红，苔微黄，脉细弱。又诉大便二三日一行，质地干硬。思此证尿失禁、频数、大便秘结、自汗，与脾约证相似，尿失禁乃系小便频数之甚者，乃投麻子仁丸加味：麻子仁15g，杏仁12g，大黄8g，枳实10g，芍药12g，厚朴12g，金樱子12g，4剂。

二诊：谓服药后大便通畅，小便即恢复正常。停药后大便又干结难下，小便也不能自控。药证相符，嘱常服麻子仁丸，保持大便通畅，携药回家。后托人来告，已病愈2个月，未再复发。

案2：习惯性便秘

毛某，女，37岁。主诉：大便秘结3月余，常1周一解，便时艰涩，形如羊屎，量少，排不尽感，常伴有左下腹痛，小便短赤，口干口苦多饮，纳可，平素易急躁，寐差。舌红苔黄，脉弦数。做72小时胃肠通过时间试验和肛门直肠测压提示为慢传输型便秘。中医诊断为热秘。治以泻热导滞，润肠通便。药用：麻子仁15g，大黄5g（后下），厚朴10g，枳实15g，郁

李仁 15g，芍药 9g，生地黄 15g，玄参 15g。7 剂，水煎服，每日 1 剂。

案 3：蛔虫性肠梗阻

陆某，男，6 岁。主诉：阵发性腹痛 3 天，伴呕吐、腹胀、大便不通 2 天。诊为蛔虫性肠梗阻。给予输液、灌肠等处理后，排出虫子 2 条，未排便，腹痛、腹胀等症未减。第 2 天晨开始服加味麻子仁汤：麻子仁 9g，杏仁 9g，陈皮 4.5g，白芍 6g，厚朴 4.5g，枳壳 6g，大黄 9g，乌梅 9g，槟榔 9g。服后 2 小时，腹痛明显减轻，下午 6 时排出虫团 3 个，约 100 条，临床症状和体征随之消失，治愈出院。

案 4：妊娠便秘

刘某，女，28 岁。主诉：孕后便秘 1 个月。患者近 20 天来，气短恶心，口干不欲饮水，乏力，腹胀满，大便干，3~4 天一次，小便数，苔薄白少津，脉数，已孕 3 个月。证属胃强脾弱，脾不能为胃行其津液故也。治宜润肠通便，调和脾胃。处方：麻子仁 24g，杏仁、白芍、白术各 9g，茯苓 15g，砂仁 6g，枳实、厚朴各 4.5g，大黄（炒）、甘草各 3g。水煎服，日 1 剂。服药 1 剂大便即行，2 剂大便不干，小便正常。继服蜂蜜少量以养阴生津润燥而善后。

案 5：慢性胃炎

吴某，男，69 岁。主诉：胃痛 20 余年，加重 1 个月。疼痛阵发加重，午后入晚为著。痛则脘部有块，嗳气，不欲食，脘中灼热，口干，小便稍频，大便干燥。曾服中西药治疗，效果不佳。诊见患者精神不振，面色萎黄，气短懒言，脉弱，舌质红少津，苔薄黄。此乃脾津不足，肠有燥热久积所致。遂予麻子仁丸方改汤剂：麻子仁 10g，白芍 9g，枳实 9g，生大黄 10g（后下），厚朴 9g，杏仁 9g。每日 1 剂，水煎服，2 剂后大便变软通畅，小便次数减少，胃脘痛好转，饮食稍增。嗣后改用麻子仁丸，每日 2 次，每次 1 丸。1 周后诸症消失而愈。

四、现代应用

产后便秘、老年性便秘及其他疾病引起的习惯性便秘等；消化系统梗阻性疾病，如蛔虫性肠梗阻、不完全性肠梗阻、手术后肠麻痹等。

五、应用经验采撷

（1）临床为加强通便效果，常加郁李仁、草决明。治疗大病之后或温病后期津亏肠燥便秘者，可加肉苁蓉、麦冬、元参、当归；治疗亡血伤津引发肠燥便秘者，可用麻子仁丸重加当归、肉苁蓉；痔疮便秘者，可加桃仁、当归，伴出血者可酌加槐花、地榆。

（2）趺阳脉在足背两筋之中，动脉应手处，以候脾胃之气，对危重患者诊察胃气强弱有参考价值。胃热气盛当浮而有力，而胃阳不足当浮而无力。

六、使用注意

本方虽为润肠缓下之剂，但含有攻下破滞之品，故年老体虚、津亏血少者不宜常服，孕妇慎用。

厚朴三物汤

一、原文

痛而闭者，厚朴三物汤主之。(《金匮要略·腹满寒疝宿食病脉证治第十》第 11 条）

厚朴八两　大黄四两　枳实五枚

上三味，以水一斗二升，先煮二味，取五升，内大黄，煮取三升，温服一升。以利为度。

二、临证要点

本方主治胃肠实热内结，腑气不通，气滞重于积滞证。以腹部胀痛，拒按，大便秘结，苔黄燥，脉滑数有力为临证要点。

三、临床应用案例举验

案 1：完全性单纯性肠梗阻

患者，男，57。主诉：反复胃痛 20 余年。胃痛间歇性发作，伴烧心泛酸，有时大便呈黑色。4天前突然发热恶寒、头身疼痛，2天后寒热渐平，但腹痛胀满，呈阵发性加剧，呕吐频作，每因进食或饮水而诱发，呕吐物初为食物和黏液，后为黄绿色液体。服中西药物效果不显，经X线腹部透视，发现肠腔内有大量气体和液平面，诊断为完全性单纯性肠梗阻。建议立即手术治疗，因患者惧怕手术，故求中医诊治。症见：患者烦躁不安，腹胀、疼痛，自觉有气体在腹内冲动，达右上腹时疼痛剧烈，大便2天未行，亦无矢气，小便量少色赤。切诊腹痛拒按，听诊肠蠕动音高亢。舌质略赤，苔黄燥，脉沉滑。处方：厚朴100g，枳实30g，大黄15g（后下），水煎分2次服。1剂后腹中矢气频频，随后泻下燥屎及黏液。3剂后诸症消失，再予健脾和胃药3剂调理而愈。

案2：胃扭转

张某，男，36岁。主诉：胃痛1周。患者因正午收麦，喝冷水吃凉馒头，当天夜间上腹部疼痛，恶心呕吐，当地医院拟诊为急性胃炎，经补液及服阿托品、溴丙胺太林等药，空腹疼痛虽稍缓，但得食则重。后因乘凉饮冷受寒，胃痛加重，前往某医院放射科摄X线片报告为胃扭转（纵轴型）。患者胃脘胀痛畏冷，食后尤甚，时干呕。舌质淡，苔薄白，脉弦有力。证属气滞寒积。治宜理气散寒导滞。药用：厚朴18g，大黄9g，枳实、桂枝、生姜各12g。水煎服，日2次。服药3剂，疼痛明显减轻，饮食增加，气短易汗，空腹痛，稍食则减，多食加重，脘宇得温则舒，脉转沉细。拟方：厚朴12g，枳壳、党参、白术各9g，大黄、干姜各6g。续服6剂，痛除纳增，精神倍增，X线复查胃已复位，形态正常。

案3：胆汁反流性胃炎

王某，男，42岁。主诉：胃脘胀满不适1年。素有嗜食辛辣及饮酒史多年。1年前因酒后呕吐，遂感胃脘不舒，日渐加重，曾在某医院做胃镜检查，诊断为萎缩性胃炎伴胆汁反流，治疗半年未效。刻诊：胃脘胀满热痛，嗳气频作，胃纳差，时有恶心，呕吐苦水，大便干，舌质红，苔中根部黄腻，脉滑。辨证为胃胆蕴热，气机不畅。治拟清胃利胆，理气降逆。处方：大黄10g，厚朴15g，枳实12g，陈皮15g。水煎，日3次服。嘱服药期间忌辛辣及饮酒。服药3剂，胀痛减，大便通畅，原方改大黄5g，厚朴、枳实各6g，陈皮10g，每日1剂，服药月余，自觉症状消失，复查胃镜，胃黏膜基本正常。

四、现代应用

不完全性肠梗阻、幽门梗阻、麻痹性肠梗阻、气结肠梗阻、癃闭、输尿管结石导致的便秘、十二指肠壅积症、急性肠炎、胃扭转、胆汁反流性胃炎、消化道术后腹胀、输卵管结扎术后腹胀、胸腰段脊柱骨折内固定术后顽固性腹胀等。

五、应用经验采撷

（1）胀痛明显者加川楝子、延胡索；恶心呕吐者加半夏、竹茹；反酸者加煅瓦楞、海螵蛸；脾胃虚弱者加党参、白术；气滞血瘀者加丹参、桃仁、赤芍；热结阳明者加芒硝；饮食积滞者加炒谷麦芽、山楂、神曲；蛔虫梗阻肠道者加槟榔、川楝子、花椒。

（2）本方与小承气汤的药物组成相同，但药量不同，故两方功效、主治有差异。本方重用厚朴，功专行气，主治肠胃间胀重于积之证。

（3）临证时应根据用药后的反应决定疗程的长短。条文方后曰“以利为度”，说明攻下之后，腑气得通，中病即止。

厚朴大黄汤

一、原文

支饮胸满者，厚朴大黄汤主之。(《金匮要略·痰饮咳嗽病脉证并治第十二》第26条）

厚朴一尺　大黄六两　枳实四枚

上三味，以水五升，煮取二升，分温再服。

二、临证要点

本方主治支饮胸满兼腑实，病机特点为饮邪壅肺，致腑气不通。以胸满，咳喘，痰多，便秘，腹满，苔腻，脉弦滑有力为临证要点。

三、临床应用案例举验

案 1：慢性支气管炎

何某，男，71 岁。主诉：反复咳喘 27 年。因逢气候变冷而受凉，初起咳嗽，吐痰清稀量多，继则气喘，胸部满闷如窒，不能平卧，全身浮肿，心悸，小便短少，纳差乏力，在当地医院经中西药物治疗罔效。诊见：端坐呼吸，张口抬肩，喘息气粗，精神疲惫，面目浮肿，面色青紫，口唇发绀，颈脉怒张，虚里搏动应手急促，双下肢按之没指，舌淡红、舌苔白，脉弦数。投以厚朴大黄汤：厚朴 30g，生大黄 16g，枳实 4 枚，1 剂。

次日复诊：患者诉昨日服中药 1 次，前半夜胸满渐止，喘促大减，并解水样大便 5 次，量约 3 痰盂，余症减轻，后半夜能平卧入睡。此饮去大半，肺气已通，已非原方所宜，改服六君子汤加减以健脾和胃，杜绝痰饮之源，调治 2 周，症状消失。

案 2：便秘

黄某，男，25 岁。主诉：大便 3 日未行。因日前曾与朋友暴食后，发生腹胀痛，拒按，烦躁，发热，口渴喜饮，纳差，大便 3 日未行。刻诊：体温 38.3℃，腹部按之硬满，痛甚，脉弦紧，苔黄腻。证属阳明腑实积滞证。治宜通腑泄热，消食导滞。方用厚朴大黄汤：厚朴 17g，枳实 8g，大黄 10g（后下）。服 1 剂而肠鸣，2 剂而泻下秽物甚多，便即通。诸症减轻，后予四君子汤调理脾胃而痊愈。

案 3：慢性支气管炎合并感染

韩某，女，60 岁。主诉：咳喘反复发作 20 年。每年冬季加重，于 10 天前因家务劳累汗出着凉，咳喘加重，终日咳吐稀痰量多。近 2 天来痰量增加，胸满憋闷加重，兼见腹胀，大便 3 日未排，不能进食，难以平卧。见患者面部似有浮肿，但按之并无压痕，呈咳喘面容，舌苔薄黄，脉象弦滑有力。两肺布满干啰音，两下肺有少许湿啰音，肝脾未触及，下肢无凹陷性水肿，诊为慢性支气管炎合并感染。证属痰饮腑实。处以厚朴大黄汤合苓甘五味姜辛夏仁汤：厚朴 18g，大黄 10g，枳实 10g，茯苓 14g，甘草 6g，五味子 10g，干姜 6g，细辛 5g，半夏 12g，杏仁 10g。上方服 1 剂后，大便得通，腹胀、胸闷、咳喘症状明显减轻。服用 4 剂后，胸憋腹胀消失，咳喘已减大半，且可平卧，舌苔转为薄白，脉象仍滑，遂改用二陈汤加减治其痰。

四、现代应用

急性支气管炎、慢性支气管炎合并感染、胸膜炎、心包炎、肺痈，以及实热胃脘痛、便秘等疾病。

五、应用经验采撷

（1）支饮兼胸满甚者加瓜蒌、葶苈子；实热脘痛者加莱菔子、川楝子、延胡索；渗出性胸膜炎者可与柴胡陷胸汤同用。

（2）本方与厚朴三物汤、小承气汤药物组成完全相同，但药量不同，故功效各有侧重，主治有别。本方重用厚朴、大黄，枳实稍轻，主治痰饮病支饮胸满兼腑实证。

大陷胸汤

一、原文

太阳病，脉浮而动数，浮则为风，数则为热，动则为痛，数则为虚。头痛发热，微盗汗出，而反恶寒者，表未解也。医反下之，动数变迟，膈内拒痛，胃中空虚，客气动膈，短气躁烦，心中懊侬，阳气内陷，心下因硬，则为结胸，大陷胸汤主之。若不结胸，但头汗出，余处无汗，齐颈而还，小便不利，身必发黄。(《伤寒论》第 134 条）

伤寒六七日，结胸热实，脉沉而紧，心下痛，按之石硬者，大陷胸汤主之。(《伤寒论》第 135 条）

伤寒十余日，热结在里，复往来寒热者，与大柴胡汤；但结胸，无大热者，此为水结在胸胁也。但头微汗出者，大陷胸汤主之。(《伤寒论》第 136 条）

太阳病，重发汗而复下之，不大便五六日，舌上燥而渴，日晡所小有潮热，从心下至少腹硬满而痛不可近者，大陷胸汤主之。(《伤寒论》第 137 条）

大黄六两，去皮　芒硝一升　甘遂一钱匕

上三味，以水六升，先煮大黄取二升，去滓，内芒硝，煮一两沸，内甘遂末，温服一升，得快利，止后服。

二、临证要点

本方主治水热互结于心下胸胁。以心下硬痛拒按，甚从心下至少腹部硬满而痛不可近手，可伴有心烦、口渴、潮热、头汗出、便秘，脉沉紧为临证要点。

三、临床应用案例举验

案1：水热结于心下

唐某，女，62岁。主诉：腹硬满疼痛，不大便1日。症见：心下至少腹硬满疼痛拒按，口渴烦躁，心中懊恼，舌苔黄厚，脉沉而弦。患者素有带下，痰湿内盛，近因暑夏贪凉冷饮又感暑热，遂至热与水饮结于心下而为病。治宜清热荡实逐水。拟大陷胸汤化裁：大黄12g，芒硝9g，厚朴9g，甘遂1.5g（研末冲服），水煎分2次温服。第1次药服下约1时许，即觉腹中转气，随即泻下稀便约500mL，心下至少腹硬满疼痛顿减，3小时后再将第2次药服下，又连泻下稀便2次。

次日复诊：患者诉心下至少腹部硬满疼痛消失，口渴，心烦懊恼已轻。原方去芒硝、甘遂，加枳实、黄柏、车前子、泽泻、猪苓各9g，连服4剂而愈。

案2：急性腹膜炎

李某，女，15岁。主诉：大便7日未解。患者发热头痛，周身不适，五六日后，突发上腹部疼痛，到下午则发热更甚，乃至医院诊视，诊断为急性腹膜炎，留其住院。其父不愿，转请中医治疗。切其脉紧而有力，舌苔黄厚，大便已7日未解，小便色黄而少，不欲饮食，时发谵语，周身亢热，腹肌板硬拒按。方药：大黄6g，芒硝6g，冬瓜子15g，生苡仁15g，甘遂末0.9g（另包）。令先煮大黄，汤成去滓，纳入芒硝，火上一沸，再下甘遂末和匀，嘱分2次服。初服约一时许，大便泻下，但不甚快，又将第二服分其半与之。服后不久，大便通畅，水与大便齐下，约半痰盂多，患者身热腹痛顿消，腹肌变软，胃纳亦开，乃令米粥自养。

案3：单纯性肠梗阻

许某，男，24岁。主诉：全腹胀痛伴阵发性绞痛4天。刻诊：痛苦病容，上腹部膨隆，听诊肠鸣音亢进，有金属撞击声，问得3年前曾有阑尾手术史，近5日不大便、不排气，4日未能进食，脉弦紧而沉，舌红苍老，苔黄而干，经X线腹透，诊为小肠完全性高位梗阻。针刺内关、足三里后，口服大陷胸汤150mL，后排下少量算珠状及水样夹黏液便，秽臭难闻，痛胀大减，再服前药150mL，并带药1剂回家，每隔6小时服药一次，暂禁一切饮食。

次日上午8时复诊：患者谓回家后如法进药2次，又腹泻3次水样夹黏液便，自后夜起，除有精神疲倦和强烈的饥饿感外，他症皆除。X线复查，梗阻完全缓解。给予自拟养胃汤2剂，嘱少量流质饮食3日，随访2年无复发。

四、现代应用

急性腹膜炎、急性胰腺炎、急性胆囊炎、急性胆管炎、继发性胰腺炎、渗出性胸膜炎、急性肠梗阻、粘连性肠梗阻、蛔虫性肠梗阻、化脓性阑尾炎、肠扭转、溃疡病穿孔等。

五、应用经验采撷

（1）腹部气滞者加厚朴、枳实；肝胆湿热者加茵陈、郁金、柴胡、虎杖；热盛成脓者加败酱草、皂角刺；肝气郁结者加柴胡。

（2）临证时注意腹诊的特点：“心下因硬”“心下痛按之石硬”“从心下至少腹硬满而痛不可触近”。

大陷胸丸

一、原文

结胸者，项亦强，如柔痉状，下之则和，宜大陷胸丸。（《伤寒论》第131条）

大黄半斤　葶苈子半升，熬　芒硝半升　杏仁半升，去皮尖，熬黑

上四味，捣筛二味，内杏仁、芒硝，合研如脂，和散，取如弹丸一枚，别捣甘遂末一钱匕，白蜜二合，水二升，煮取一升，温顿服之，一宿乃下，

如不下，更服，取下为效。禁如药法。

二、临证要点

本方主治水热互结，病位偏上。以胸膈心下硬满疼痛，颈项强，头汗出，发热，短气，脉沉紧为临证要点。

三、临床应用案例举验

案 1：胸膜炎

天津罗某，素有茶癖，每日把壶长饮，习以为常。身体硕胖，面目光亮，每以身健而自豪。冬季感受风寒后，自服青宁丸与救苦丸，病不效而胸中更痛，呼吸不利，项背拘急，俯仰为难。其脉弦而有力，舌苔白厚而腻。辨为伏饮踞于胸膈，而风寒之邪又化热入里，热与水结于上，乃大陷胸丸证。疏方：大黄 6g，芒硝 6g，葶苈子 9g，杏仁 9g，水 2 碗、蜜半碗，煎成半碗，后下甘遂末 1g。服 1 剂，大便泻下 2 次，而胸中顿爽。又服 1 剂，泻下 4 次。从此病告愈，而饮茶之嗜亦淡。

案 2：支气管炎

杨某，男，28 岁。主诉：阵发性气短月余。迭进中药瓜蒌薤白半夏厚朴汤、血府逐瘀汤之类，以及西药抗生素、扩张血管药，皆无效。刻诊：急性病容，阵发性呼吸短促，气急，胸疼胸闷气短，观其症，呼之难出，吸之难入，张口难闭，懊恼不安，痛苦难忍，舌淡红苔白腻，拟针刺膻中穴与大陷胸丸加味。方药：大黄 30g，芒硝 15g，杏仁 15g，葶苈子 15g，醋甘遂末 1g（冲服），桔梗 30g，檀香 12g，丹参 30g，水煎服。1 剂药后泻下稀黏粪 1000mL，病情大减。原方减半续服 2 剂而愈。后以香砂六君子汤调理巩固，1 年未复发。

四、现代应用

小儿喘息型支气管炎、渗出性胸膜炎、支气管炎、心力衰竭、肺水肿、急性呼吸窘迫综合征、绞窄性膈疝、流行性出血热、各类急腹症等。

五、应用经验采撷

（1）痰热凝结于胸甚者加瓜蒌、半夏；水热互结夹瘀者加丹参、赤芍；

脾胃气虚者加党参、白术；气滞者加柴胡、枳壳。

（2）临证时应注意其要点：病位偏上，邪结位高，可兼见项强等症状。

大黄甘遂汤

一、原文

妇人少腹满如敦状，小便微难而不渴，生后者，此为水与血俱结在血室也，大黄甘遂汤主之。（《金匮要略·妇人杂病脉证并治第二十二》第13条）

大黄四两　甘遂二两　阿胶二两

上三味，以水三升，煮取一升，顿服之，其血当下。

二、临证要点

本方主治水血并结血室。以少腹胀满，甚则突起如敦状，小便难为临证要点。

三、临床应用案例举验

案1：产后恶漏不下

霍某，女。主诉：产后半个月情志变异，哭笑无常。患者产后小腹一直发胀，有下坠感，小便微难，无疼痛、出血，偶发情志变异，哭笑无常，舌质胖紫暗，脉弦。素无癫疾，曾服药无效。证属水血互结血室。遂用：甘遂1.5g，大黄12g，阿胶6g，嘱其分4次服完，每日2次。患者疑药少力微，分4次不足以生效，自作主张顿服之，后半夜小便数次，泻出水样便，腹胀消失，诸症骤减。随访半年，再无他变。

案2：产后尿潴留

李某，女，26岁。主诉：产后3日，小腹微胀肿。后腹胀日重，疼肿加剧，诊脉沉涩，舌质红暗、苔滑，腹部压迫难受，少腹与脐周隆起，如孕六七个月状，从脐的右上部至脐的左下部有一隆起的斜条，按之硬，小便不利，滴沥可下，尚不甚急迫。拟方：大黄10g，甘遂4.5g，阿胶10g，1剂煎服。服后小便有所增加，但仍无大进展。药既稍效，增量而再进：川大黄30g，甘遂6g，阿胶12g，木通15g，1剂。服药后，一日夜尿量大增，腹消而愈。

案3：前列腺肥大

王某，男，60岁。因前列腺肥大排尿困难，小便甚则闭塞不通来诊。现症：小便点滴而下，时通时阻，少腹胀满疼痛，大便干燥如羊屎，数天1行，舌暗少苔有瘀斑，脉沉涩。此为枯血败精，瘀阻水道。治宜化瘀逐水。投以大黄甘遂汤加牛膝：大黄炭10g，醋甘遂5g，阿胶15g（烊化），川牛膝10g。服药1剂，解黑色大便2次，但小便仍短，继以原方减量：大黄炭5g，醋甘遂3g，阿胶10g（烊化），服药2剂，患者已能自行解小便，少腹胀满缓解，后以肾气丸善后调理而愈。

四、现代应用

产后恶漏不下、月经不调、闭经、癥瘕、产后尿潴留、前列腺肥大、尿潴留、附睾淤积症、肝硬化腹水等。

五、应用经验采撷

（1）闭经者加桃仁、虻虫；癫证者减阿胶，加郁金；肝硬化腹水者改汤为丸；血臌者加桃仁、䗪虫。

（2）临证时注意蓄水、蓄血、水与血俱结在血室的区别。一般蓄水口渴而小便不利；蓄血小便自利；水与血俱结在血室为小便微难而不渴，且多出现于产后。

（3）治实证时当辨实邪之性质及其病位所在，并注意祛邪不伤正。

大黄甘草汤

一、原文

食已即吐者，大黄甘草汤主之。（《金匮要略·呕吐哕下利病脉证治第十七》第17条）

大黄四两　甘草一两

上二味，以水三升，煮取一升，分温再服。

二、临证要点

本方主治胃肠实热。以食已即吐，胃脘灼热，疼痛拒按，口苦口臭，大便不通，小便黄赤，舌红苔黄，脉滑数有力为临证要点。

三、临床应用案例举验

案 1：呕吐

王某，女，25 岁。主诉：呕吐 2 天。2 天前干农活时，气候炎热，自觉口苦，口臭，头昏头痛，胃脘热胀，不发热，食已即吐（不食不吐），吐出原食物，全身酸软无力，精神尚可，大便不畅，小便短黄，舌红苔薄黄少津，脉滑有力。此系胃肠积热，胃失和降，胃热气逆之吐证。治宜荡热和胃。方用：大黄 12g，甘草 3g。1 剂，入院观察治疗。

次日复诊：复上方浓煎服 2 次，4 小时 1 次，服后大便畅通，胃脘热胀消失，当晚吃热粥 2 碗，食已不吐，饮食正常，头晕头痛亦大减，唯口干，舌红无苔乏津，脉细数。此胃中积热已去，胃阴不足之象。拟用甘寒养胃之益胃汤加减 2 剂，以善其后。

案 2：新生儿便秘

刘某，女，出生 3 天。患儿足月顺产，体重 4kg，发育正常，出生后不饮不乳，强喂点滴即吐出，体温 38℃，烦躁哭闹，腹胀如鼓，小便短赤，大便未行，舌质红，苔黄，指纹紫滞。此乃胎粪滞留肠腑，胃气不降所致。治宜通腑活瘀。处方：酒大黄 5g，桃仁 5g，甘草 3g，水煎频频灌服。1 剂尽，下黑色胶黏样便甚多，饮乳正常，诸症若失。

案 3：妊娠呕吐

季某，女，25 岁。主诉：呕吐频作 1 周。患者妊娠 2 月余，近 1 周来呕吐频作，不能进食，食入即吐，用奥美拉唑、葡萄糖、维生素等静脉滴注症状无改善，并日渐消瘦，体重 1 周内下降 5kg。方用大黄甘草汤：生大黄 4g，炙甘草 1g。煎茶代饮，少量频服。服 1 剂后呕吐减轻，能进少量米汤，服 3 天后食欲大振，能正常进食而无任何不适。

四、现代应用

急性胃炎、急性阑尾炎、急性胰腺炎、肠梗阻等病出现实热壅阻胃肠的呕吐；肠功能障碍、抗精神病药等引起的便秘；儿科疾病如小儿厌食症、小儿化脓性扁桃体炎、脐疮、鹅口疮、胎黄、便秘等；胆道疾病如胆石症、胆道蛔虫症、胆囊积液、胆囊炎等；疔疮发背、泌尿系感染等。

五、应用经验采撷

（1）呕甚者加竹茹、瓦楞子、芦根等；热甚者可加山栀、黄连、黄芩；便秘者可加芒硝；呕吐物酸苦者，可合用左金丸；气滞肝郁者加柴胡、黄芩；胁痛者加郁金、木香；胃阴虚者加石斛、玉竹、沙参。

（2）条文中“食已即吐”，强调的不仅是呕吐与进食的时间关系，还包括呕吐有来势急、冲逆而出的特点。

（3）本方主治实热壅阻胃肠之呕吐，但未用止呕药，体现了“审因论治”的基本原则。

大黄䗪虫丸

一、原文

五劳虚极羸瘦，腹满不能饮食，食伤、忧伤、饮伤、房室伤、饥伤、劳伤、经络营卫气伤，内有干血，肌肤甲错，两目黯黑。缓中补虚，大黄䗪虫丸主之。（《金匮要略·血痹虚劳病脉证并治第六》第18条）

大黄十分，蒸　黄芩二两　甘草三两　桃仁一升　杏仁一升　芍药四两　干地黄十两　干漆一两　虻虫一升　水蛭百枚　蛴螬一升　䗪虫半升

上十二味，末之，炼蜜和丸小豆大，酒饮服五丸，日三服。

二、临证要点

本方主治五劳虚极所致正虚兼血瘀证。以形体羸瘦，腹满不能饮食，肌肤甲错，两目黯黑，腹中有块，或胁下癥瘕刺痛，舌有瘀斑，脉沉涩为临证要点。

三、临床应用案例举验

案 1：继发性闭经

周某，女，22 岁。主诉：闭经 19 个月。患者月经量少，色暗，有时有瘀血块，有痛经史，1 年半前无明显诱因，出现闭经，至今 19 个月未来潮，现周身乏力，面色红赤，口燥不欲饮水，胸腹胀满，少腹隐痛，痛连腰背，日渐消瘦，纳少，久治未效而来诊。症见患者面色暗红，皮肤干燥，少腹胀痛拒按，双下肢如鱼鳞状，大便燥结，舌质暗红，有瘀斑，舌苔薄黄，脉沉涩。西医诊断：继发性闭经；中医辨证：血瘀证。本证经闭已达年半之久，患者面色暗红，腹痛诸症，确属虚劳挟瘀之久瘀蓄积证，故以大黄䗪虫丸投之，每日 3 次，每次 2 丸。患者服药 4 日后月经来潮，经行 6 日，血色暗红、有块、量中等。经后继服逍遥汤，以调经血，经后 22 天，又以上法服大黄䗪虫丸 1 周，经血复来如故，次月经行届时而下，终获痊愈。

案 2：黄褐斑

杨某，女，34 岁。主诉：面部黄褐色斑反复发作 1 年余。患者于 1 年前在颧颊部发现淡褐色色素沉着，半年后色素加深，范围扩大到前额、鼻梁，每在月经前褐色斑加深，月经后褐色斑色素变浅。曾外敷祛斑膏，口服西药及中药逍遥丸效果不显。现症：面色灰暗，前额、两侧颧颊部，鼻梁呈蝶状黄褐色斑，舌质暗淡，脉沉涩。嘱其口服大黄䗪虫丸，每次 1 丸，每日 2 次，月经期停服。服药 10 天后黄褐色斑变浅、变小，连服 3 个月后面部蝶状色素斑全部消退，肤色正常，随访 1 年无复发。

案 3：银屑病

常某，女，33 岁。主诉：全身白色皮损反复发作 5 年。诊为银屑病，冬重夏轻，就诊时皮损全身皆有，色紫伴瘙痒，寐不安，精神差。曾经用多种中西药治疗无效。诊查：头部发根覆盖银白色鳞屑，胸背部及下肢可见大片状皮损呈肥厚浸润性斑块，色暗红，皮肤增厚，有散在抓痕血痂，舌质紫暗，苔白厚，脉沉弦。证属毒邪入络，瘀血内停。治宜解毒通络，祛瘀生新。处方：紫草、露蜂房、土茯苓、薏苡仁、丹参、夜交藤、酸枣仁各 30g，黄芩、川芎、赤芍、红花、乌梢蛇各 10g，每日 1 剂，水煎 2 次分服，大黄䗪虫丸 6g，每日 2 次，服上方 1 个月后，皮损变薄，斑块减轻，瘙痒消失，后停服中药汤剂，继服大黄䗪虫丸 3 个月，诸症全消。以后间断服用大黄䗪虫丸 3~5 个月，随访至今未见复发。

案 4：子宫肌瘤

方某，女，47 岁。主诉：痛经伴习惯性便秘 5 年余。患者每次月经来潮时，少腹部疼痛难忍，不能坚持正常工作。2003 年底，曾看妇科并做 B 超检查，发现有子宫肌瘤 0.6cm×0.8cm，未做治疗。2008 年因痛经看中医，服中药近半年（处方不详），开始有效，后无效而自动停药。2009 年 6 月妇科 B 超检查，发现子宫肌瘤已长至 3.0cm×3.5cm，某医院劝其做手术切除，患者因顾虑重重而未做，转诊于中医。现症：月经先后无定期，经量或多或少，色暗红，夹有小瘀块。大便长期秘结，2~3 天 1 次，干硬难解。形体消瘦，面色少华，饮食尚可，尿黄，舌苔薄黄，舌质红带紫，脉细带数。患者自 7 月 20 日开始服药至 8 月 31 日，共服汤药 21 剂，大黄䗪虫丸 9 瓶，病情大为好转。大便每天 1~2 次，稀溏，后转为每天 1 次，成形。月经来潮时已完全不痛，能正常上班工作。复诊时，原方未改动。经治疗 3 月余，痛经痊愈，大便畅通，心情舒畅。2010 年 1 月 3 日 B 超复查，子宫肌瘤已缩小至 0.8cm×1.0cm。目前患者仍坚持每天服大黄䗪虫丸 1 丸。

四、现代应用

肝癌、胃癌、肺痨、肺癌、前列腺癌、宫颈癌、乳腺癌、脑垂体癌后期出现的慢性虚损性病症；闭经、卵巢囊肿、子宫肌瘤、盆腔炎性包块及结核性盆腔炎、盆腔腹膜炎；银屑病、血小板减少性紫癜、颜面色素沉着、急慢性胆囊炎、老年便秘等。

五、应用经验采撷

（1）气郁者，加枳实、柴胡以疏肝解郁；血虚明显者，加当归、阿胶以补血养血；痰饮明显者，加贝母、半夏以燥湿化痰等。

（2）本方证的“干血”是深入经络营卫之中，且病程较久，需要缓消才行。就使用虫类药数量而言，本方在经方中也是很突出的。

六、使用注意

孕妇忌用；有出血倾向者慎用；初服时少数患者可能会出现轻度腹泻，1 周左右即可消失；皮肤过敏者停服。方中破血祛瘀之品较多，补虚扶正则不足，虽有“去病即所以补虚”之意，但在干血去后，还应施以补益之剂以收全功。

大黄牡丹汤

一、原文

肠痈者，少腹肿痞，按之即痛如淋，小便自调，时时发热，自汗出，复恶寒。其脉迟紧者，脓未成，可下之，当有血。脉洪数者，脓已成，不可下也。大黄牡丹汤主之。（《金匮要略·疮痈肠痈浸淫病脉证并治第十八》第4条）

大黄四两　牡丹一两　桃仁五十个　瓜子半升　芒硝三合

上五味，以水六升，煮取一升，去滓，内芒硝，再煎沸，顿服之，有脓当下；如无脓，当下血。

二、临证要点

本方主治湿热郁滞之肠痈初起，脓未成证。以右下腹疼痛拒按，甚或局部肿痞，或右侧腿足屈而不伸，伸则痛剧，或时时发热、恶寒、自汗出，舌苔黄腻，脉滑数为临证要点。

三、临床应用案例举验

案1：急性阑尾炎

薛某，男，30岁。主诉：右下腹疼痛2天。患者体温39℃，胸闷呕吐，右下腹疼痛拒按，有明显反跳痛，食欲不振，小便短赤，大便2天未下，舌苔黄腻，脉滑数。证属湿热郁结大肠，气滞血瘀。治以泄热祛瘀。方药：大黄10g（后下），芒硝10g（冲），丹皮、桃仁、野菊花、川楝子各10g，蒲公英、薏苡仁、冬瓜仁各15g。水煎1剂。

二诊：体温37.5℃，呕止，腹痛减，大便日行3次，照上方去大黄、芒硝，加枳实、元胡各10g，连服2剂告愈。

案2：肠粘连

卢某，女，28岁。主诉：突发腹痛1日。患者急性阑尾炎手术后3月余，突然腹痛，便秘，呕吐，经X线摄片诊断为“肠粘连，不完全性肠梗阻”，外科疑“绞窄性肠粘连”，劝其再行手术，患者不愿，而来中医门诊。症见：脘腹阵阵胀痛，拒按，不能进食，纳呆，呕吐，口干口苦，便秘，无矢气，消瘦形萎，苔黄燥无津，舌质红，脉弦。方用大黄牡丹汤加减：生大黄5g（后下），牡丹皮9g，桃仁10g，芒硝3g（冲服），枳壳、枳实各9g，服药2剂，矢气多，腑气通，脘腹胀痛已松，呕吐止。

案3：急性盆腔炎

张某，女，34岁。主诉：小腹疼痛伴发热1周。患者腹痛拒按，带下色黄量多，味臭秽，尿黄便结，舌质红，苔薄黄，脉滑数。体温39℃，白细胞14×10^9/L，中性粒细胞0.7。证属热毒内侵，湿热瘀结，气血失和。根据“其实者，散而泻之”，急用大黄牡丹汤泻热破瘀，加败酱草、薏苡仁等清热利湿解毒，使湿热清、瘀结散。处方：大黄9g（后下），牡丹皮9g，桃仁10g，冬瓜仁15g，芒硝9g（冲服），败酱草15g，薏苡仁15g，蒲公英15g，连翘12g，车前子12g，川楝子9g，甘草3g。5剂，每日1剂，水煎服。

复诊：自述服药后，大便通畅，热退痛减，带下色黄转白，上方去芒硝，加泽泻9g，继服6剂，诸症消失。

案4：肛周脓肿

邓某，男，40岁。主诉：肛门内肿痛5天。患者平素嗜酒，喜食肥甘厚味之品。近5天来肛门内肿痛，伴恶寒、发热、全身不适。曾用青霉素、链霉素、安痛定等肌内注射，效果欠佳。近日肛门疼痛加重，坐卧不安，痛苦面容，小便短黄，大便秘结，舌红苔黄腻，脉弦数。肛查：肛门左后侧炎性肿块3cm×2cm。指诊：直肠后侧距肛缘4cm处，可扪及一3cm×2cm×2cm大小肿块，压痛明显。治以清泻实热，凉血散瘀消肿。方用大黄牡丹汤加味：大黄10g（后下），丹皮10g，桃仁10g，冬瓜仁20g，芒硝10g（冲服），蒲公英30g，穿山甲珠10g，皂角刺10g。服药4剂热退，脓肿溃破，脓液从肛门内排出，守方加减调理1周而愈。

案5：痛经

李某，女，20岁。主诉：经行小腹疼痛4年。现患者经期小腹疼痛拒按，伴肛门酸胀，经色黯红，质稠有块，大便秘结，3~5日一行，小便黄赤，舌红，苔薄黄，脉弦涩。既往带下黄稠，有异味。曾在西医妇科治疗，诊断为：①原发性痛经；②慢性盆腔炎。中医辨证属湿热下注，瘀热互结。治宜清热利湿，祛瘀止痛。方用大黄牡丹汤化裁：生大黄 10g（后下），桃仁 12g，牡丹皮 12g，冬瓜仁 20g，败酱草 15g，红藤 20g，延胡索 20g，香附 10g，甘草 6g。3 剂，每日 1 剂，水煎服。

复诊：患者诉当日服药后下腹痛即减轻，第 2 日已基本无疼痛。用原方加减再服 10 剂，患者白带已无异味。随访半年痛经未再复发。

四、现代应用

急性阑尾炎、肠粘连、急性盆腔炎、肛周脓肿等证属湿热郁蒸，气血凝聚者；输精管炎性阻塞、痛经、闭经、子宫附件炎等证属湿热瘀滞者。

五、应用经验采撷

热毒较重者，加蒲公英、金银花、紫花地丁、败酱草以加强清热解毒之力；血瘀较重者，加赤芍、乳香、没药以活血化瘀。

六、使用注意

肠痈属寒湿瘀滞者、重型急性化脓性肠痈或坏疽性阑尾炎等不宜使用。老人、孕妇、体质虚弱者，慎用。

大黄附子汤

一、原文

胁下偏痛，发热，其脉紧弦，此寒也，以温药下之，宜大黄附子汤。（《金匮要略·腹满寒疝宿食病脉证治第十》第 15 条）

大黄三两　附子三枚，炮　细辛二两

上三味，以水五升，煮取二升，分温三服若强人煮取二升半，分温三服，服后如人行四五里，进一服。

二、临证要点

本方主治寒实内结之腹满痛。以腹胁疼痛，大便秘结，发热，手足厥冷，舌苔白腻，脉弦紧为临证要点。

三、临床应用案例举验

案 1：胆囊炎

苏某，男，58 岁。主诉：右上腹疼痛半年多。患者右上腹疼痛，时轻时重，胃脘胀满，食欲不振半年多，某院诊为胆囊炎，住院治疗 3 个多月，症状不见好转，后又转请某医治疗，前后服用加减大柴胡汤等 50 多剂，不但疼痛不减，反而发生频繁的呃逆。现见舌苔白，脉弦紧。证属寒证，治宜温中导滞以除其实。方药：附子 9g，细辛 3g，大黄 3g，枳实 9g，厚朴 9g。服药 3 剂诸症俱减，续服 1 个月，诸症消失而愈。

案 2：腰椎管狭窄

沈某，男，69 岁。主诉：腰痛、下肢抽掣疼痛 1 月余。患者 1 个月前无明显诱因出现右侧腰痛，牵及右侧下肢掣痛，于外院诊断为腰椎管狭窄，患者为求中医治疗前来就诊。症见：腰痛，右下肢抽掣疼痛，畏寒，大便不爽，舌质暗，苔白腻，脉沉。既往有慢性房颤病史。西医诊断：腰椎管狭窄。中医诊断：腰痛，证属肝肾亏虚，寒湿积滞，筋骨失养。治法：散寒破结，兼以补肾强腰、舒筋活络。方用大黄附子汤加减：熟大黄 10g，细辛 3g，炮附子 9g，木瓜 30g，续断 15g，桑寄生 15g，狗脊 15g，川牛膝 15g，怀牛膝 15g，赤芍 25g，白芍 25g，炙甘草 6g。3 剂，水煎服，日 1 剂。服药后腰腿痛诸症明显减轻，大便每日 2 次，饮食睡眠情况良好。

案 3：胆道蛔虫症

何某，女，68 岁。主诉：右上腹阵发性绞痛 20 多天。患者 20 多天前右上腹阵发性绞痛，发作时自感逆气上冲，痛彻右肩，恶心呕吐，并曾吐出蛔虫 1 条。某院诊为胆道蛔虫症。先后予以乌梅汤、驱蛔汤等十几剂疼痛不减。诊时，查其舌苔薄白，腹部柔软，但右胁下按之疼痛，脉弦紧。综其脉证，诊为寒邪凝结，拟温散导滞。方用大黄附子汤加减：大黄 3g，附子 9g，细辛 3g。连进 2 剂，疼痛消失，继进 4 剂而愈。

案 4：单纯性阑尾炎

周某，男，19 岁。主诉：右下腹疼痛 2 天。症见：腹痛，以右下腹为主，呈持续性疼痛，伴恶心、纳差、乏力、大便不通、矢气，无呕吐，无尿频、尿急、尿痛，无发热。查体：神清，腹平软，右下腹压痛，无反跳痛、腹肌紧张，麦氏征阳性，墨菲征阴性，肝肾区无叩击痛，肠鸣音 4 次 / 分。心肺查体未见异常，舌淡，舌苔白厚，脉紧。B 超提示阑尾区低回声，考虑炎症改变。经外科会诊，考虑急性阑尾炎。中医诊为肠痈，证属寒湿积滞。治宜温阳通便，行气止痛。方用大黄附子汤加减：大黄 9g，黑顺片 9g，白芍 30g，炙甘草 10g，细辛 3g，红藤 30g。3 剂，水煎口服，服用 1 剂后患者腹痛减轻，大便通畅，压痛、反跳痛减轻，连续服用 3 剂后腹痛消失，后为巩固疗效，又服用 3 剂，B 超提示正常，随访半年未复发。

案 5：抑郁症

张某，女，54 岁。2 年前因其夫患帕金森病而郁闷不解，致情绪低落，后诊断为抑郁症。曾多次服中药治疗效果不佳，方药多为疏肝解郁、养心安神类，后服用盐酸氟西汀维持至今。症见：头晕神疲，面淡无华，自觉胸闷胁胀，右胁下时痛，周身不适，失眠健忘，纳差，大便干，3~4 天一行，小便如常，舌质淡苔薄白腻，脉弦。观其脉症，辨为肝经寒郁胃府不降，寒实内结证。予以大黄附子汤，取其温经散寒、通便破结之功。药用：附子 15g（先煎）、细辛 6g、生大黄 15g（后下）。每日 1 剂，水煎分 2 次温服，便行减量。

服 5 剂后复诊：胸闷胁胀明显减轻，右胁下未再疼痛，食欲增加，睡眠渐多，精神渐佳。随证加减共服药 2 月余，病愈。随访半年未复发。

四、现代应用

以一侧躯体疼痛为特征的疾病，如肋间神经痛（包括带状疱疹性疼痛）、腰痛、胆道蛔虫症、胆囊炎、胆结石、阑尾炎等疼痛剧烈者；抑郁症等情志类疾病。

五、应用经验采撷

本方是温下的代表方，但药味很少，有时也不足以荡下陈寒积冷，因此后世医家对本方多有加味化裁：若腹痛甚，喜温，加肉桂温里祛寒止痛；腹胀满，可加厚朴、木香以行气导滞；若体虚或积滞较轻，可用制大黄，以减缓泻下之功；若体虚较甚，可加党参、当归以益气养血。

六、使用注意

大黄用量一般不超过附子。

桃核承气汤

一、原文

太阳病不解，热结膀胱，其人如狂，血自下，下者愈。其外不解者，尚未可攻，当先解外。外解已，但少腹急结者，乃可攻之，宜桃核承气汤。（《伤寒论》第 106 条）

桃仁五十个，去皮尖，味甘平　桂枝二两，去皮，味辛热　大黄四两　芒硝二两　甘草二两，炙

上五味，以水七升，煮取二升半，去滓，内芒硝，更上火微沸。下火，先食温服五合，日三服，当微利。

二、临证要点

本方主治瘀热互结下焦蓄血轻证。以少腹急结，小便自利，神志如狂，甚则烦躁谵语，以及血瘀经闭，痛经，脉沉实而涩为临证要点。

三、临床应用案例举验

案 1：老年性膀胱松弛症

郑某，女，63 岁。主诉：排尿困难 1 周。患者因下腹部疼痛，排尿困难 1 周入院，诊断为老年性膀胱松弛症，经用西药抗感染、新斯的明配合热敷治疗 1 周无效，每日均须导尿。中医会诊见：精神委顿，面色黧黑，口干苦，大便秘结，小便不通，下腹胀急，阵发掣痛，入夜为甚，舌质紫黯、苔薄黄，脉紧。证属瘀热蓄结下焦，膀胱气化不利。治以泻热逐瘀。方用桃核承气汤加减：桃仁 10g，大黄 10g，桂枝 6g，川牛膝 12g，当归尾 10g，赤芍 10g，丹参 15g，五灵脂 10g，车前子 15g，生甘草 6g。水煎服，日 1 剂。2 剂后小便通畅，但入夜后仍有下腹掣痛，予上方去大黄加青皮、乌药，2 剂后诸症消失。

案 2：急性阑尾炎

谢某，男，28 岁。主诉：右下腹疼痛 3 天。患者 3 天前因冒雨受凉感冒，未曾服药，次日又饮酒少许，夜间突然上腹部疼痛，恶心呕吐，当夜去某医院就诊，按“急性胃肠炎”常规处理，凌晨疼痛加剧，痛点转移到右下腹，同时伴有寒战高热，西医诊断为急性阑尾炎。诊其脉滑数有力，右下腹压痛明显，腹皮灼热，腹肌紧张，小便黄赤短少，大便已 3 天未解，舌质红、苔黄。此为邪入少腹，瘀热不行之候。治宜泻热祛瘀，散结消肿。拟用桃核承气汤加减：大黄 15g，芒硝 12g（冲服），桃仁 12g，甘草 6g，红藤 24g，赤芍 18g，连翘 18g，败酱草 24g。服 2 剂后，泻下数次，泻出臭秽浊物，诸症悉平，脉亦缓和，前法既效，率由旧章，继以上方去芒硝，加紫花地丁 30g。连进 6 剂告愈。

案 3：高脂血症

张某，男，48 岁。主诉：头晕头痛 2 个月。患高血压病 10 年，近 2 个月来头晕，稍胀痛，右侧上肢麻木，言语不流利，胸膈满闷，时有心慌、耳鸣、夜寐多梦，大便干燥，舌质淡红，苔薄黄微腻，脉弦滑关盛。测血压 174/98mmHg；心电图示：ST–T 改变；查血脂：总胆固醇 12.9mmol/L，甘油三酯 1.9mmol/L。就诊前自服脂必妥治疗月余，除症状稍减轻外，查血脂无明显变化。方用桃核承气汤加味：大黄 10g（后下），桃仁 10g，芒硝 6g，桂枝 9g，甘草 6g，泽泻 15g，山楂 30g，桑寄生 20g，车前子 15g（包煎），天麻 12g，菊花 20g，钩藤 20g。水煎服，日 1 剂，分 2 次服。连服 2 周，头晕肢麻大减，其他症状消失；续服 2 周，症状消失。

案 4：盆腔淤血综合征

宗某，女，68 岁。主诉：下腹部胀痛反复发作 3 年余，加重近 2 个月。患者 3 年前下腹部胀痛反复发作，近 2 个月来下腹部胀痛加重伴急躁易怒，低位腰痛，牵及会阴部痛，昼轻夜重，大便秘结，小便黄赤。经妇科检查诊为盆腔淤血综合征。舌暗紫，苔黄腻，脉弦涩。证属气血瘀结于下焦。治以活血逐瘀，通络止痛。药用：桃核 10g，大黄 10g，桂枝 6g，炙甘草 6g，芒硝 3g（冲服），水蛭 6g，土鳖虫 6g，牛膝 6g，枳实 30g，水煎服。3 剂后诸痛大减，心情平静，泻下酱色大便，小便赤。去芒硝又服药 9 剂后痊愈。

案 5：情感性精神病

张某，女，36 岁。主诉：狂躁反复发作 4 年，加重半个月。有情感性精神病史 4 年。半个月前因情感刺激而发狂躁，表现为哭笑无常，语无伦次，打骂不避亲疏，烦躁易怒，表情淡漠，目光呆滞，面色晦暗，口唇青紫，大便燥结，小便黄赤。舌有瘀斑，苔黄厚腻，脉涩有力，经血带有瘀块。中医诊为狂证，证属瘀热互结于下焦，上扰心神。治宜破血逐瘀，清心开窍。拟方：桃仁 10g，大黄 30g，甘草 6g，土鳖虫 10g，水蛭 10g，胆南星 12g，石菖蒲 10g，枳实 30g，芒硝 3g（冲服），水煎服。服 2 剂后，大便通，泻下酱色糟粕，神安，狂躁大减，去芒硝又服 3 剂，小便色红，灼热，病情缓解，再服 5 剂后病渐痊愈。

四、现代应用

盆腔淤血综合征、急性阑尾炎、老年性膀胱松弛症等证属瘀热互结者，高脂血症，情感性精神病等。

五、应用经验采撷

后世对本方的运用有所发展，不论何处的瘀血证，只要具备瘀热互结这一基本病机，均可加减使用。对于妇人血瘀经闭、痛经以及恶露不下等症，常配合四物汤同用；如兼气滞者，酌加香附、乌药、枳实、青皮、木香等以理气止痛。对跌打损伤，瘀血停留，疼痛不已者，加赤芍、当归尾、红花、苏木、三七等以活血祛瘀止痛。对于火旺而血郁于上之吐血、衄血，可以本方釜底抽薪，引血下行，并可酌加生地、丹皮、栀子等以清热凉血。

六、使用注意

表证未解者，当先解表，而后用本方。因本方为破血下瘀之剂，故孕妇禁用。

抵当汤

一、原文

太阳病六七日，表证仍在，脉微而沉，反不结胸，其人发狂者，以热在下焦，少腹当硬满，小便自利者，下血乃愈，所以然者，以太阳随经，瘀热在里故也。抵当汤主之。(《伤寒论》第124条)

太阳病，身黄，脉沉结，少腹硬，小便不利者，为无血也；小便自利，其人如狂者，血证谛也，抵当汤主之。(《伤寒论》第125条)

阳明病，其人喜忘者，必有畜血。所以然者，本有久瘀血，故令喜忘，屎虽硬，大便反易，其色必黑，宜抵当汤下之。(《伤寒论》第237条)

病人无表里证，发热七八日，虽脉浮数者，可下之。假令已下，脉数不解，合热则消谷喜饥，至六七日不大便者，有瘀血，宜抵当汤。(《伤寒论》第257条)

妇人经水不利下，抵当汤主之。亦治男子膀胱满急有瘀血者。(《金匮要略·妇人杂病脉证并治第二十二》第14条)

水蛭三十个，熬　虻虫三十个，熬，去翅足　桃仁二十个，去皮尖　大黄三两，酒洗

上四味为末，以水五升，煮取三升，去滓，温服一升，不下再服。

二、临证要点

本方主治瘀热互结下焦蓄血重证。以下焦蓄血所致的发狂，少腹硬满拒按，小便自利，喜忘，大便色黑易解，舌质紫绛，脉沉结为临证要点。

三、临床应用案例举验

案1：经闭如狂

孙某，女，33岁。主诉：月经闭止3个月，伴狂躁。患者自述月经闭止3月余，近来时常出现狂躁不安，有时无故对丈夫及女儿打骂，砸坏家什，夜间不能安眠，难以正常上班工作。诊见其心烦躁扰，坐立不安，不时捶胸顿足，诉记忆力很差，口苦口干，小腹硬满，月经不行，小便自利，大便色深黑，舌质红、苔黄，脉沉涩。大便隐血试验阴性。辨为下焦蓄血证，治宜破血祛淤。方用抵当汤：水蛭15g，虻虫10g，桃仁30g，熟大黄

12g。每日1剂，连续水煎3次，每次取汁150mL，混匀后分3次服完，嘱饭前1小时服之。服3剂后经血下，有鸡卵大血块5~6个，烦躁不安、小腹硬满顿失，自觉精神好，食欲佳，睡眠足，一切如常。

案2：精神分裂症

马某，男，34岁。主诉：失眠烦躁多年。患者有精神分裂症多年，近因病情发作而前来诊治。刻诊：心胸烦热，失眠多梦，烦躁不安，大便干结，5~6日一次，口唇暗紫，舌下静脉怒张明显，舌质较暗，苔薄黄略腻，脉沉略涩。辨为瘀热扰动心神证。予以抵当汤加味：桃仁12g，大黄9g，水蛭10g，虻虫10g，芒硝3g，黄连15g，朱砂（分3次冲服）6g，生甘草10g。6剂，1日1剂，水煎2次药液合并分3次服，并继续服用西药如地西泮等。

二诊：心烦急躁明显好转，大便通畅，又以前方6剂，病情基本得以控制。之后，守前方治疗40余剂。为了巩固疗效，复将前方改汤剂为丸剂，每丸6g，每天服2次，又治疗半年余。至今已3年，病证未再明显发作，若欲发作，即服用前方6剂以控制病情。

案3：闭经

李某，女，23岁。主诉：闭经9个月。患者9个月前月经不来，时觉腹部胀痛，食少身倦，时作寒热。脉左弦涩而劲，按腹有压痛。此属瘀血阻结胞宫，治当攻逐瘀血，方拟抵当汤加减：水蛭9g，大黄6g，桃仁12g，丹参15g，丹皮、赤芍、当归、三棱、莪术各9g。连服4剂，月经来潮，诸症消失而愈。

案4：神经衰弱

夏某，男，43岁。主诉：健忘5年，加重2年。患者5年前出现健忘，近2年来加重，经CT及磁共振检查均未发现明显异常，血常规也未发现异常。刻诊：健忘，轻微头痛，唇口干燥，咽干不欲饮水，饮水且不欲下咽，舌边颜色较暗，脉细略涩。辨证为瘀热阻结，脉络不通，清窍失荣。治当活血化瘀，通窍醒神。方用抵当汤加味：大黄6g，桃仁9g，水蛭9g，虻虫9g，桂枝10g，石菖蒲12g，远志12g，茯苓18g，五味子10g。6剂，1日1剂，水煎2次分3服。

二诊：记忆力略有好转，头痛减轻，又以前方治疗40余剂，记忆力基本恢复。随访1年，一切尚好。

案 5：子宫肌瘤

王某，女，20 岁。B 超提示多发性子宫肌瘤。诊见：患者面色晦黯，肌肤不泽，神情倦怠，每月经行无定期，量多如崩，经行期长，7~10 天净，经色紫暗夹有块状，小腹隆起，疼痛拒按，舌质紫暗，舌苔薄黄，脉沉迟。证属血瘀胞宫。治宜破血逐瘀。方用抵当汤加味：水蛭、虻虫、桃仁、大黄、枳壳、柴胡、红花、三棱、莪术各 10g，丹皮、赤芍各 6g，蒲公英、海藻、昆布、夏枯草各 15g，服用 1 周后适值经行，下紫暗血块较多，小腹部胀痛明显减轻，胃纳尚好，二便正常，继续服用上方 2 个月，B 超复查，子宫肌瘤明显缩小，如鸽蛋大小。嘱继续服用 1 个月,B 超复查，肌瘤消失，月经量明显减少，色暗红，腹部无疼痛。用桃红四物汤巩固治疗 1 个月。

案 6：前列腺增生

郭某，男，69 岁。主诉：小便点滴不畅 1 年，加重 2 天。患者素有小便点滴不畅 1 年余，2 天前出现排尿不爽，尿频，尿急，小腹及会阴部坠胀疼痛，逐渐加重。西医给予口服抗生素、前列康治疗，疗效不著。刻诊：小便点滴而下，小腹隆起，面色黧黑，舌体胖，舌质紫黯，苔白厚而滑，脉弦滑。证属痰瘀互结，闭阻精窍。治宜活血化痰，散结通窍。方药：水蛭 10g，虻虫 10g，炮山甲 3g，酒大黄 6g，桃仁 10g，红花 10g，川芎 10g，当归尾 12g，赤芍 15g，生地黄 15g，川牛膝 20g，白芥子 6g。服药 1 剂后，小便排出约 2500mL，小腹坠痛消失，顿觉体轻神爽，药已对症，守方守法，服药 1 个月余，症状消失，排尿自如，超声波检查：前列腺轻度增生。后改上方为丸药，再服 2 个月，以善其后。1 年后追访，病未复发。

四、现代应用

以神志失常为特征的疾病如精神分裂症、经闭发狂等；妇科疾病如子宫肌瘤、闭经、急性盆腔炎、痛经等；急慢性前列腺炎、前列腺增生、黄疸型肝炎、睾丸结核、急性尿潴留、慢性结肠炎等。

五、应用经验采撷

临床运用时水蛭 5~10g，虻虫 3~8g，桃仁 10~15g，酒大黄 9~12g。大多药房不备虻虫，可用土鳖虫代替。也可随症化裁，一般多酌加青皮、枳实、川楝子、木香、川芎等行气药；如大便干硬不下，加芒硝；疼痛剧烈加元胡、白芍；热重者加丹皮、栀子；湿热者加黄柏、车前子、泽泻；气血亏虚者酌加黄芪、党参、白术、当归、地黄等。

至于瘀血从何窍排出，樊天徒说：听前辈说，抵当汤丸服后下血，在妇女固多从前阴出。但绝大多数则从大便出，不从小便出。又如用小量丸剂（每天服五六分）连续服用，往往能使癥块由变软而逐渐消失，并不一定下血。(《伤寒论方解》)

六、使用注意

本方为攻逐瘀血峻剂，对年高、体弱、孕妇或有内出血者宜慎用。

抵当丸

一、原文

伤寒有热，少腹满，应小便不利；今反利者，为有血也，当下之，不可余药，宜抵当丸。(《伤寒论》第126条)

水蛭二十个，熬　虻虫二十个，去翅足，熬　桃仁二十五个，去皮尖　大黄三两

上四味，杵分为四丸，以水一升，煮一丸，取七合服之，晬时当下血；若不下者，更服。

二、临证要点

本方主治瘀热互结下焦重证势缓者。以伤寒有热，下焦蓄血，少腹满，小便自利为临证要点。

三、临床应用案例举验

案1：高脂血症

朱某，男，69岁。主诉：头晕胀痛2个月。患者有高血压史15年，近2个月头晕胀痛，右上肢麻木，言语不利，胸膈满闷，时有心慌，大便干燥，舌苔薄黄，舌质暗有瘀斑，脉弦滑。血压176/101mmHg。心电图示ST-T改变。查血脂：总胆固醇13.9mmol/L，甘油三酯2.19mmol/L，口服卡托普利等月余除症状稍有减轻外，复查血脂无明显变化。接治后给予抵

当丸1日2次口服，每次1粒，4周后头晕肢麻大减，其他症状消失。查血脂：总胆固醇5.7mmol/L，甘油三酯1.59mmol/L。血压160/76mmHg。心电图示ST–T平坦。继服4周以巩固疗效。

案2：结核性腹膜炎

王某，男，24岁，患结核性腹膜炎2年。患者2年前脐左侧有一块状物，大如鞋底，有明显压痛，痞而不舒，午后潮热盗汗。经西医诊断为结核性腹膜炎（干性），历经抗结核药治疗无效，脉象弦滑。本症坚硬而不移位，当属积证。治以消坚化积为主。观其人体质尚健，初用三棱、莪术、鸡内金等数剂，积块不缩，症状不减。因思此属陈久积血，营阴气血受阻，非寻常化积药所能治，必须用峻剂方能取效。用生水蛭25g研面，每次2.5g，日2次。服药后自觉腹部有气体向下移动，硬痛减轻，继用前药硬块明显缩小，但连续按常规服用此药则效不著，考虑此属药轻病重，须水蛭与虻虫合用方能进一步收效，遂拟抵当丸方。处方：水蛭25g，虻虫15g，桃仁20g，大黄15g，研面蜜丸为梧桐子大，每次服10g。服药后硬块逐渐缩小，1月余硬块完全消失而痊愈。

案3：尿潴留

杨某，男，50岁。主诉：小便淋沥涩痛近半个月。患者原有淋浊病史，近半个月来小便淋沥涩痛，脘闷恶心，坐卧不安，痛苦异常，舌红薄黄，边有瘀斑，脉弦细数。连日来曾用青霉素、庆大霉素注射治疗，并导尿4次，拔管后小便仍闭塞不通。观其脉证，证属瘀热互结，阻滞膀胱，致使气化失职。治以活血化瘀，清热利水。方用抵当丸加味：当归尾10g，炮山甲10g，桃仁10g，大黄10g（后下），芒硝10g（冲服），红花9g，牛膝10g，瞿麦10g。服2剂后，小便即能自行排出，仅有涩痛感，继用原方去芒硝，加蒲公英10g、栀子10g，连服3剂，痊愈。

四、现代应用

高脂血症、结核性腹膜炎、脾肿大等证属瘀热互结者，淋浊、急性尿潴留、前列腺炎、前列腺肥大等。

五、应用经验采撷

气滞者，加木香、青皮以行气解郁；血瘀甚者，加三七、红花以活血化瘀；疼痛明显者，加乳香、没药以活血定痛；头痛者，加柴胡、葛根以疏利头目止痛。

抵当丸中水蛭、虻虫减汤方三分之一，而所服之数，又居汤方十分之六，是缓急之分，不特在汤丸之故矣。此其人必有不可不攻，而又有不可峻攻之势，如身不发黄，或脉不沉结之类。

六、使用注意

本方为攻逐瘀血峻剂，虽作用缓和但对年高、体弱、孕妇或有内出血者宜慎用。

下瘀血汤

一、原文

师曰：产妇腹痛，法当以枳实芍药散，假令不愈者，此为腹中有干血着脐下，宜下瘀血汤主之；亦主经水不利。（《金匮要略·妇人产后病脉证治第二十一》第 6 条）

大黄二两　桃仁二十枚　䗪虫二十枚，熬，去足

上三味，末之，炼蜜和为四丸，以酒一升，煎一丸，取八合，顿服之，新血下如豚肝。

二、临证要点

本方主治产妇腹痛，病机特点为瘀血阻滞。以腹痛，拒按，经水不利，腹中癥块，舌质紫暗、有瘀斑，脉沉涩为临证要点。

三、临床应用案例举验

案 1：人流后宫内残留

田某，女，29 岁。主诉：反复阴道出血 1 个月。患者在某院行人流术，术后阴道出血时有时无，1 个月方净。1 周前始感小腹刺痛不适，现月经过期未至，感口干舌燥，时有烦热，腰酸胀不适，大便干结，舌质暗，有瘀点，苔薄黄，脉细涩。遂来院查尿妊娠试验阴性，经阴道妇科彩超提示：

宫腔内稍高回声团（35mm×16mm），周边未见血流信号；余未见异常。建议行宫腔镜检查。患者要求口服中药。治宜攻坚破积，活血逐瘀。拟方：大黄10g，桃仁15g，水蛭3g，土鳖虫9g，牛膝30g，三棱10g，莪术10g，枳壳15g，黄芪30g，大枣15g，7剂，水煎早晚温服。

二诊：诉服药5剂后阴道流血似月经量，夹褐色小血块，后腹痛逐渐缓解。现阴道出血干净后2天，未诉特殊不适，大便干结明显改善。拟方：大黄6g，桃仁12g，土鳖虫9g，牛膝30g，三棱10g，莪术10g，枳壳15g，黄芪30g，大枣15g，当归20g。继服7剂后复查彩超宫腔内未见异常。1个月后月经按期来潮。

案2：早期肝硬化

陆某，男，37岁。主诉：右胁肋疼痛半年。患者3年前患黄疸型肝炎，近1年来右胁肝区刺痛加甚，疲乏，纳少，口苦口干，小便黄赤。西医诊断为早期肝硬化。舌右侧见有蓝色瘀斑，脉细。证属血瘀成痞。治宜化瘀软坚，益气镇痛。方用下瘀血汤加减：黄芪、党参各15g，五灵脂、丹参、鳖甲、海藻各9g，制大黄、桃仁、土鳖虫、川芎各6g，九香虫3g。7剂，每日1剂，水煎服。

二诊：药后能寐，但仍口苦，去制大黄，加石斛15g。续方7剂，药后症状显著改善。

案3：脑震荡后遗症

金某，男，45岁。主诉：眩晕2年。患者2年前从楼梯坠下，留下脑震荡后遗症，眩晕时作时止，发作时头晕眼花，泛泛欲呕，伴心悸、健忘，痰多白沫。舌左侧见瘀斑、苔白腻，脉沉迟。方用下瘀血汤合苓桂术甘汤加味：茯苓12g，土鳖虫、桃仁、桂枝、白术各9g，大黄、甘草、川芎各6g。5剂，每日1剂，水煎服。

二诊：药进5剂，眩晕、心悸好转，续方5剂。后病愈。

案4：月经后期

何某，女，26岁。主诉：月经周期延后1年。患者近1年来，月经常愆期，经来量少，腹痛拒按，色紫黑成块，有血块排出后，痛即缓解。舌边瘀紫、苔薄白，脉沉涩。证属癥瘕积聚，瘀血阻滞。方用下瘀血汤加减：赤芍24g，香附、桂枝各9g，桃仁、大黄、甘草各6g，土鳖虫3g。于经前1周服。7剂，每日1剂，水煎服。服上药后，经来正常。

案 5：感染性精神病

邓某，女，32 岁。主诉：高热神昏乱语 3 天。患者因产后 3 天恶露未行，高热神昏谵语，住院治疗，诊断为感染性精神病，经多方治疗，虽然体温有所下降，但仍神志不清，胡言乱语。视其面红目赤，口唇干燥，似睡非睡，呼之不应，大便 1 周未行，按其少腹坚满，蹙眉皱额，疼痛拒按，舌质紫暗，舌苔黄，脉涩有力。诊为败血停蓄，瘀浊攻心。治以活血逐瘀，佐以醒神开窍。拟用下瘀血汤加味：生大黄 15g，桃仁 12g，土鳖虫 10g，红花 10g，川黄连 5g，酸枣仁 15g，石菖蒲 6g，生甘草 3g。1 剂，鼻饲，药后下黑便 2 次，神志渐清。原方生大黄改酒制大黄 10g，加生地 15g、当归 12g，水酒为引，再服 3 剂，神志已清。后改服桃红四物汤 3 剂，并以天王补心丸等以善其后，调治半个月而愈。

案 6：子宫肌瘤

刘某，女，32 岁。主诉：阴道不规则出血 2 年。患者自诉阴道不规则出血伴月经量少、色暗、少腹疼痛。曾服中西药收效甚微。刻诊：本次月经已尽，提前 5 天，量少色暗有块，少腹痛拒按，白带多，形寒，舌淡紫，脉沉迟细涩。妇检：子宫增大，子宫前侧可触及 4cm×5cm 左右包块 1 个，推之不移，与子宫粘连，B 超示：子宫肌瘤。证系寒阻胞宫，气滞血瘀。治宜活血化瘀，佐以温经散寒。方用下瘀血汤加味：桃仁、大黄、䗪虫各 10g，丹皮、赤芍、川牛膝、川芎各 15g，当归、生地、枳壳各 18g，吴茱萸、桂枝各 12g，甲珠 8g，甘草 6g。连服 10 周，阴道内排出数个如胡豆大的肉块，此后行经时间、量、色正常，小腹无痛。B 超复查：子宫肌瘤消失。妇检：子宫大小正常，未发现包块。

四、现代应用

人流后宫内残留、子宫肌瘤病、月经后期、肝硬化、感染性精神病、脑震荡后遗症等。

五、应用经验采撷

夹热者，加山栀、丹皮；兼气虚者，加党参、黄芪；兼血虚者，加当归、阿胶；兼气滞者，加枳实、青皮、香附；兼腰酸者，加川续断、桑寄生；兼腹痛且有包块者，加乳香、没药等。

大黄、桃仁、䗪虫下血之力颇猛，用蜜丸者，缓其性不使骤发，恐伤上二焦也。酒煎顿服者，补下治下制以急，且驱邪务尽。

六、使用注意

本方破血下瘀之力猛烈，须慎用；且应中病立止，不可攻伐太过。孕妇禁用。

附　录

《伤寒论》中药物剂量的古今折算

表 1　汉代度量衡古今折算标准

	长度	容量	重量
单位及进制	10 分 =1 寸	2 龠 =1 合	24 铢 =1 两
	10 寸 =1 尺	10 合 =1 升	16 两 =1 斤
	10 尺 =1 丈	10 升 =1 斗	30 斤 =1 钧
	10 丈 =1 引	10 斗 =1 斛	4 钧 =1 石
汉今折算标准	1 尺 =23.2 厘米	1 升 =200 毫升	1 斤 =240 克

表 2 《伤寒论》方散剂特殊量器折算

	器具考证	称重药品种类	折算（克）
一方寸匕	底边为边长 2.32 厘米的正方形，高如钱币之郭，稍高于方寸面	金石类	3~4
		草木类	1~2
一钱匕	以官铸五铢钱抄取散剂，以不落为度	草木类	0.5~2

表 3 《伤寒论》方非重量单位计量药物用量折算

药物名称	原方剂量	折算（克）	药物名称	原方剂量	折算（克）
杏仁	半升	60	瓜蒌	大者一枚	85
芒硝	半升	80	桃仁	50 个	15
豆豉	一升	120	半夏	14 枚	10
麻仁	一升	90	栀子	14 枚	12
粳米	六合	100	枳实	1 枚	12
五味子	半升	40	乌梅	300 枚	600
半夏	半升	61	大枣	12 枚	36
赤小豆	一升	170	水蛭	30 个	45

续表

药物名称	原方剂量	折算（克）	药物名称	原方剂量	折算（克）
吴茱萸	一升	85	虻虫	30 个	4
蜂蜜	一升	270	鸡子黄	2 枚	30
胶饴	一升	275	猪胆汁	1 枚	64
葶苈子	半升	70	竹叶	1 把	5
生梓白皮	一升	55	葱白	4 茎	300
附子	一枚	15	杏仁	70 枚	28
	大者一枚	30	厚朴	一尺	45
瓜蒌	中等一枚	55	石膏	如鸡子大	90

上述内容参考：李宇航.《伤寒论》方药剂量与配伍比例研究 [M]. 北京：人民卫生出版社，2015.